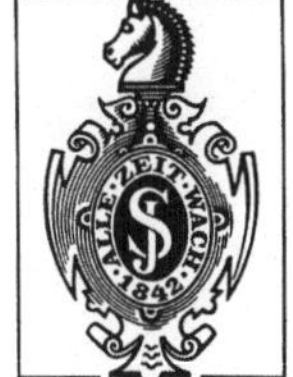

H. Derouet

Erektile Funktionsstörungen

Diagnostik, Therapie und Begutachtung

Unter Mitarbeit von
S. Alloussi E. Becht H.-U. Braedel
D. Caspari Th. Gebhardt S. Meessen V. Moll
K. Schwerdtfeger J. Steffens

Mit einem Geleitwort von M. Ziegler

Springer-Verlag
Berlin Heidelberg New York
London Paris Tokyo
Hong Kong Barcelona
Budapest

Dr. med HARRY DEROUET
Urologische Universitätsklinik
W-6650 Homburg/Saar
Bundesrepublik Deutschland

Mit 101 Abbildungen und 42 Tabellen

ISBN-13:978-3-642-77749-3   e-ISBN-13:978-3-642-77748-6
DOI: 10.1007/978-3-642-77748-6

Die Deutsche Bibliothek – CIP-Einheitsaufnahme
Derouet, Harry: Erektile Funktionsstörungen : Diagnostik, Therapie und Begutachtung
H. Derouet. Unter Mitarb. von S. Alloussi ...
Mit einem Geleitw. von M. Ziegler.
– Berlin ; Heidelberg ; New York ; London ; Paris ; Tokyo ; Hong Kong ; Barcelona ;
Budapest : Springer, 1992
  ISBN-13:978-3-642-77749-3

Satz: K+V Fotosatz GmbH, 6124 Beerfelden
21/3130 – 5 4 3 2 1 0 – Gedruckt auf säurefreiem Papier

Geleitwort

Nachdem zunächst allein die Erforschung von Diagnostik und Therapie der Potentia generandi im Mittelpunkt der andrologischen Forschung standen, ist in den letzten Jahren auch die Pathogenese der Potentia coeundi, d. h. der Beiwohnungsfähigkeit des Mannes und ihrer möglichen Störungen, eingehender untersucht worden. Galt bis vor wenigen Jahren die Meinung, daß die Impotentia coeundi in etwa 95% der Fälle psychogener Natur ist, so ist aufgrund der aktuellen Kenntnisse davon auszugehen, daß die Impotentia coeundi in 60–70% der Fälle organisch bedingt ist.

Die Basis einer normalen Erektion bilden neben einer normalen Anatomie hormonelle sowie zentral- und periphernervöse Faktoren und eine intakte Durchblutung, d. h. einer normalen Erektion liegt ein multifaktorielles Geschehen zugrunde. Dieser Vorgang kann durch Ausfall eines oder mehrerer Faktoren gestört werden, wofür der Begriff „erektile Dysfunktion" eingeführt wurde. Nach jüngsten Schätzungen leiden etwa 3 Mio. Männer im zeugungsfähigen Alter in der Bundesrepublik Deutschland an einer therapiebedürftigen Erektionsstörung.

Erektionsstörungen gehen einher mit Beeinträchtigung des Selbstwertgefühls des betroffenen Mannes und sind oft Ursache partnerschaftlicher Konfliktsituationen, darf doch die Ehe nicht allein unter dem Zweckgesichtspunkt der Fortpflanzung gesehen werden. Die Potentia coeundi erfaßt einen Lebensausschnitt, der für das Bewußtsein des Mannes und wesentlich auch für das Bewußtsein der Frau bei ihrer Beurteilung des Mannes aus sexueller Sicht bestimmend ist, d. h. körperliche Reaktionen gehen mit psychologischen und psychosexuellen Reaktionen einher.

Durch Einsatz neuer Untersuchungsverfahren ist es derzeit möglich, die Ursachen der erektilen Dysfunktion meistens genau zu definieren und viele Patienten einer erfolgversprechenden Therapie zuzuführen. Dabei ist viel mehr als in anderen Bereichen der Medizin ein breites diagnostisches Repertoire erforderlich, um aufgrund der organischen und psychischen Befunde die individuelle Therapie einleiten zu können.

Optimale Diagnostik und Therapie sind entsprechend dem multifaktoriellen Geschehen nur durch interdisziplinäre Zusammenarbeit zu erreichen, in welche neben Urologen und Dermatologen auch Neurologen, Psychologen, Psychiater und Endokrinologen integriert sind.

Bei der großen Zahl der mit erektiler Dysfunktion betroffenen Männer wird auch der Hausarzt häufiger mit den damit zusammenhängenden Problemen konfrontiert. Herrn Dr. Harry Derouet, der selbst über große Erfahrung bei der Diagnostik und Therapie der erektilen Dysfunktion verfügt, ist es in Zusammenarbeit mit anderen erfahrenen Autoren gelungen, den erforderlichen Überblick in einer ausgezeichneten Darstellung zu geben. Das Buch ist nicht nur für Urologen, sondern insbesondere auch für den Allgemeinarzt, aber auch für den Gynäkologen eine große Hilfe zur schnellen und übersichtlichen Orientierung.

Homburg/Saar, 1992   Prof. Dr. Dr. h.c. M. ZIEGLER
                                        Direktor der urologischen
                                        Universitätsklinik und Poliklinik

Vorwort

Die erektile Dysfunktion ist ein Krankheitssymptom, das wegen der hohen Inzidenzrate zunehmende Bedeutung für den niedergelassenen Hausarzt und Spezialisten gewinnt. Verstärktes Interesse von seiten der Wissenschaft und in der Folge Verbesserung der diagnostischen und therapeutischen Möglichkeiten machen derzeit eine bessere Abklärung und Beratung des Patienten möglich, wenn auch längst noch nicht alle Fragen geklärt werden können. Eine enge klinische Kooperation zwischen organisch und psychiatrisch orientierten Ärzten stellt dabei die Basis einer adäquaten Patientenbetreuung dar.

Ziel des vorliegenden Buches ist es, einen aktuellen Leitfaden der Diagnostik und Therapie vorzustellen, der komprimiert einen raschen Einstieg in die Materie erlaubt und gleichzeitig ein Grundwissen der Thematik vermittelt. Neben einer Darstellung essentieller und fakultativer Diagnostikverfahren wird insbesondere bewährten und neuen Therapieansätzen ein größerer Raum gewidmet. Auf eine breitere Diskussion ungelöster wissenschaftlicher Probleme wird bewußt verzichtet — dies würde den Rahmen eines Buches sprengen, dessen Grundintention die eines Nachschlagewerkes für die Praxis ist.

Homburg/Saar, 1992   H. Derouet

Inhaltsverzeichnis

Therapie

Begutachtung

Mitarbeiterverzeichnis

ALLOUSSI, SHANAZ, Priv.-Doz. Dr. med., Urologische Universitätsklinik,
W-6650 Homburg/Saar, Bundesrepublik Deutschland

BECHT, EDUARD, Priv.-Doz. Dr. med., Urologische Universitätsklinik,
W-6650 Homburg/Saar, Bundesrepublik Deutschland

BRAEDEL, HANS-ULRICH, Prof. Dr., Röntgenabteilung der Urologischen-
und HNO-Klinik, W-6650 Homburg/Saar, Bundesrepublik Deutschland

CASPARI, DIETER, Dr. med., Universitäts-Nervenklinik, Abteilung für
Psychiatrie, W-6650 Homburg/Saar, Bundesrepublik Deutschland

GEBHARDT, THOMAS, Experimentelle Urologie, Urologische Universitätsklinik, W-6650 Homburg/Saar, Bundesrepublik Deutschland

MEESSEN, S., Dr. med., Urologische Universitätsklinik,
W-6650 Homburg/Saar, Bundesrepublik Deutschland

MOLL, VOLKER, Dr. med., Urologische Universitätsklinik,
W-6650 Homburg/Saar, Bundesrepublik Deutschland

SCHWERDTFEGER, KARSTEN, Dr. med., Neurochirurgische Klinik,
W-6650 Homburg/Saar, Bundesrepublik Deutschland

STEFFENS, J., Priv.-Doz. Dr. med., Urologische Universitätsklinik,
W-6650 Homburg/Saar, Bundesrepublik Deutschland

Diagnostik

1 Allgemeine Betrachtung der erektilen Dysfunktion

1.1 Inzidenz erektiler Funktionsstörungen

Durch die Ende der 60er Jahre beginnende sexuelle Liberalisierung und Aufklärung und die damit verbundene Enttabuisierung der Sexualsphäre kommt der Sexualpathologie ein wachsender Stellenwert in der heutigen Medizin zu [6]. Nach einer Untersuchung von Sulke/Schroer [12] sollen etwa 120 000 Patienten in der BRD pro Quartal einen Arzt wegen einer Störung der erektilen Funktion aufsuchen. Sieht man eine gelegentliche Funktionsstörung der Erektion noch nicht als krankhaften, behandlungsbedürftigen Befund an, so versteht man unter einer erektilen Dysfunktion (ED) die Unfähigkeit, in der überwiegenden Zahl der Versuche eine Erektion zu bekommen oder beizubehalten, die stark und andauernd genug für die Durchführung des Geschlechtsverkehrs ist [8, 9]. Finkle et al. [4, 5] definierten erektile Potenz als die Fähigkeit, den Wunsch nach sexuellem Verkehr in eine penile Erektion umwandeln zu können, die stark genug zur Durchführung eines befriedigenden Geschlechtsverkehrs ist. Aufgrund der besonderen Charakteristika der erektilen Dysfunktion als eine dem Intimbereich zugeordnete, passager oder permanent auftretende Funktionsstörung ohne obligate Erkennungssymptomatik für das soziale Umfeld [11] existieren lediglich wenige epidemiologische Daten. Nach Epple [3] findet man bei schätzungsweise 2−4 Mio. Bundesbürgern im fortpflanzungsfähigen Alter eine solche Störung. Eine andere Quelle spricht gar von 3−7 Mio. betroffenen Männern in der Bundesrepublik Deutschland [11]. Angegeben wurde auch eine im Vergleich zur koronaren Herzkrankheit doppelt so hohe Inzidenzrate therapiebedürftiger erektiler Dysfunktionen (zitiert nach [11]). In den USA sollen mehr als 10% der erwachsenden männlichen Bevölkerung ohne Altersberücksichtigung an Erektionsstörungen leiden.

Bereits Kinsey et al. publizierten 1948 [7] eine Zunahme der erektilen Dysfunktion mit steigendem Lebensalter. Dies unterstreicht erneut die Bedeutung der Diagnostik und Therapie von sexuellen Störungen in den westlichen Industriegesellschaften, die sich durch eine Umkehrung der Alterspyramide und durch eine zunehmende Lebenserwartung mit einem steigenden Anteil alter Menschen auszeichnen [10]. Bowers et al. [2] konnten in ihren Untersuchungen an 157 Männern zwischen 60−74 Jahren ebenfalls zeigen, daß die Inzidenz von Erektionsstörungen kontinuierlich von 30% auf 60% mit zunehmendem Alter anstieg. Dies legt den Schluß nahe, die erektile Dysfunktion mit zunehmendem Lebensalter als Teil eines physiologischen Alterungsprozesses zu se-

Tabelle 1.1. Inzidenz (%) der erektilen Dysfunktion mit zunehmendem Lebensalter (Jahre)

Alter	< 40	40 – 49	50 – 59	60 – 69	70 – 79
Kinsey [7]	2	7	20	27	55
Virag [13]	4	15	20	30	50
Bowers [2]		keine Angaben		50	61
Finkle [4]		keine Angaben		35	66
Baltimore [1]	7,5	11	18	38	57

hen. Andererseits konnten Bowers et al. [2] zeigen, daß bei potenten Männern mit zunehmendem Lebensalter keine Abnahme der sexuellen Aktivität zu verzeichnen war (mittlere Koitusfrequenz ca. 20 mal pro Jahr). Auch war nach ihren Untersuchungen die Impotenzrate unabhängig vom körperlichen Allgemeinzustand der jeweils untersuchten Probanden. Die Aufrechterhaltung eines aktiven Sexuallebens stellt somit auch für Glück und Zufriedenheit des alternden Menschen einen wichtigen Faktor dar. Über 90% der verheirateten Männer zwischen 60 und 65 Jahren und über 70% zwischen 65 und 70 Jahren haben noch sexuelle Beziehungen [14]. Übereinstimmend scheint die Inzidenzrate der erektilen Dysfunktion jedoch stark am Ende der 6. Lebensdekade zuzunehmen. Eine Übersicht über die in der Literatur publizierten Inzidenzraten erektiler Dysfunktionen gibt Tabelle 1.1 wieder.

Literatur

1. Baltimore longitudinal study of aging, entnommen aus USN & WR (1989)
2. Bowers M, Cross RR, Lloyd FA (1963) Sexual function and urologic disease in the elderly male. J Am Geriat Soc 11:647–652
3. Epple W (1989) Erektile Impotenz, Diagnostik und Möglichkeiten der Therapie für Allgemeinärzte und Spezialisten. Allgemeinarzt 16:1052–1056
4. Finkle AL, Moyers TG, Tobenkin MI, Karg SJ (1959) Sexual potency in aging males. Frequency of coitus among clinic patients. JAMA 170:1391–1393
5. Finkle AL, Prian DV (1966) Sexual potency in elderly men before and after Prostatectomy. JAMA 196/2:139–143
6. Haeberle EJ (1985) Die Sexualität des Menschen. Handbuch und Atlas, 2. erw. Aufl. de Gruyter, Berlin
7. Kinsey AC, Pomeroy WB, Martin CE (eds) (1953) Sexual behavior in the human male. Saunders, Philadelphia
8. Levine LA (1989) Erectile dysfunction: causes, diagnosis and treatment. Compr Ther 15:54–58
9. Masters WH, Johnson VE, Kolodny RC (1987) Masters und Johnson, Liebe und Sexualität, 1. deutsche Aufl., Ullstein, Berlin
10. Münche, M (1991) Die Schwellkörperautoinjektionstherapie (SKAT): Indikation, Ergebnisse und Patientenakzeptanz. Inauguraldissertation
11. Porst H, Ebeling L (1989) Erektile Dysfunktion: Übersicht und aktueller Stand von Diagnostik und Therapie. In: Fortschr Med 3:2–6
12. Sulke J, Schroer B (1989) Schwellkörper-Autoinjektionstherapie: Potenz um jeden Preis? Dtsch Med Wochenschr 114:231–234

13. Virag R (1985) Is impotence an arterial disorder? Lancet 19:181–184
14. Zohar J, Meiraz D, Maoz B, Durst N (1976) Factors influencing sexual activity after prostatectomy: a prospective study. J Urol 116:332–334

1.2 Anatomie des Penis

Unter Mitarbeit von TH. GEBHARDT

Die funktionell wichtigsten Anteile des Penis sind der Penisschwellkörper (Corpus cavernosum penis) und der Harnröhrenschwellkörper (Corpus spongiosum penis).

Das Corpus cavernosum penis entspringt mit paarigen Krura von den unteren Schambeinästen (Abb. 1.1). Vor der Symphyse vereinigen sich die beiden

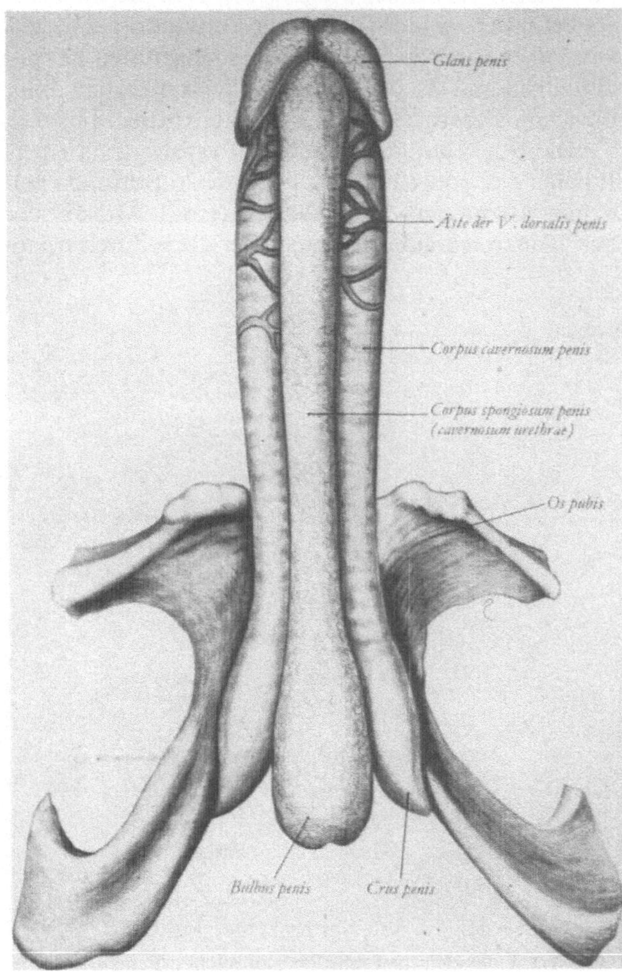

Abb. 1.1 Schwellkörper des Penis in erigiertem Zustand (aus [1])

Krura zum Korpus. Beim Menschen liegt – bis auf wenige Ausnahmen einer Schwellkörperseparation [3] – ein inkomplettes Schwellkörperseptum vor, welches einen Bluttransfer zwischen den Korpora zuläßt und damit den Schwellkörper zu einer Funktionseinheit macht.

Eine Furche auf der Unterseite der Corpora cavernosa penis nimmt den Harnröhrenschwellkörper auf, der schließlich mit der Eichel (Glans penis) endet. Eine Furche auf der Oberseite der Corpora cavernosa penis nimmt die V. dorsalis penis profunda und die paarigen Aa. dorsalis penis sowie die Nn. dorsales penis auf. Diese Strukturen werden von der tiefen Penisfaszie (Buck-Faszie) umhüllt. Die für die Hautdrainage verantwortliche, äußerlich bereits gut erkennbare V. dorsalis penis superficialis liegt außerhalb dieser Faszie in der Subkutis.

Eine sehr feste, etwa 1 mm dicke bindegewebige Hülle, die Tunica albuginea, umschließt das kavernöse Gewebe. Das Schwammgewebe des Schwellkörpers besteht aus einem Netzwerk von Bindegewebsbalken, die glatte Muskulatur enthalten, an der Oberfläche von Endothel bedeckt sind und ein Labyrinth von feinen venösen Bluträumen, sogenannten Lakunen, begrenzen [1]. Tunica albuginea und Bindegewebe des Schwellkörpers bilden das der Stabilisierung dienende fibröse Skelett des Schwellkörpers [4].

Die Blutversorgung (Abb. 1.2) erfolgt arteriell hauptsächlich über die im Inneren des Schwellkörpers liegende A. profunda penis, ein Endast der A. pudenda interna (aus der A. iliaca interna). Äste aus der A. dorsalis penis dienen der Glansversorgung, können aber auch durch perforierende Äste zur Versor-

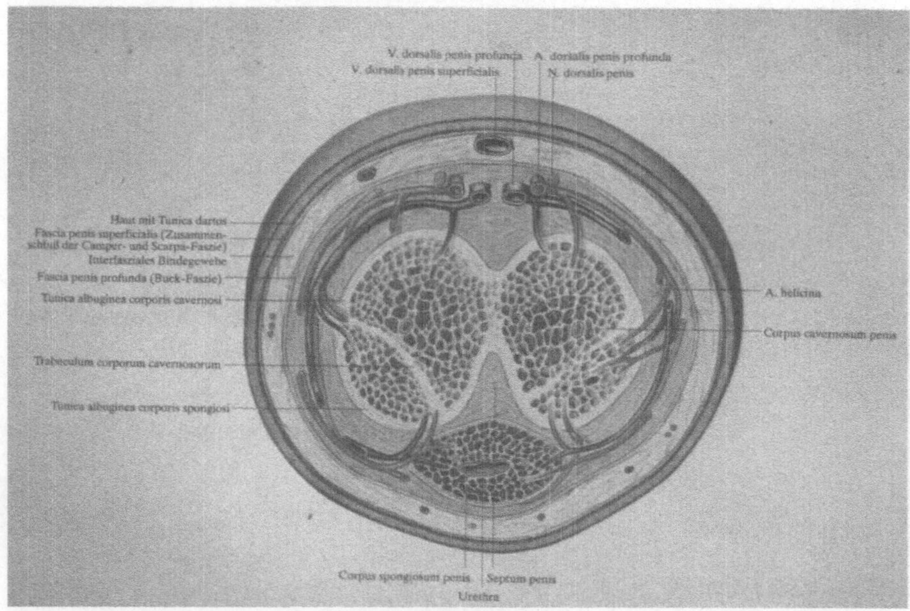

Abb. 1.2. Querschnitt durch den männlichen Penis

gung der Schwellkörper beitragen [2]. Der venöse Abfluß erfolgt vorwiegend über die V. dorsalis penis profunda und über in die Tiefe des Schwellkörpers lokalisierte krurale Venen, welche zum periprostatischen Plexus drainieren.

Literatur

1. Waldeyer A, Mayet A (1976) Anatomie des Menschen, Bd 1. de Gruyter, Berlin
2. Derouet H (1990) Farbdopplersonographie der Penisgefäße. Magazin Forschung, Universität des Saarlandes 2:70−71
3. Porst H (1987) Schwellkörperseparation. In: Porst H (Hrsg) Erektile Impotenz. Enke, Stuttgart
4. Goldstein AMB, Padma-Nathan H (1990) The microarchitecture of the intracavernosal smooth muscle and the cavernosal fibrous skeleton. J Urol 144:1144−1146

1.3 Physiologie der Erektion

Der Erektionsvorgang ist als ein neural gesteuertes, hämodynamisches Ereignis zu verstehen, das von einer intakten Hormonsituation und einer adäquaten psychischen Lage beeinflußt wird [12]. Als zerebrales Sexualzentrum wird dabei dem im Temporallappen lokalisierten limbischen System die größte Bedeutung beigemessen. Die vom Großhirn ausgelöste erektile Stimulation bahnt ihren Weg über das thorakolumbale Zentrum Th11-L3 (= psychogenes Erektionszentrum), welches efferent-sympathische Fasern über die Grenzstrangganglien zum Plexus hypogastricus superior und inferior abgibt. Parasympathische Zuflüsse erhält der Plexus hypogastricus inferior aus den sakralen Segmenten S2−S4 (= reflexogenes Erektionszentrum) über die Nn. erigentes. Die efferent-parasympathischen Fasern erreichen via N. pudendus, die sympathisch-efferenten Fasern periarteriell im Corpus cavernosum ihr Endorgan.

Im Ruhezustand befindet sich der Penis nach derzeitigen Vorstellungen [11] unter einem sympathikotonen permanenten vasokonstriktorischen Tonus und wahrscheinlich unter dem modulierenden Einfluß lokaler Neuroeffektoren wie das „vasoactive intestinale polypeptide" (VIP) sowie im Gleichgewicht mit cholinergen Neurotransmittern, die für die Kontrolle der korporalen Muskelrelaxation verantwortlich sind. Auslöser des Erektionsvorgangs über die Erschlaffung der sympathisch tonisierten Kavernosusmuskulatur ist wahrscheinlich die Blockade sympathischer Impulse, wobei der Überträgerstoff für diesen Vorgang noch unbekannt ist. Die parasympathisch cholinerge Neurotransmission scheint zudem durch einen von der Endothelzelle sezernierten „endothelium derived relaxing factor" (EDRF) vermittelt zu werden, wobei eine lokale Vermehrung von Stickstoffoxid (NO) die Wirkungsentfaltung von EDRF unterstützen soll [10]. Adrenerge, cholinerge und viperge Neurostimulation stehen somit in einem noch nicht völlig geklärten Wirkungsverhältnis zueinander [1−4, 6, 9].

Im Ruhezustand (flaccider Penis) sind die intrakorporalen Arteriolen enggestellt und die glatte Schwellkörpermuskulatur ist kontrahiert, so daß der

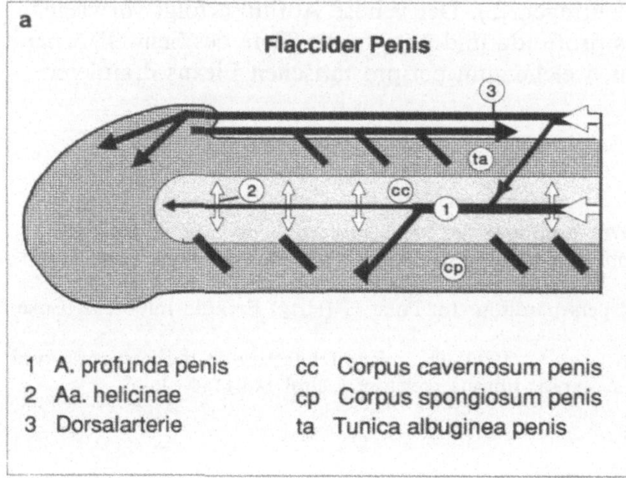

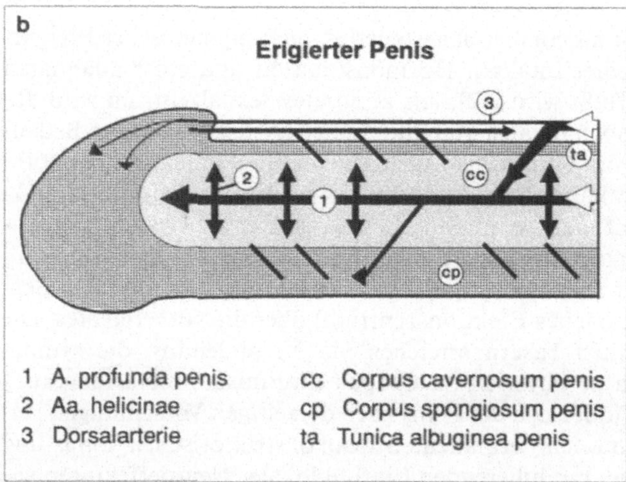

Abb. 1.3a, b. Schematische Darstellung der arteriellen Zufluß- und venösen Abstromverhält-
nisse während der Erektion

Bluteinstrom über die A. profunda und in geringerem Maße über die A. dorsalis penis sich mit dem freien Blutabfluß über die Vv. emissariae auf Schwellkör-
perebene im Gleichgewicht hält (Abb. 1.3). Folgende hämodynamische Komponenten sind für die Tumeszenz- und Erektionsphase verantwortlich
(Abb. 1.4a, b):

1. Widerstandsabnahme im Schwellkörper durch maximale Relaxion der kavernösen Muskulatur.
2. Erhöhung des arteriellen Zuflusses durch Dilatation peniler Arterien.
3. Restriktion des venösen Blutabstroms durch Kompression der Venen zwischen Tunica albuginea und den Schwellkörpermuskeln bei intrakorporaler

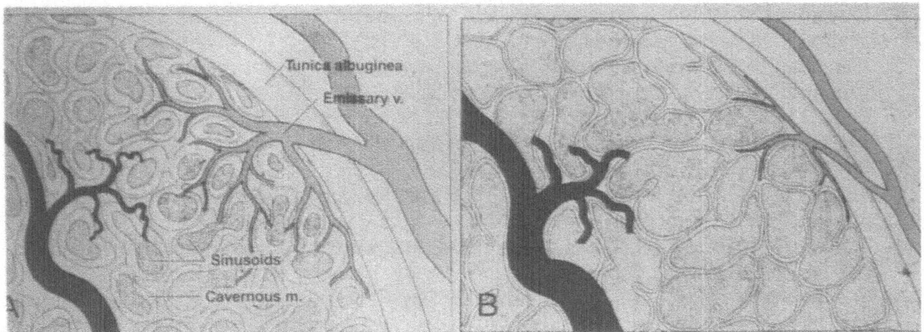

Abb. 1.4. a Flaccider Penis, **b** erigierter Penis. (Nach LUE)

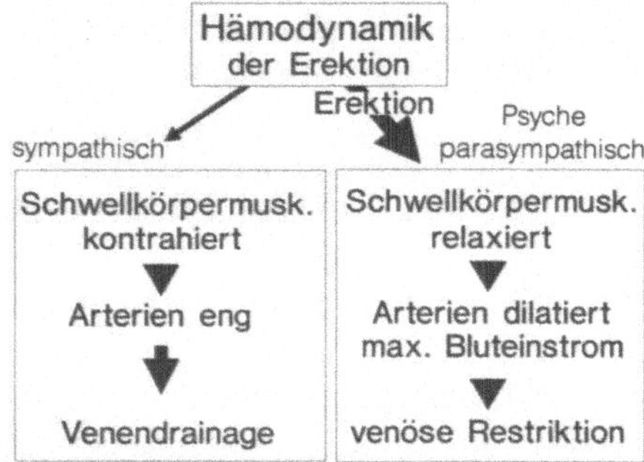

Abb. 1.5. Hämodynamik der Erektion

Volumen- und Druckzunahme [5, 8]. Erste Hinweise sprechen zudem für eine zusätzliche aktive Restriktion venöser Ausflußkanäle als zusätzlichen venookklusiven Mechanismus [7].

Der stark reduzierte venöse Blutabstrom bei massiver Zunahme des arteriellen Zuflusses und die zusätzliche Kompression des tumeszenten Schwellkörpers durch Kontraktion der Mm. ischiocavernosi und bulbospongiosi führen zur maximalen Rigidität. In der Detumeszenzphase tritt ein verstärkter venöser Abstrom bei vermindertem arteriellem Zufluß auf [5]. Abbildung 1.5 stellt die hämodynamischen Vorgänge vereinfacht dar.

Literatur

1. Blum MD, Bahnson RR, Porter TN, Carter MF (1985) Effect of local alpha-adrenergic blockade on human penile erection. J Urol 134:479–481
2. Brindley GS (1983) Cavernosal alpha-blockade: a new technique for investigating and treating erectile impotence. Br J Psychiatry 143:332–337
3. Hedlund H, Andersson KE (1985) Contraction and relaxation induced by some prostanoids in isolated penile erectile tissue and cavernous artery. J Urol 134:1245–1250

4. Janosoko EO (1986) Intracavernous self injection of papaverine and regitine for the treatment of organic impotence. NC Med J 47:305—307
5. Juenemann KP, Weiske WH (1988) Diagnose der erektilen Dysfunktion mittels Doppler-Sonographie. Teil 1: Grundlagen. Urologe B 28:5—10
6. Kiely EA, Bloom SR, Williams G (1989) Penile response to intracavernosal vasoactive intestinal polypeptide alone and in combination with other vasoactive-agents. Br J Urol 59:473—476
7. Kirkeby HJ, Lundbech PE, Djurhnus JC (1990) Venous outflow-evidence for active regulation. Int J Impotence Res 2/S2:13—14
8. Lue TF, Hellstrom WJG, Tanagho EA (1986) Priapism: a refined approach to diagnosis and treatment. J Urol 136:104—108
9. Padma-Nathan H, Goldstein I, Azadzoi K, Blanco R, DeTejada IS, Krane RJ (1986) In vivo and in vitro studies on the physiology of penile erection. Semin Urol 4:209—216
10. Tejada SJ et al (1988) Cholinergic neurotransmission in human corpus cavernosum. Am J Physiol 254:H459—467
11. Virag R, Sussman H, Shoukry K (1987) Late results on the treatment of neurogenic impotence by self-intracavernous-injection (SICI) of vasoactive drugs. World J Urol 5:166—170
12. von Wartensee MS, Sieber A, Studer UE (1988) Therapie der erektilen Dysfunktion mit Papaverin — 2,5 Jahre Erfahrung. Schweiz Med Wochenschr 118:1099—1103

1.4 Ursachen erektiler Funktionsstörungen

Wesentliche, die Erektion beeinflussende Faktoren sind die Funktionsfähigkeit der versorgenden Arterien, Venen, Nerven und des endokrinen Systems sowie ein erektionsbegünstigenter psychischer Status (Abb. 1.6). Zusätzlich können Schäden im erektilen Gewebe Ursache einer erektilen Dysfunktion sein [4]. Störungen eines Faktors allein, aber auch die Kombination verschiedener Faktoren, können die Fähigkeit zur Erektion einschränken oder aufheben. Untersuchungen früherer Jahre, die den Anteil der durch psychogene Faktoren verursachten erektilen Dysfunktion auf 85% — 90% der Fälle bezifferten [5], müssen heute insoweit korrigiert werden, daß bei verschiedenen Autoren der Anteil primär organischer Urachen zwischen 30% — 85% angegeben wird, wobei davon wiederum in 50% — 80% der Fälle vaskuläre Ursachen zugrunde liegen sollen [2, 6]. Vaskuläre Störungen der Erektion können zum einen arteriell verursacht sein, zum anderen im venösen Gebiet liegen. Bei den vaskulär-arteriel-

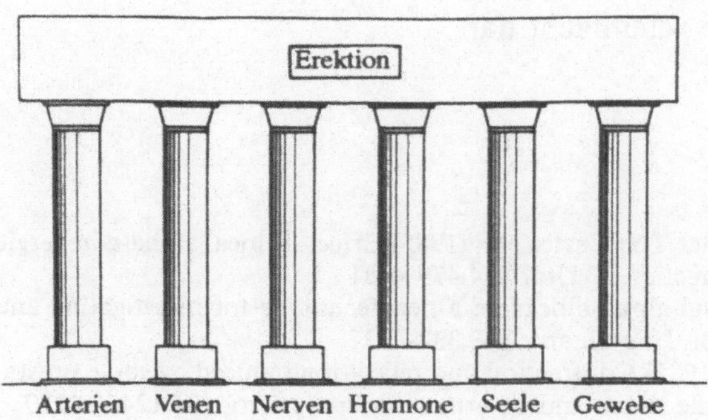

Abb. 1.6. Wesentliche, die Erektion beeinflussende Faktoren

len Ursachen besteht eine Reduzierung des arteriellen Einstroms, bedingt durch arteriosklerotische Prozesse oder kongenitale bzw. erworbene Angiopathien. Patienten mit vaskulär-venöser Erektionsstörung zeigen eine Erhöhung des venösen Abstroms aus dem Schwellkörper, dessen pathologisch-anatomisches Substrat letztendlich noch ungeklärt ist. Neurogene Störungen sind in bis zu 10% [6] des Krankenguts zu erwarten und werden klinisch häufig bei diabetischen Neuropathien gefunden. Einschränkend sei bemerkt, daß vegetative Neuropathien unzureichend diagnostisch erfaßbar sind und der genaue Anteil neurogener Ursachen daher kaum exakt bestimmbar sein dürfte. Der klinisch relativ seltenen hormonell bedingten erektilen Dysfunktion (bis ca. 5% der Patienten) liegt entweder ein Testosteronmangel oder eine Hyperpro-

Tabelle 1.2. Medikamente mit negativem Einfluß auf die Erektion

Prolaktinstimulation:
Neuroleptika (Phenothiazine, Thioxanthene, Butyrophenone)
Trizyklische Antidepressiva (Imipramin, Amitryptilin)
Cimetidin
Reserpin
Methyldopa
Metoclopramid

Zentralnervöse Wirkungen:
Neuroleptika
Trizyklische Antidepressiva
Lithiumsalze
Monoaminooxidaseinhibitoren
Reserpin
Methyldopa

Endokrine Wirkungen:
Östrogene
Gestagene
Anabolika
Cyproteronacetat
Spironolakton
Cimetidin
Ketokonazol
Digoxin

Antihypertensiva:
Guanethidin
Reserpin
Methyldopa
Clonidin
Ganglienblocker
β-Rezeptorenblocker
ACE-Hemmer

Sonstige:
Lipidsenker (Clofibrat)
Parasympatholytika
Zytostatika (Vincristin)

laktinämie zugrunde. Iatrogen erzeugte Erektionsstörungen, wie sie nach Radikaloperationen im Beckenbereich gefunden werden, liegt meist eine Schädigung nervaler Strukturen oder eine Läsion begleitender Gefäße zugrunde. Chronische Intoxikationen durch Alkohol, Drogen oder gewerbliche Gifte (Blei, Kohlenwasserstoffe) können ebenfalls Erektionsstörungen hervorrufen [3]. Zahlreiche Pharmaka können das menschliche Sexualverhalten beeinträchtigen und zu Störungen von Libido, Erektion und Ejakulation führen. Es handelt sich dabei meist um Medikamente, die zentralnervöse Angriffspunkte besitzen, am vegetativen Nervensystem angreifen, mit der Regulation der Sexualhormone interferieren oder die periphere Durchblutung herabsetzen. Insbesondere Sexualhormone und Pharmaka mit sexualhormonähnlichen Wirkungen, Psychopharmaka und Antihypertensiva sind für eine Störung der erektilen Funktion bekannt (Tabelle 1.2). Bei allen organischen Störungen ist stets zu beachten, daß eine primär organische Erektionsstörung mit der Zeit ein sekundäres Psychotrauma (Versagensangst) und damit einen Circulus vitiosus der sexuellen Dysfunktion hervorrufen kann. Die hohe Zahl ausgeprägt psychopathologischer Auffälligkeiten auch primär organisch Erkrankter weist auf die Notwendigkeit einer psychosomatischen Sichtweise der erektilen Dysfunktion hin [1], die die Einschaltung eines Psychiaters auch bei eindeutiger Organogenese zur Sicherstellung des Therapieerfolgs notwendig machen kann.

Literatur

1. Caspari D, Derouet H, Jäger H, Moll V, Wanke K (1989) Psychiatrische Aspekte der erektilen Dysfunktion. TW Urol Nephrol 1:270−274
2. Collins JP, Lewanowski BJ (1987) Experience with intracorporeal injection of papaverin and duplex ultrasound scanning for assessment of arteriogenic impotence. Br J Urol 59:84−88
3. Derouet H, Caspari D, Mast GJ, Alloussi S, Moll V (1988) Diagnostik und Therapie der erektilen Dysfunktion. Therapiewoche 38:1624−1629
4. Derouet H, Steffens J, Stolz W, Scheffler P, Alloussi S, Ziegler M (1988) Evaluation of penile arteries and corpora cavernosa after papaverine injection using B-scan and pulsed doppler (duplex system). Urology and Gynecology X. Monduzzi, Bologna
5. Heite HJ, Wokalek H (1980) Männerheilkunde. Fischer, Stuttgart
6. Porst H, Ebeling L (1989) Erektile Dysfunktion. Übersicht und aktueller Stand von Diagnostik und Therapie. Fortschr Med 107:88−93

2 Diagnostische Basisabklärung

2.1 Anamnese

Die Anamneseerhebung eines Patienten mit erektiler Dysfunktion gliedert sich in 2 Teile, die Sexualanamnese und die Allgemeinanamnese. Bei der ersten Vorstellung in der andrologischen Sprechstunde oder Praxis sollte der Patient zunächst im Rahmen der Sexualanamnese über die Dauer und das Ausmaß der Erektionsstörungen befragt werden. Die Frage nach der Dauer der Erektionsstörung erlaubt bereits eine Einteilung in primäre und sekundäre Störungen. Die sehr seltenen primären Erektionsstörungen sind von der Pubertät an vorhanden und werden insbesondere bei Gefäßmißbildungen gefunden. Üblicherweise liegt jedoch eine sekundäre Erektionsstörung vor, d. h. die Störung tritt erst nach einem Intervall normaler sexueller Aktivität auf. Die Art und das Ausmaß der Erektionsstörung werden durch die Frage nach akutem, episodenhaftem oder einem chronischen Auftreten insofern näher charakterisiert, als letzteres eher in Richtung einer Organogenese denken läßt. Aktbezogene (nur beim Geschlechtsverkehr, nicht bei Masturbation), partnerbezogene (nur bei der Ehefrau, nicht bei der Freundin) sowie situationsbezogene (ungünstige Wohnverhältnisse) Erektionsstörungen deuten dagegen eher auf eine nichtorganische Ursache hin [1]. Es sollte ferner geklärt werden, ob es sich um eine primäre Libido- oder Erektionsstörung oder um eine Kombination beider handelt. Die Gliedsteife beim Geschlechtsverkehr bzw. der Versuch und die Dauer der Erektion sollte erfragt werden. So kann ein vorzeitiger Erektionsverlust unmittelbar nach der Penetration bei psychogenen Störungen, aber auch beim sogenannten venösen Leck gefunden werden. Eine vorzeitige Ejakulation (Ejaculatio praecox) bei ungestörter Erektion ist dagegen im allgemeinen psychogener Natur. Eine schmerzhafte Ejakulation deutet auf eine Prostatovesikulitis hin und erfordert weitere diagnostische Maßnahmen (Urin nach rektaler Palpation, ggf. Ejakulatkultur). Fragen nach Abknicken des Glieds bei der Erektion geben Hinweise über das Vorliegen genitaler Anomalien oder Erkrankungen im Sinne einer Induratio penis plastica. Eine gute spontane Gliedsteife frühmorgens oder nachts weist ebenfalls auf eine intakte Organphysiologie hin. Die Sexualanamnese wird abgerundet durch die Frage nach der aktuellen partnerschaftlichen Situation und der Qualität derselben sowie der Zufriedenheit mit der aktuellen Lebenssituation. Einen Überblick über die Sexualanamnese gibt Tabelle 2.1 wieder.

Im Rahmen der Allgemeinanamnese sollte nach Erkrankungen der Leber, Schilddrüse, Nieren, Nebennieren, des Zentralnervensystems sowie des Herz-

Tabelle 2.1. Sexualanamnese

Dauer der Erektionsstörung (primär, sekundär, chronisch, episodisch)
Art der Erektionsstörung (akt-, partner-, situationsbezogen)
Sexuelles Verlangen
Spontane Gliedsteife
Gliedsteife beim Geschlechtsverkehr
Dauer der Erektion (vorzeitiger Erektionsverlust)
Abweichen des Glieds bei Erektion
Ejakulationsstörung (Ej. praecox, schmerzhaft)
Aktuelle partnerschaftliche Situation und Lebenssituation

Kreislauf- und Gefäßsystems gefragt werden, die alle ursächlich an einer Störung der Erektion beteiligt sein können. Bei der Leberinsuffizienz soll eine Akkumulierung exogener nichtsteroidaler Östrogene durch insuffiziente Metabolisierung ursächlich zur Potenzstörung beitragen [3]. Über- und Unterfunktionen der Schilddrüse, insbesondere aber die Thyreotoxikose, können mit sexuellen Funktionsstörungen verknüpft sein [2]. Bei den Nebennierenerkrankungen können Cushing-Syndrom und Morbus Addison durch Leydig-Zellfunktionsstörungen zu Erektionsstörungen führen [2]. Auch an feminisierende adrenokortikale Tumoren muß gedacht werden. Eine erektile Dysfunktion kann auch ein häufiges Begleitsymptom bei chronischer Niereninsuffizienz sein, wobei die Ursache nicht völlig geklärt ist [2]. ZNS-Erkrankungen werden in Kap. 5 (neurologische Untersuchung) abgehandelt. Bei Herz-Kreislauf- und Gefäßerkrankungen sollten die arteriellen Risikofaktoren Hypertonus, Hyperlipidämie, Hyperurikämie, Diabetes mellitus und Nikotinabusus erfaßt werden. Virag [4] konnte zeigen, daß eine Kombination von 2 oder mehr Risikofaktoren eine Korrelation zur arteriell bedingten Erektionsstörung aufweist. Nach Miktionsbeschwerden sollte gefragt werden, da eine Blasenentleerungsstörung erster Hinweis auf eine vegetative Neuropathie, z. B. eine diabetische Neuropathie, sein kann. Der Medikamentenkonsum gewinnt zusehends an Bedeutung. Der negative Einfluß vieler Präparate auf die erektile Funktion ist nicht allgemein bekannt (vgl. Kap. 1). Ferner beeinträchtigen chronische Intoxikationen durch Alkohol, Tranquilizer, Barbiturate, Opiate, Kokain sowie durch gewerbliche Gifte, z. B. Blei und Kohlenwasserstoffe, die Erektion. Neben der Leber-

Tabelle 2.2. Allgemeinanamnese

Erkrankungen des Herz-, Kreislauf- und Gefäßsystems, Leber, Niere, Nebennieren, Schilddrüse, ZNS
Arterielle Risikofaktoren (Hypertonus, Hyperlipidämie, Hyperurikämie, Diabetes mellitus, Nikotinabusus)
Intoxikationen (Alkohol, Opiate, Blei, Kohlenwasserstoffe)
Medikamentenanamnese
Operationen
Traumen im Beckenbereich oder äußeren Genitale

Tabelle 2.3. Operationen mit möglicher negativer Auswirkung auf die Erektion

---

Radikale Prostatektomie
Radikale Zystektomie
Radikale Rektumamputation
Prothetischer Aortenersatz
Lumbale Sympathektomie
Bilaterale Orchiektomie
Transurethrale oder suprapubische Prostataadenomentfernung

---

insuffizienz ist beim Alkoholabusus eine Polyneuropathie eine mögliche Ursache der Erektionsstörung (Tabelle 2.2). Chirurgische Eingriffe im Beckenbereich (Tabelle 2.3), eine Strahlentherapie sowie Traumen im Bereich der Genitalorgane können ebenfalls Ursache einer erektilen Impotenz sein.

Zusammenfassung

Die Anamnese gliedert sich in eine Allgemeinanamnese und eine Sexualanamnese. Im Gespräch werden erste Hinweise auf eine ätiologische Zuordnung der Beschwerden gewonnen. Gleichzeitig wird die Basis für eine Arzt-Patient-Kooperation gelegt, was für den weiteren diagnostischen Werdegang von Bedeutung ist. Eine Übersicht über anamnestisch wichtige Daten geben die Tabellen 2.1 – 2.3 wieder.

Literatur

1. Becker HC, Weidner W (1988) Anamnestische Besonderheiten bei erektiler Dysfunktion. In: Bähren W, Altwein JE (Hrsg) Impotenz. Thieme, Stuttgart
2. Streen SB (1982) The endocrinology of impotence. In: Bennet AH (ed) Management of male impotence. Williams & Wilkins, Baltimore/MD
3. Van Thiel DH, Lester R, Sherins RJ (1974) Hypogonadism in alcoholic liver disease: evidence for a double defect. Gastroenterology 67:1188
4. Virag R (1985) Is impotence an arterial disorder? Lancet 1/19:181 – 184

2.2 Klinisch-andrologische Untersuchung

Anhand des Behaarungsmusters, der Fettverteilung und der Konstitution wird der Patient als männlich, weiblich oder eunuchoid eingestuft. Durch Inspektion und Palpation des äußeren Genitale werden angeborene oder erworbene Mißbildungen und die Hodenkonsistenz erfaßt. Die Hodengröße sollte mittels Orchidometer ermittelt werden, wobei Volumina < 15 ml als Atrophie einzustufen sind. Sind keine Hoden im Skrotum tastbar, so kann eine kongenitale Anorchie vorliegen, die zusätzlich durch das Fehlen sekundärer Geschlechtsmerkmale und einen eunuchoiden Habitus gekennzeichnet ist. Differentialdiagno-

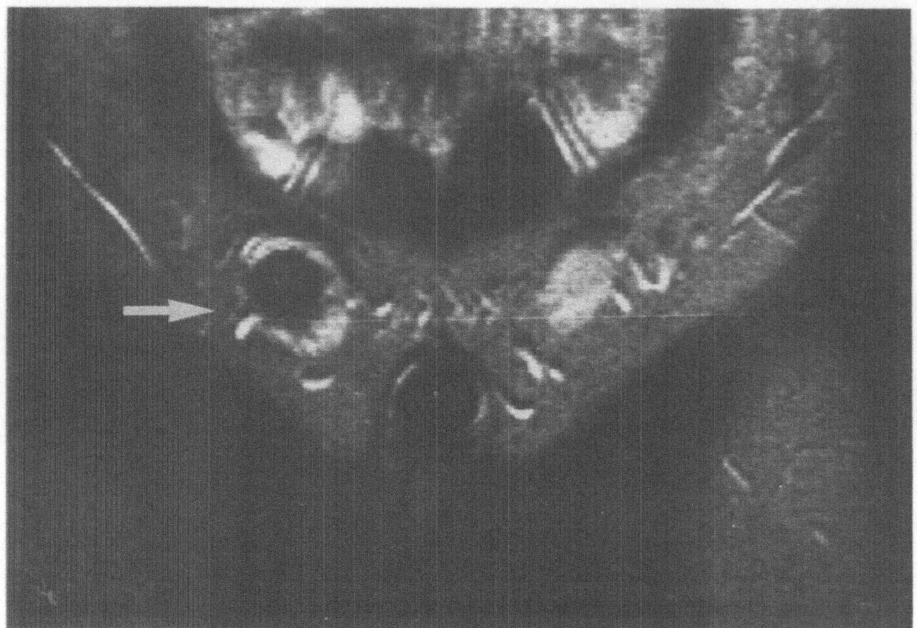

Abb. 2.1. Kernspintomographische Aufnahme mit Maldescensus testis beidseits bei einem 24jährigen Patienten, rechter Leistenhoden vergrößert und signalarm (spätere Histologie: malignes Teratom)

stisch muß an einen Maldescensus testis beidseits gedacht und ggf. weitere diagnostische Maßnahmen veranlaßt werden (Abb. 2.1). Klinisch weitaus häufiger ist das Klinefelter-Syndrom zu finden, charakterisiert durch Gynäkomastie, weibliches Becken, Hochwuchs, kleine Hoden und Azoospermie. Die Ursache des Syndroms ist eine Chromosomenanomalie (XXY). Bei den Patienten, die meist wegen Infertilität die andrologische Sprechstunde aufsuchen, kann sich durch zunehmende Leydig-Zellinsuffizienz ein Testosterondefizit entwickeln, das klinisch zur Impotenz führt. Ein östrogenproduzierender Tumor (z. B. Leydig-Zelltumor), der klinisch neben einer Gynäkomastie auch durch eine Libidoverminderung auffallen kann, ist bei der Hodenpalpation meist als lokale Verhärtung feststellbar. Die Palpation des Schwellkörpers kann über die Erfassung lokaler Verhärtungen Hinweise auf eine klinisch meist mit Gliedverkrümmung einhergehende Induratio penis plastica geben. Kongenitale Deviationen des Penis, die auch zu Kohabitationsstörungen führen können, zeigen dagegen keine Verhärtungen der Tunica albuginea und sind nur durch Erektionsprovokation bei entsprechender Anamnese zu belegen. Die Untersuchung schließt mit der rektal-digitalen Untersuchung der Prostata. Schmerzhafte, teigige Konsistenz werden bei der bakteriellen Prostatitis, aber auch bei der neurovegetativen Prostatopathie gefunden, bei der letztendlich kein einheitlicher organisch-pathologischer Befund erhebbar ist. Eine Übersicht der klinisch-andrologischen Untersuchung gibt Tabelle 2.4 wieder.

Tabelle 2.4. Klinisch-andrologische Untersuchung

Habitus (männlich, weiblich, eunuchoid)
Gynäkomastie
Behaarungsmuster
Hodengröße und Hodenkonsistenz (Atrophie, Tumor)
Schwellkörperveränderungen (Induratio penis plastica)
Rektal-digitale Untersuchung

Zusammenfassung

Die klinisch-andrologische Untersuchung dient der Erfassung von Erkrankungen des äußeren Genitale, die an einer Störung der Erektion beteiligt sein können. Der konstitutionelle Habitus gibt Anhaltspunkte für eine mögliche Störung im Bereich der Sexualhormone.

2.3 Labordiagnostik

Die Labordiagnostik umfaßt die Allgemeindiagnostik sowie die endokrinologische Diagnostik. Die im allgemeinen vom Hausarzt durchzuführende Allgemeindiagnostik sollte neben Routinelaborparametern (kleines Blutbild, Kreatinin, Leberwerte) auch eine Bestimmung der Blutfette (Cholesterin, Triglyzeride) sowie des Blutzuckers enthalten. Da experimentell der negative Einfluß eines gestörten Lipidstoffwechsels auf die glatte Schwellkörpermuskulatur nachgewiesen werden konnte und auch eine Korrelation zur vaskulären erektilen Dysfunktion angegeben wurde [2], wird teilweise auch eine Lipidelektrophorese mit Bestimmung der LDL/HDL-Relation zur besseren Erfassung eventueller Fettstoffwechselstörungen vorgeschlagen. Zum Ausschluß eines noch subklinischen Diabetes mellitus erscheint zudem eine Ergänzung des Nüchternblutzuckerwerts durch ein Blutzuckertagesprofil oder einen Glukosetoleranztest sinnvoll.

Die endokrinologische Diagnostik muß in erster Linie einen Androgenmangel und eine Hyperprolaktinämie berücksichtigen. An Funktionsstörungen der Schilddrüse (Hyperthyreose, Hypothyreose) und Erkrankungen der Nebennierenrinde (Morbus Cushing, Morbus Addison) sollte auch gedacht werden, auf die Diagnostik bei entsprechendem klinischem Verdacht muß auf die entsprechenden Fachbücher verwiesen werden.

Im Rahmen der Grunddiagnostik eines Androgenmangels erscheint die Bestimmung der Gonadotropine (FSH, LH) sowie des Testosterons im Radioimmunoassay ausreichend. Wegen der zirkadianen Schwankungen des Serumtestosterons sollte die Blutentnahme zwischen 7 und 12 Uhr morgens erfolgen, da der Testosteronspiegel zu dieser Zeit auf einem Plateau liegt [1]. Als Normbereich werden Werte zwischen 3–9 ng/ml angesehen, Werte unter 3 ng/ml zeigen einen Androgenmangel an. Bei einem noch normalen Testosteronwert kann bei hohem LH-Spiegel bereits eine kompensierte Leydig-Zellfunktionsstörung vorliegen (kompensierter hypergonadotroper Hypogonadismus), die

Tabelle 2.5. Labordiagnostik bei erektiler Dysfunktion

Allgemeindiagnostik:
Kleines Blutbild, Kreatinin, Leberwerte
Cholesterin, Triglyzeride (Lipidelektrophorese)
Blutzucker (Tagesprofil, Belastung)

Endokrinologische Diagnostik:
Testosteron
Gonadotropine (LH)
Prolaktin
Östradiol

---

unter Umständen günstig durch Testosterongaben zu beeinflussen ist. Dieser Befund findet sich z. B. im Climacterium virile, bei dem die Libido- und Potenzminderung abhängig vom Ausmaß des Androgenmangels ist. Der hypogonadotrope Hypogonadismus (FSH und LH niedrig) ist nicht testikulär bedingt. Der Sitz der Ursache (Hypophyse, Hypothalamus) und die Therapiestrategie muß durch weitere endokrinologische Tests erfolgen, die ein in diesen Fragestellungen Versierter durchführen sollte.

Zielpunkt der Abklärung einer Hyperprolaktinämie muß die Erfassung des prolaktinsezernierenden Adenoms der Hypophyse sein, welches den häufigsten Hypophysentumor darstellt. Diese Tumoren fallen klinisch in erster Linie durch Libido- und Potenzverlust auf. Liegen bereits Gesichtsfeldausfälle und Kopfschmerzen vor, ist von einem die Sella destruierenden Makroprolaktinom auszugehen, das unter Umständen einer neurochirurgischen Therapie bedarf. Patienten mit Makroprolaktinomen waren in der Regel älter und hatten über einen deutlich längeren Zeitraum sexuelle Dysfunktionen toleriert [1]. Hyperprolaktinämie kann aber durch eine Reihe von Medikamenten ausgelöst werden (siehe Kap. 1.4). Über welchen Mechanismus die erektile Funktion durch Prolaktin beeinflußt wird, ist noch ungeklärt. Eine Zusammenfassung der Labordiagnostik bei erektiler Dysfunktion gibt Tabelle 2.5 wieder.

Zusammenfassung

Die Labordiagnostik bei erektiler Dysfunktion umfaßt eine Allgemeindiagnostik sowie die Bestimmung der Sexualhormone. Die Allgemeindiagnostik dient der Erfassung vaskulärer Risikofaktoren und assoziierter Grunderkrankungen. Der Hormonstatus berücksichtigt in erster Linie einen Testosteronmangel und eine Hyperprolaktinämie.

Literatur

1. Gall H, Bähren W (1988) Endokrinologische Ursachen der erektilen Dysfunktion. In: Bähren W, Altwein JE (Hrsg) Impotenz. Thieme, Stuttgart

2. Juenemann KP, Berle B, Aufenanger J, Konrad T, Persson-Juenemann C, Alken P (1990)
   Der Einfluß eines gestörten Lipidstoffwechsels auf die glatte Schwellkörpermuskulatur
   beim Kaninchen. In: Arbeitsgemeinschaft Experimentelle Urologie in Zusammenarbeit
   mit der Fort- u. Weiterbildungskommission der Deutschen Urologen. Experimentelle
   Urologie, 10. Symposium, München, Abstraktband, S 47

2.4 SKAT-Test

Die pharmakologische Provokation der Erektion durch intrakavernöse Injektion vasoaktiver Substanzen, der sogenannte SKAT-Test (SKAT = *S*chwell*k*örper*a*utoinjektions*t*herapie) stellt einen wichtigen Bestandteil der Abklärung einer erektilen Dysfunktion dar, obwohl die rechtliche Grundlage wegen fehlender Freigabe der Methode durch das Bundesgesundheitsamt derzeit noch unsicher ist. Bei diesem Test wird das verwendete Medikament nach Hautdesinfektion mittels einer dünnen Kanüle, wie sie für subkutane Insulininjektionen verwendet wird, lateral an der Penisbasis direkt in einen der beiden Schwellkörper appliziert (Abb. 2.2). Die Injektion muß exakt intrakorporal durchgeführt werden, eine fehlerhafte subkutane Injektion — leicht erkennbar an der Quaddelbildung — ist für den Patienten schmerzhaft und führt zu einem falsch-negativen Testergebnis. Drei Medikamentengruppen haben derzeit breitere klinische Anwendung gefunden, die Papaverinmonosubstanz, ein Papaverin-Phentolamin-Gemisch sowie Prostaglandin E_1. Obwohl die Substanzen aus verschiedenen pharmakologischen Stoffgruppen stammen, wird die Relaxation der glatten kavernösen Schwellkörpermuskulatur als zentraler Wirkungsmechanismus angesehen. Die in deren Folge auftretende Erweiterung der Sinusoidalräume und Dilatation der tiefen Penisarterien imitierten den physiologischen Ablauf der Erektion unter Umgehung der nervalen Stimulation. Am besten ist dieser Mechanismus für die Papaverinmonosubstanz vorstellbar, welche über eine Hemmung der Phosphodiesterase zu einem Anstieg von cyclo-AMP und damit zu einer Verminderung der zytoplasmatischen Kalziumkonzentration (verminderte Kontraktilität) führt. Die intrazellulären Wirkungsmechanismen von Prostaglandin E_1 sind noch nicht vollständig aufgeklärt. In eigenen Experimenten konnte eine Hemmung des Kalziumeinstroms in die kavernösen Muskelzellen durch Blockade von transmembranären Kalziumkanälen nachgewiesen werden (Abb. 2.3).

Da beim 1. Test die Reaktion des Medikaments nicht ausreichend sicher abzuschätzen ist, eine Erektionsdauer von $2-3$ h aber nicht überschritten werden sollte, empfiehlt es sich, mit geringen Dosen des Medikaments zu beginnen und bei fehlender Reaktion die Dosis für nachfolgende Tests stufenweise zu erhöhen. Zwischen 2 Tests sollten mindestens 24 h vergehen. Beim Papaverin werden für den 1. Test Dosen von $10-15$ mg [3], beim Papaverin-Phentolamin-Gemisch (Dosis 15 mg Papaverin, 0,5 mg Phentolamin in 1 ml Lösung) $0,25-0,5$ ml und beim Prostaglandin E_1 10 µg vorgeschlagen (Tabelle 2.6). Das wichtigste Kriterium zur Beurteilung der Medikamentenwirkung ist der Grad der Gliedversteifung, welcher unter Testbedingungen provoziert werden

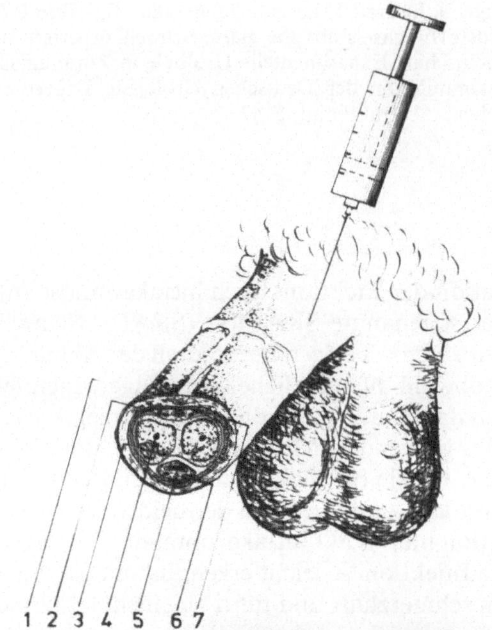

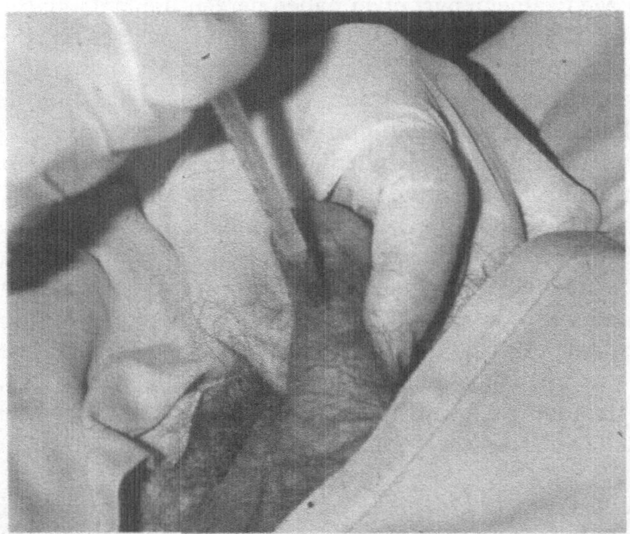

Abb. 2.2a, b. SKAT-Test, intrakavernöse Injektion eines Medikaments. **a** Schematische Darstellung der intrakavernösen Injektion. *1*, Penisvene; *2*, Penisarterie (A. superficialis); *3*, Schwellkörper; *4*, Penisarterie (A. profunda); *5*, Harnröhre; *6*, Penisarterie (A. spongiosa); *7*, Penisnerv. **b** Durch Kompression des dorsalen Gefäß-Nerven-Bündels mittels Zeigefinger und der Urethra mittels Daumen wulstet sich der Schwellkörper vor; Fehlpunktionen können vermieden werden

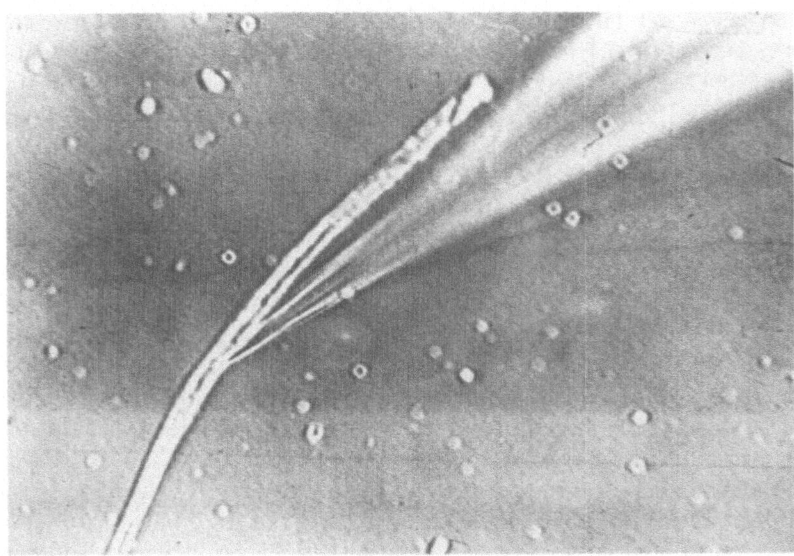

Abb. 2.3. Messung transmembranärer Kalciumströme an isolierter glatter Muskelzelle aus Schwellkörperbiopsie mittels Glaskapillare (patch-clamp-Technik, 400fache Vergrößerung)

Tabelle 2.6. Verwendete Substanzen beim SKAT-Test

Medikament	Dosierung
Papaverin (Paveron)	10 – 80 mg
Papaverin/Phentolamin (Androskat)	0,25 – 3 ml
Prostaglandin E_1 (Prostavasin)	10 – 40 µg

kann. Die verschiedenen Stufen bis zur vollständigen Gliedsteife lassen sich anhand der Gliedschwellung (Tumeszenz) und der Gliedhärte (Rigidität) klassifizieren, wobei das Ulmer Schema [1] derzeit die größte Verbreitung haben dürfte. Die maximale Antwort wird dabei in 6 Stufen klassifiziert (E_0 bis E_5), die optisch und palpatorisch festgelegt werden:

E_0 = keine Reaktion.
E_1 = Geringe Tumeszenz, keine Rigidität.
E_2 = Mittlere Tumeszenz, keine Rigidität.
E_3 = Volle Tumeszenz, geringe Rigidität.
E_4 = Volle Tumeszenz, mittlere Rigidität.
E_5 = Volle Tumeszenz, volle Rigidität (= vollständige Erektion).

Erektionen der Stärke $E_0 - E_3$ gelten als negatives Testergebnis und erfordern eine stufenweise Anhebung der Dosen bis zur Grenzdosis, die für Papaverin mit 80 mg, für das Papaverin-Phentolamin-Gemisch mit 3 ml und für Prostaglandin E_1 mit 40 µg angegeben wird. Zusätzlich kann am stehenden Patienten neben der Palpation der Erektionswinkel diagnostisch verwertet werden, welcher bei einer E_5-Erektion ohne Gliedkrümmung >90 Grad sein sollte [4].

Neben der Testreaktion selbst sollten die Dauer bis zum Wirkungseintritt und die Wirkungsdauer des Medikaments protokolliert werden. Bei der Interpretation des Tests deutet ein rascher Wirkungseintritt (innerhalb von 10 min) mit vollständiger Gliedsteife, die mindestens 30 min anhält, auf eine intakte penile Hämodynamik mit normaler Arterialisierung und ungestörter Okklusionsfähigkeit des Schwellkörpers sowie auf ein funktionsfähiges Schwellkörpergewebe hin. Arterielle Durchblutungsstörungen zeichnen sich durch einen langsameren Wirkungseintritt (oft bis 30–40 min) und eine höhere Dosis bis zur vollständigen Wirkung aus. Gegebenenfalls kann bei stärkergradiger Arteriopathie eine Reaktion auf vasoaktive Substanzen fehlen. Bleibt die Medikamentenwirkung auch bei Höchstdosen gänzlich aus, liegt ein negativer SKAT-Test vor und der Patient wird als SKAT-Non-Responder eingestuft. Diese Diagnose sollte erst gestellt werden, wenn der Patient sowohl auf Papaverin-Phentolamin-Gemisch als auch auf Prostaglandin E_1 nicht reagiert. In diesen Fällen ist eine weitere Untersuchung der kavernösen Okklusionsfunktion mittels Kavernosometrie und Kavernosographie zur Erfassung eines erhöhten venösen Abstroms, des sogenannten „venösen Lecks" sinnvoll.

Wegen der noch fehlenden rechtlichen Grundlage sollte das Einverständnis des Patienten vor dem Test schriftlich fixiert werden. Für den SKAT-Test werden von unserer Arbeitsgruppe nur Störungen der geistigen Entwicklung, die zudem die Einverständniserklärung ungültig werden lassen, als Kontraindikation angesehen. Bei Patienten mit Herzrhythmusstörungen, Herzinsuffizienz sowie bei Leber- und Niereninsuffizienz sollte besser Prostaglandin E_1, welches lokal im Schwellkörper metabolisiert wird, eingesetzt werden. Die wesentlichste Komplikation des Tests stellt die prolongierte Erektion (Erektionsdauer mit vollständiger Gliedsteife über 3 h) dar, über die der Patient unbedingt aufgeklärt werden muß. Bei Verwendung von Papaverin als Testsubstanz ist das Auftreten einer prolongierten Erektion wahrscheinlicher (ca. 4% – 8%) als bei Verwendung von Prostaglandin E_1. Innerhalb der 6-h-Grenze kann hierbei jedoch sehr einfach durch intrakavernosale Etilefringabe Abhilfe geschaffen werden. Einzelheiten über die Therapie prolongierter Erektionen sowie über Komplikationsmöglichkeiten intrakavernosaler Injektionen werden in Kap. 9 dargestellt. Auf die Kombination des SKAT-Tests mit der Doppler-Sonographie und der Sonographie wird auf die entsprechenden Kapitel verwiesen. Der Einfluß psychogener Faktoren auf das Ergebnis des SKAT-Tests kann derzeit noch unzureichend abgeschätzt werden. Es muß jedoch als wahrscheinlich angesehen werden, daß Angst und fehlende sexuelle Stimulation über das vegetative Nervensystem eine vollständige Unterdrückung der Testreaktion hervorrufen und damit fälschlich eine venöse Okklusionsstörung vortäuschen können [5]. In diesen Fällen gelingt es auf medikamentösem Weg nicht, die sympathisch bedingte Dauerkontraktion der glatten kavernösen Muskulatur zu durchbrechen. Auch die von einzelnen Untersuchern propagierte Kombination mit visueller sexueller Stimulation stellt kein standardisierbares Verfahren dar, da sie die Individualität erotisch wirkender Stimuli nicht berücksichtigen kann. Des-

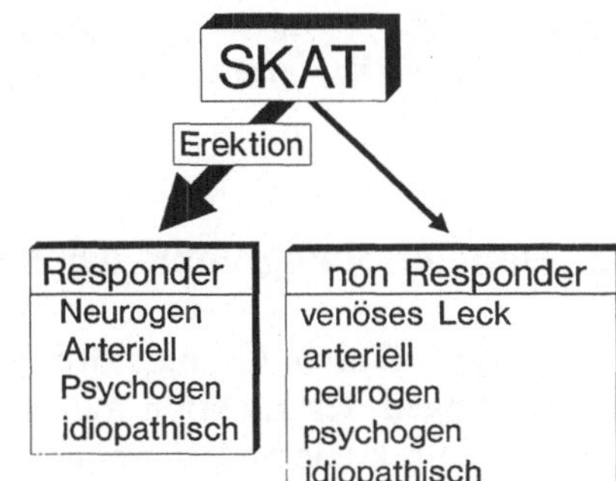

Abb. 2.4. Differentialdiagnostische Überlegungen anhand des SKAT-Tests

weiteren kann eine Schädigung des Erfolgsorgans, d. h. eine kavernöse Myopathie, wie sie sich z. B. als Folge chronischer Ischämie bei arterieller Minderversorgung einstellen kann, einen negativen SKAT-Test anzeigen, ohne daß ein verstärkter venöser Abstrom vorliegt. Dies verdeutlicht erneut, weshalb der Test in Kombination mit den dopplersonographischen und sonographischen Verfahren durchzuführen ist. Derzeit werden weitere Substanzen bzw. Mischlösungen aus verschiedenen Medikamenten mit höherer Wirkungspotenz erprobt, die den Anteil der SKAT-Non-Responder ohne venöses Leck deutlich verringern dürften. Insgesamt sollte der Test daher nur den Stellenwert eines Bausteins bei der Diagnosefindung darstellen (Abb. 2.4).

Zusammenfassung

Beim SKAT-Test wird durch intrakavernosale Injektion vasoaktiver Substanzen versucht, medikamentös eine Erektion zu provozieren. Ein volles Ansprechen auf eine Testdosis deutet auf eine ungestörte Funktion der penilen Hämodynamik hin, kann aber eine neurogene Läsion nicht ausschließen. Bei unzureichendem Ansprechen muß die Dosis stufenweise gesteigert werden. Bei positivem SKAT-Test ist damit der Ausschluß eines venösen Lecks als Ursache der erektilen Dysfunktion möglich. Bei konstant negativem SKAT-Test muß eine weitergehende Diagnostik mittels Kavernosometrie und Kavernosographie durchgeführt werden.

Literatur

1. Bähren W, Stief CG (1988) Intracavernöse Pharmakotestung − SKAT-Test. In: Bähren W, Altwein JE (Hrsg) Impotenz. Thieme, Stuttgart, S 65−71
2. Derouet H, Eckert R, Trautwein E, Ziegler M: About the mechanism of prostaglandin E_1 in isolated cavernous smooth muscle cells (in press)
3. Küchler J (1988) Erektile Impotenz. Fortschr Med 106/23:481−484
4. Wespes E, Delcour C, Rondeux C, Struyven J, Schulman CC (1987) Erectile angle: objective criterion to evaluate the papaverine test in impotence. J Urol 138:1171−1173

5. Montague DK, Lakin MM, Van der Berg S, Tesar L (1991) Infusion cavernosometry and nocturnal penile tumescence findings in men with erectile dysfunctions. J Urol 145:768–771

2.5 Doppler-Sonographie der Penisgefäße

Da arterielle Durchblutungsstörungen einen Hauptteil der organisch-vaskulären Störungen der Erektion ausmachen [6], besteht die Notwendigkeit einer einfach zu praktizierenden, wenig invasiven, kostengünstigen, aussagekräftigen und damit für das Patientenscreening geeigneten Untersuchungsmethode. Diese Bedingungen werden derzeit am besten von der Continuous-wave (cw)-Doppler-Sonographie erfüllt [4].

Prinzip

Bei cw-Doppler-Geräten sendet ein Sendekristall in einer bleistiftförmigen Sonde Ultraschallwellen einer bestimmten Frequenz kontinuierlich aus (Abb. 2.5). Diese treffen im Gefäß auf die strömenden Blutteilchen und werden gestreut oder reflektiert. Infolge der Bewegung der Blutzellen kommt es bei der Reflexion zu einer charakteristischen Frequenzänderung (Doppler-Effekt). Mit einem unmittelbar daneben – mit geringer Winkelneigung – angebrachten Empfangskristall werden die reflektierten Schallwellen wieder empfangen und in elektrische Signale transformiert. Die Frequenzänderung fD (Doppler-Shift) des Empfangssignals ist proportional der Strömungsgeschwindigkeit der Teilchen im Gefäß. Subtrahiert man dabei die Sendefrequenz von der Empfangsfrequenz, so erhält man eine Frequenzdifferenz im hörbaren Bereich, die über einen Lautsprecher wahrgenommen werden kann. Hohe Töne entsprechen dabei einer schnellen, tiefe Töne einer langsamen Blutströmungsgeschwindigkeit, wodurch eine semiquantitative Beurteilung der Durchblutungsverhältnisse möglich wird. Für die Beurteilung der Penisgefäße haben sich Geräte mit hoher

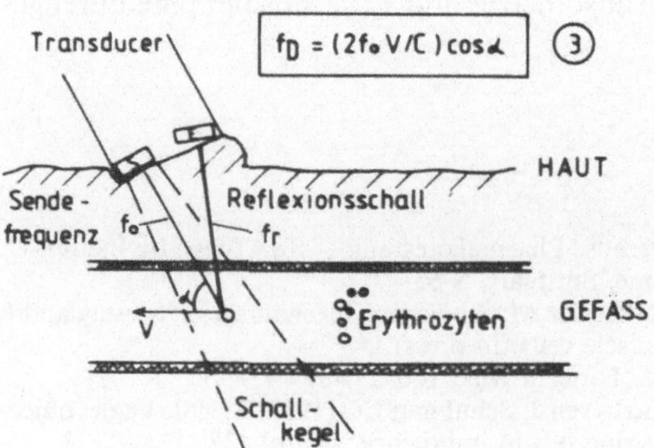

Abb. 2.5. Prinzip der cw-Doppler-Sonographie

Sendefrequenz (z. B. 8 – 10 MHz) und damit niedriger Eindringtiefe bewährt. Neben der Eindringtiefe ist die Schalleistung, die Zahl der reflektierten Teilchen und der Winkel zwischen Schallstrahl und Blutströmung, welcher bei 45° liegen sollte, wesentlich für die exakte Erfassung von Strömungsgeschwindigkeiten im Gefäß.

Technik

Die paarigen Aa. dorsales penis und die für die Blutversorgung des Penis weitaus wichtigeren, im Inneren der Corpora cavernosa lokalisierten paarigen Aa. profundae penis müssen bei der dopplersonographischen Untersuchunge der Penisgefäße berücksichtigt werden (Abb. 2.6). Da am nichttumeszenten Schwellkörper die Beurteilung der Profundagefäße sehr schwierig, in vielen Fällen sogar unmöglich ist, hat sich die Kombination der Doppler-Sonographie mit dem SKAT-Test bewährt. Mit der Ortung der A. dorsalis penis über der Peniswurzel und distal im Sulcus coronarius kann 5 – 10 min nach intrakavernöser Injektion von vasoaktiven Substanzen begonnen werden. Die exakte Einhaltung des Winkels (45° zum Gefäß) kann anhand der wechselnden Stärke des Signals überprüft werden. Die Aa. profundae penis werden seitlich ventral am Penisschaft basisnah erfaßt, wobei eine leichte Dorsalbiegung des Penis die Untersuchung erleichtern kann. Da die cw-Meßsonde alle im Schallkegel liegenden Gefäße erfaßt, läßt sich auf diese Weise noch am besten eine Verwechslung der Profundaarterien mit Seitenästen der Dorsalarterien vermeiden. Zusätzlich kann das akustische Doppler-Signal die Identifizierung erleichtern, welches bei den Dorsalgefäßen schärfer und heller wahrgenommen werden kann. Die Untersuchung darf nicht in voller Rigidität des Penis vorgenommen werden, da in dieser Situation die Blutflußgeschwindigkeiten schon wieder ab-

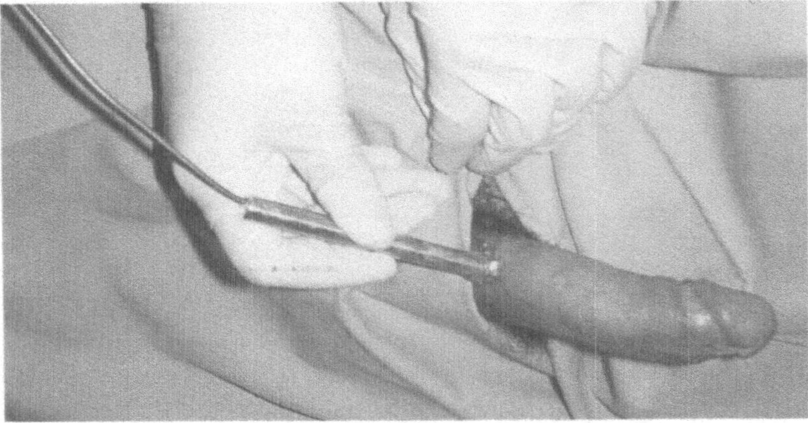

Abb. 2.6. Technik der Doppler-Sonographie am Penis mittels cw-Doppler

genommen haben. Besonders bei unauffälligem Gefäßbefund kann dies in weniger als 10 min nach intrakavernöser Injektion bereits der Fall sein.

Interpretation

Die Protokollierung der Doppler-Untersuchung erlaubt anhand des akustischen Signals eine qualitative Einteilung in kräftiges, schwaches und fehlendes Signal, wobei die letzten beiden als pathologisch zu werten sind. Diese Aussage muß für jedes erfaßbare Einzelgefäß getroffen werden. Bei der graphischen Analyse der Pulskurve wird die Höhe der Pulskurve und damit die Maximalge-

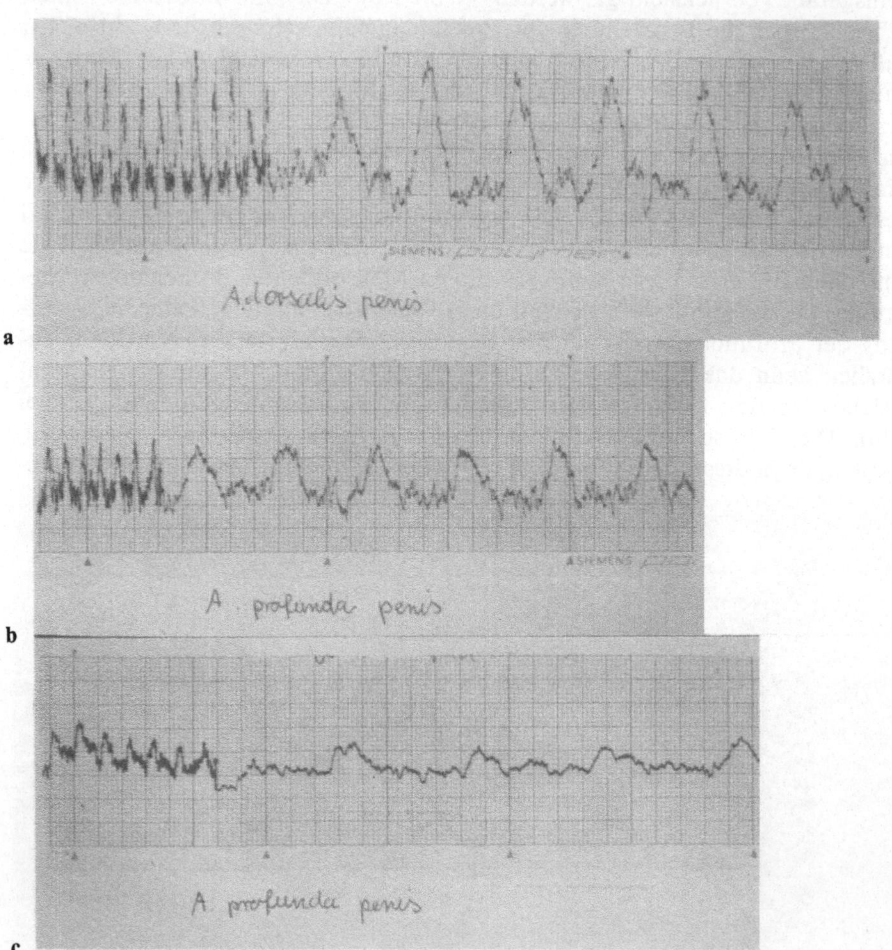

Abb. 2.7a–c. Dopplersonographische Kurven (nach SKAT). **a** A. dorsalis penis (Normalbefund), **b** A. profunda penis (Normalbefund), **c** A. profunda penis (Durchblutungsstörung)

schwindigkeit im Vergleich mit einer Referenzarterie (z. B. A. digitalis palmaris des Zeigefingers [2]) für die Auswertung herangezogen. Ein träger, verbreiterter Kurvenverlauf mit geringer Amplitude und langsamer Anstiegsgeschwindigkeit sind Kennzeichen einer arteriellen Durchblutungsstörung (Abb. 2.7).

Über die Verfeinerung der dopplersonographischen Methoden, die Duplexsonographie und die farbkodierte Duplexsonographie wird in Kap. 3.1 (Duplexsonographie) berichtet. Auf früher häufig bestimmte Untersuchungsparameter, z. B. penilbrachialer Blutdruckindex ohne Einsatz vasoaktiver Substanzen [1], wird nicht eingegangen, da sie keine diagnostische Relevanz mehr besitzen. Die zeitraubende dopplersonographische Untersuchung venöser Abflußstörungen [3] hat sich in eigener Hand nicht durchsetzen können, da sie eine Quantifizierung venöser Okklusionsstörungen mittels Kavernosometrie nicht ersetzen kann. Eine quantitative Untersuchung mittels cw-Sonde stellt die Bestimmung des systolischen Verschlußdrucks der Profundaarterien während einer Kavernosometrie dar. Diese Methode ist jedoch nur als Zusatzuntersuchung bei einer Kavernosometrie durchführbar und kommt wegen der Invasivität als Screeninguntersuchung nicht in Betracht [5].

Zusammenfassung

Die cw-Doppler-Sonographie stellt in Kombination mit dem SKAT-Test eine für die Praxis geeignete Screeningmethode zur Erfassung arterieller Durchblutungsstörungen der Penisgefäße dar. Da alle im Schallkegel liegenden Gefäße erfaßt werden, ist eine besondere Erfahrung des Untersuchers zur Differenzierung zwischen Dorsalis- und Profundagefäßen notwendig. Die Aussagekraft der Methode liegt im qualitativen bis semiquantitativen Bereich.

Literatur

1. Abelson D (1975) Diagnostic value of the penile pulse and blood pressure: a doppler study of impotence in diabetics. J Urol 113:636
2. Gall H (1988) Doppler-Sonographie der Penisgefäße. In: Bähren W, Altwein JE (Hrsg) Impotenz. Thieme, Stuttgart, S 41–50
3. Gall H, Holzki G (1991) Doppler ultrasound investigation of penile vessels. In: Jonas U, Thon WF, Stief CG (eds) Erectile dysfunction. Springer, Berlin Heidelberg New York Tokyo, pp 115–125
4. Gall H et al (1988) Diagnostic accuracy of doppler ultrasound technique of the penile arteries in correlation to selective arteriography. Cardiovasc Intervent Rad 11:225–231
5. Padma-Nathan H, Goldstein I (1988) Arteriogenic impotence. In: Tanagho EA, Lue TF, Mcclure RD (eds) Contemporary management of impotence and infertility. Williams & Wilkins, Baltimore, pp 163–174
6. Virag R (1985) Is impotence an arterial disorder? Lancet 1/19:184

2.6 Schwellkörpersonographie

Normales Ultraschall-B-Bild, Duplex-Scan und Ultraschall-Farb-Doppler stehen als sonographische Untersuchungsverfahren zur Verfügung. Auch der Einsatz dieser Untersuchungssysteme ist nur in Verbindung mit dem SKAT-Test, d. h. nach intrakavernöser Pharmakainjektion, sinnvoll. Untersuchungen sollten am tumeszenten, nicht voll rigiden Schwellkörper vorgenommen werden.

B-Bild

Beim Ultraschall-B-Bild nimmt der auf die Untersuchungsfläche aufgesetzte Schallkopf kontinuierlich gesendete Impulse als Echos wieder auf und setzt daraus ein zweidimensionales Schnittbild durch das Gewebe zusammen, das die anatomischen Verhältnisse wiederspiegelt. Die Intensität des von den Gewebestrukturen reflektierten Echos (Echoamplitude) wird als Helligkeitsdarstellung eines Bildpunktes projiziert. Für die Schwellkörpersonographie mit einem konventionellen Ultraschallgerät hat sich der 5-MHz-Schallkopf mit Wasservorlaufstrecke bewährt [1]. Untersuchungen am Penis sollten routinemäßig in lateraler (Abb. 2.8) und querer Untersuchungsrichtung erfolgen. Zur optimalen Bildeinstellung werden oft beide Hände benötigt. Erst die durch die intrakorporale Applikation vasoaktiver Substanzen erzeugte Erektion erlaubt im B-Bild eine sichere Trennung zwischen Tunica albuginea, intrakavernosalem Raum und Gefäßen und ermöglicht damit die Lokalisation von Veränderungen dieser Strukturen. Gemäß dem trabekulären Aufbau des Schwellkörpers kennzeichnen zarte Echos von regelmäßiger Struktur ein sonographisch unauffälliges intrakorporales Strukturmuster (Abb. 2.9). Beide Schwellkörper sind um-

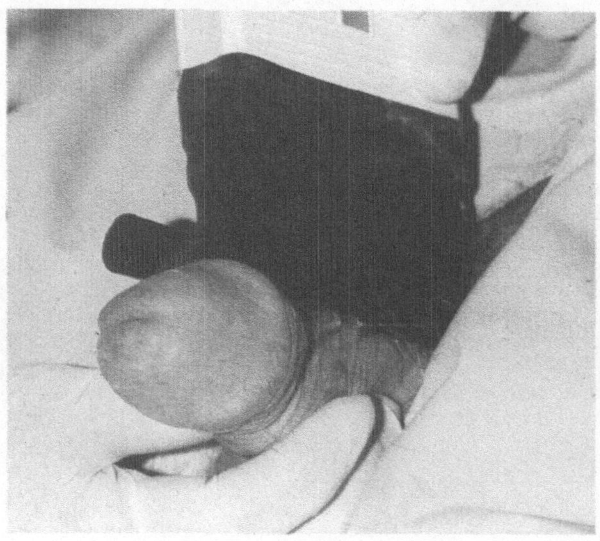

Abb. 2.8. Technik der Schwellkörpersonographie mit Wasservorlaufstrecke

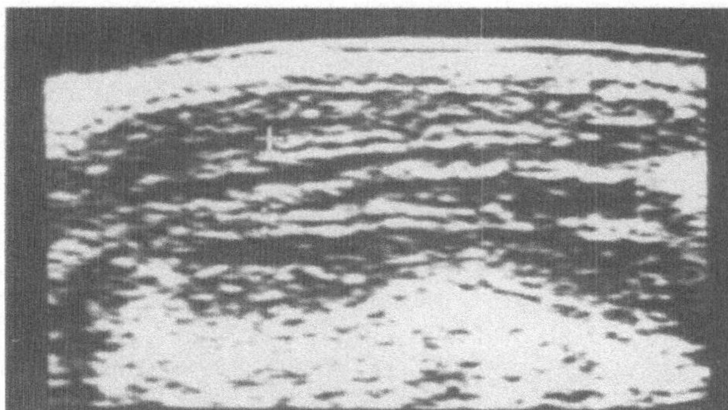

Abb. 2.9. Unauffällige Schwellkörpersonographie (Profundaarterien durch *Kreuze* markiert)

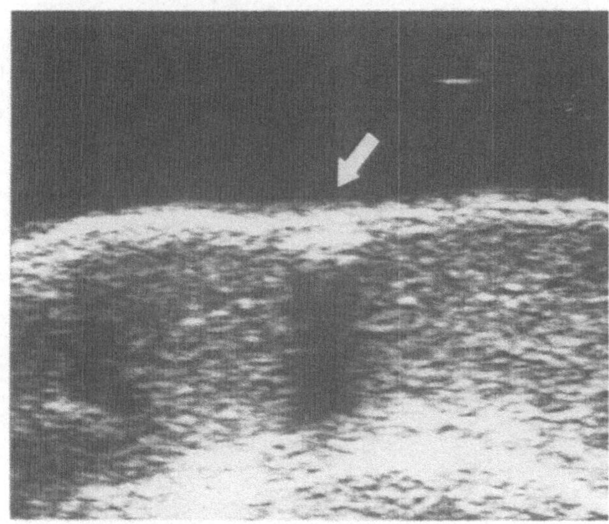

Abb. 2.10. Lokale Plaque-bildung bei Induratio penis plastica (*Pfeil*)

hüllt von der ca. 2−3 mm dicken, erhöht echodichten Tunica albuginea. Insbe-sondere bei der Induratio penis plastica, einer Erkrankung der Tunica albugi-nea mit möglichem Übergriff auf den Schwellkörper, werden meist lokale Ver-dickungen der Tunica albuginea gefunden (Abb. 2.10). Bei unauffälligem Ge-fäßbefund sind bei lateraler Schallrichtung die Profundaarterien durch eine gute Gefäßperistaltik mit kräftigen Pulsationen gekennzeichnet und gut vom Schwellkörperseptum abzugrenzen. Ein Fehlen der medikamentös induzierten Gefäßdilatation sowie ein abgeschwächtes Pulsationsverhalten kennzeichnet die schwere Vaskulopathie und ergänzt damit den Befund der cw-Doppler-So-nographie. In Einzelfällen können auch Rückschlüsse über morphologische Schäden im Schwellkörpergewebe getroffen werden. Ungleichmäßig vergröber-te Echos mit inhomogener Schwellkörperstruktur deuten bei unzureichender Reaktion auf die hochdosierte intrakorporale Applikation vasoaktiver Sub-stanzen hin. Der Ausschluß eines venösen Lecks läßt einen primären Schaden

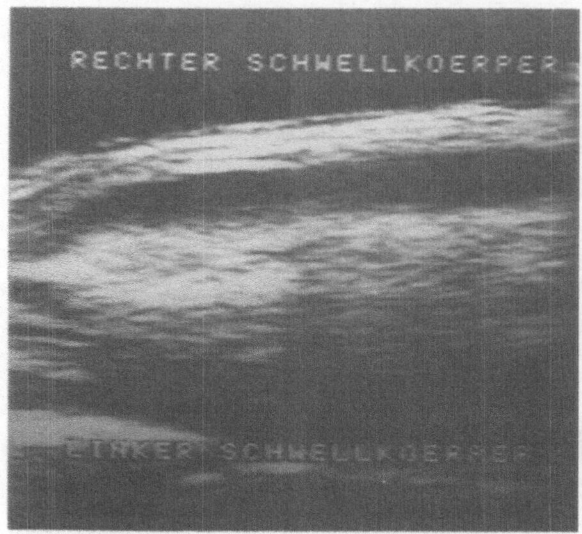

Abb. 2.11. Diffuse Zerstörung des Schwellkörpers nach 48 h unbehandeltem Priapismus

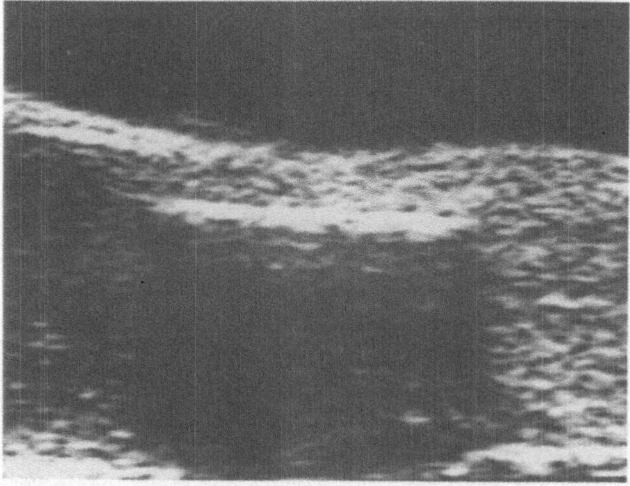

Abb. 2.12. Längliche Kalzifikation im Schwellkörper bei Diabetes mellitus

der Schwellkörpermuskulatur vermuten, wobei diese Diagnose letztendlich nur histologisch (elektronenmikroskopisch) gesichert werden kann. In diesen Fällen ist eine subtile Untersuchungstechnik gefordert, um Fehlinterpretationen zu vermeiden, da durch zu starken Druck des Schallkopfes ähnlich aussehende Druckartefakte erzeugt werden können. Ebenso kann intrakavernös injizierte Luft Artefakte erzeugen. Auch Ossifikationen innerhalb des Schwellkörpers, gekennzeichnet durch Totalreflexion mit dorsaler Schlagschattenbildung wie beim Konkrement, konnten insbesondere nach Priapismus (Abb. 2.11), aber

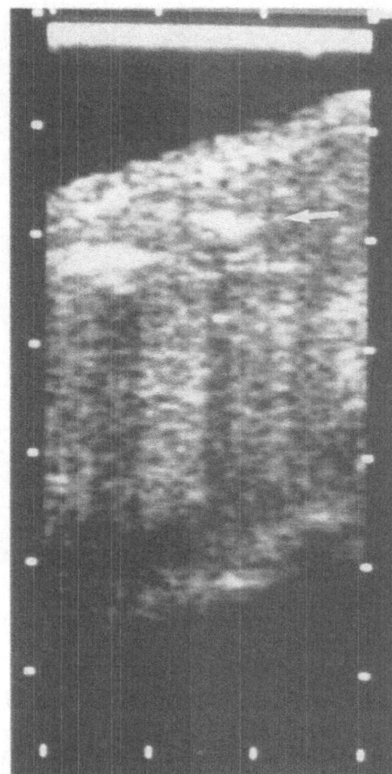

Abb. 2.13. Dystrophische Kalzifikationen im Schwellkörper bei arterieller Durchblutungsstörung

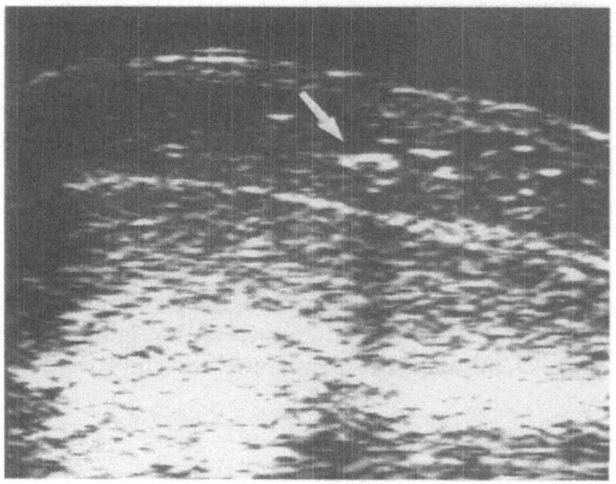

Abb. 2.14. Schwellkörperbefall bei Induratio penis plastica (*Pfeil*)

auch beim Diabetes mellitus (Abb. 2.12), bei arterieller Durchblutungsstörung (Abb. 2.13), bei Induratio penis plastica (Abb. 2.10 u. 2.14) und nach Traumen gefunden werden. Auch zur Differenzierung intrakavernosaler Prozesse kann die Sonographie beitragen (Abb. 2.15).

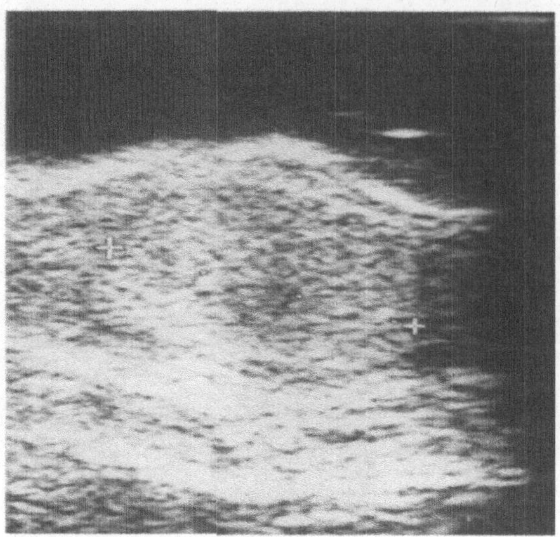

Abb. 2.15. Tumor im Schwellkörper als Ursache einer erworbenen Gliedkrümmung (histologisch Metastase eines Rektumkarzinoms)

Konventionelle und farbkodierte Duplexsonographie stellen eine Kombination von Ultraschall-B-Bild und Doppler-Sonographie dar. Diese Geräte erlauben ultraschallgesteuert eine gezielte Geschwindigkeitsmessung in einem bestimmten Gefäß. Sie umgehen damit die Probleme der cw-Doppler-Geräte, die
die Signale benachbarter Gefäße, die im gleichen Schallkegel liegen, nicht von-
einander unterscheiden können. Die derzeit noch extrem hohen Anschaffungs-
kosten dieser Geräte limitieren ihren Einsatz auf wenige Zentren. Sie dürften
für den überwiegenden Teil der Patienten mit erektiler Dysfunktion auf abseh-
bare Zeit nicht zur Verfügung stehen. Beide Verfahren werden daher in Kap. 3
(ergänzende oder fakultative Diagnostik) besprochen.

Zusammenfassung

Die Schwellkörpersonographie im Rahmen des SKAT-Tests stellt eine wertvolle
Zusatzuntersuchung ergänzend zur cw-Doppler-Untersuchung der Profundagefäße dar. Desweiteren können pathologische Befunde der Tunica albuginea
und des intrakavernosalen Gewebes erfaßt werden.

Literatur

1. Derouet H, Steffens J, Scheffler P, Caspari D, Ziegler M (1990) Stellenwert der Schwellkörpersonographie nach Gabe vasoaktiver Substanzen bei der Diagnostik von Patienten
   mit erektiler Dysfunktion. Urologe A 29:96−101

2.7 Kavernosometrie und Kavernosographie

Unter Mitarbeit von S. MEESSEN

2.7.1 Einleitung

Bei ca. 20% – 30% der Patienten mit erektiler Dysfunktion kann auch durch hochdosierte intrakavernöse Gabe vasoaktiver Substanzen keine Erektion provoziert werden, d. h. es liegt ein negativer SKAT-Test vor. Ein negativer SKAT-Test bedeutet, daß ein unzureichendes Ansprechen sowohl auf Papaverin/Phentolamin als auch auf Prostaglandin E_1 sowie die Kombination der 3 Substanzen vorliegt. Bei diesen als SKAT-Non-Responder bezeichneten Patienten muß an eine Störung des kavernösen Verschlußmechanismus gedacht werden – es besteht der Verdacht auf ein sogenanntes „venöses Leck". Die Objektivierung dieser Störung ist derzeit nur auf invasivem Wege durch Kavernosometrie bzw. Kavernosographie möglich. Das pathologisch-anatomische Substrat des „venösen Lecks" ist derzeit noch nicht hinreichend geklärt. Die teilweise elektronenmikroskopisch nachweisbaren Veränderungen im Bereich der glatten kavernösen Muskulatur erlauben derzeit noch kein einheitliches Bild zum Verständnis des individuellen Krankheitsgeschehens. Es liegt anhand der klinischen Befunde nahe, daß verschiedene Ursachen zu einer Störung der kavernösen Okklusionsfunktion führen können. Die verschiedenen Ursachen, die zu einem fehlenden Ansprechen auf vasoaktive Substanzen führen, können schematisch gesehen in 3 Komponenten eingeteilt werden (Abb. 2.16).

Ein zur vollständigen Gliedsteife ausreichend hoher intrakavernöser Druck kann nicht erreicht werden, wenn der arterielle Zufluß unzureichend (*I* in Abb. 2.15) oder der Abflußwiderstand (*II* in Abb. 2.15) zu niedrig ist. In einigen Fällen findet man eine Kombination beider Störungen, man spricht dann von einer arteriell-venösen Durchblutungsstörung. Das isolierte „venöse Leck"

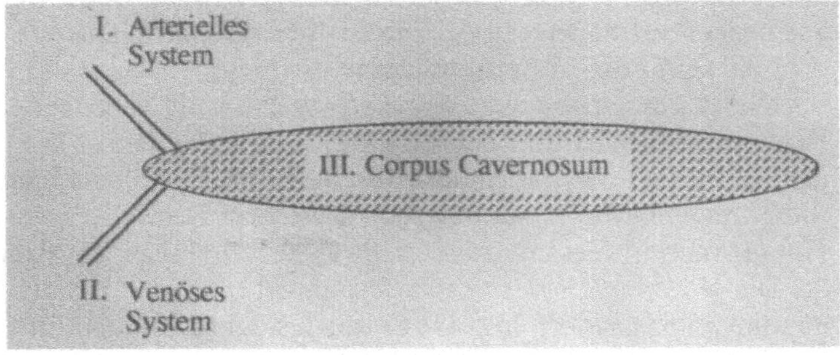

Abb. 2.16. Schematische Darstellung der 3 Hauptkomponenten, die ursächlich für einen negativen SKAT-Test sein können. *I* die arterielle Komponente (verminderte Blutzufuhr), *II* die venöse Komponente (vermehrter Blutabstrom), *III* die kavernöse Komponente (?). Diese Faktoren können einzeln oder in Kombination auftreten

wird jedoch ohne arterielle Insuffizienz gefunden. Die theoretisch denkbare kavernöse Insuffizienz (*III* in Abb. 2.15), bei der die aktiven und passiven hämodynamischen Eigenschaften des Schwellkörpers gestört sind, ist derzeit diagnostisch noch nicht erfaßbar und in ihrem Stellenwert für eine erektile Dysfunktion noch nicht einzuordnen. Denkbar sind Störungen der glatten kavernösen Schwellkörpermuskulatur, aber auch ein Verlust der lokalen nervalen Kontrolle der Venenokklusion, z. B. im Rahmen einer vegetativen Neuropathie (z. B. Koinzidenz von venösem Leck und Diabetes mellitus ohne Nachweis einer Arteriopathie). Eine Unterdrückung der SKAT-Reaktion erscheint zudem auch im Rahmen einer psychogenen Ursache durch Sympathikusreaktion möglich. Lue [1] unterscheidet 5 theoretisch mögliche Ursachen venöser Störungen:

1. Kongenitale abnormale venöse Schwellkörperdrainage (junge Patienten).
2. Schwächung der Tunica albuginea mit sekundärer Venenerweiterung (Alter, Induratio penis plastica).
3. Schädigung der kavernosalen Muskelzelle mit fehlender Relaxation und sekundär fehlender Venenkompression (schwere Arteriopathie, Alter).
4. Fehlende Neurotransmitter (neurogene, psychogene erektile Dysfunktion, Raucher).
5. Abnormale Shunts zwischen Corpus cavernosum und Corpus spongiosum (kongenital, iatrogen).

Spezielle Indikationen zur *Kavernosographie* können die Erfassung und Lokalisation schwellkörpereigener Erkrankungen sein (Induratio penis plastica, Penisfraktur), falls die gewünschten Fragen sonographisch nicht eindeutig zu klären sind. Zum Verständnis der Venenokklusion erscheint eine anatomische Darstellung der venösen Drainage des Schwellkörpers wichtig.

2.7.2 Anatomie der venösen Schwellkörperdrainage

Das Schwellkörperblut verläßt den Penis normalerweise auf 3 unterschiedlichen venösen Ebenen: die V. dorsalis penis superficialis, die V. dorsalis penis profunda und die Vv. profundae penis.

Die *V. dorsalis penis superficialis* verläuft als Venengeflecht zwischen der Fascia superficialis und der Fascia profunda des Penis. Die weitere Drainage erfolgt über die Vv. pudendae externae in die V. saphena magna. Eine Verbindung mit dem tiefen Venensystem bzw. dem Schwellkörper ist möglich. Die Hauptfunktion dieser Vene besteht in der Drainage der Penishaut.

Die *V. dorsalis penis profunda* mündet, nachdem sie das Ligamentum arcuatum pubis passiert, in beide Plexus vesiculoprostaticus und pudendales. Die Vv. profundae penis drainieren lediglich die Corpora cavernosa und münden im Plexus vesiculoprostaticus und an der V. pudenda interna ein. Die beiden letzten Venensysteme stellen den wichtigsten Teil der venösen Schwellkörperdrainage dar (Abb. 2.17 u. 2.18).

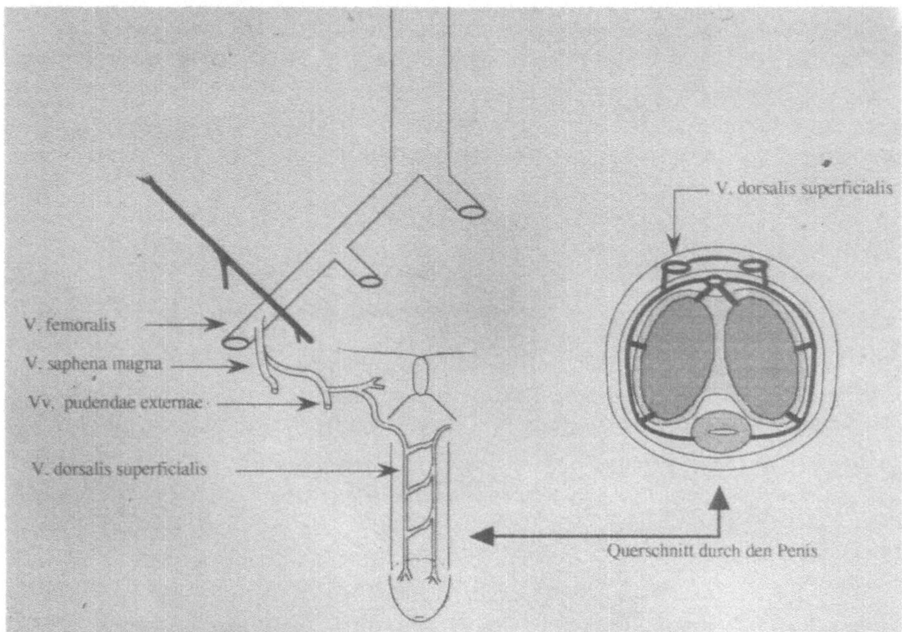

Abb. 2.17. Darstellung der oberflächlichen Venendrainage am Penis

2.7.3 Prinzip der Kavernosometrie

Unter artifizieller und kontrollierter Füllung des Schwellkörpers werden die intrakavernosalen Drücke beobachtet und registriert. Der Meßvorgang kann mit einem hydrodynamischen Modell erläutert werden (Abb. 2.19). Die Strömung, die von einem Wasserbehälter in einen Ballon hineinfließt, stellt die arterielle Strombahn dar. Ein kleiner Krahn erinnert an die arteriellen Durchblutungsstörungen (*I* in Abb. 2.18). Eine abfließende Leitung stellt die venöse Komponente dar. Ein kleiner Krahn erinnert an den venookklusiven Mechanismus (*II* in Abb. 2.18). Das Verhalten des Ballons gegenüber dem aufgebauten Druck, d. h. die Compliance des Ballons ergibt die 3. Komponente. Ein venöses Leck kann durch ein Fehlen venookklusiver Mechanismen oder durch ein Loch im Ballon repräsentiert werden.

Als Hauptparameter der Kavernosometrie wird mit einer intrakavernosalen Sonde der Druck fortlaufend registriert. Über eine zusätzlich in den Schwellkörper plazierte Schleuse wird mit einer Rollenpumpe (stufenlos einstellbarer Fluß) dem Schwellkörper Kochsalz zugeführt. Bei artifizieller Änderung der im Schwellkörper einfließenden Flüssigkeit kann der Abflußwiderstand getestet werden. Bei intaktem venösem Verschlußmechanismus wird bei sehr niedrigem Fluß ein hoher intrakavernöser Druck erreicht.

Im Falle eines venösen Lecks kann erst nach Kompensierung des Abstroms durch Erhöhung des Pumpenflusses ein „steady state" mit ausreichend hohem

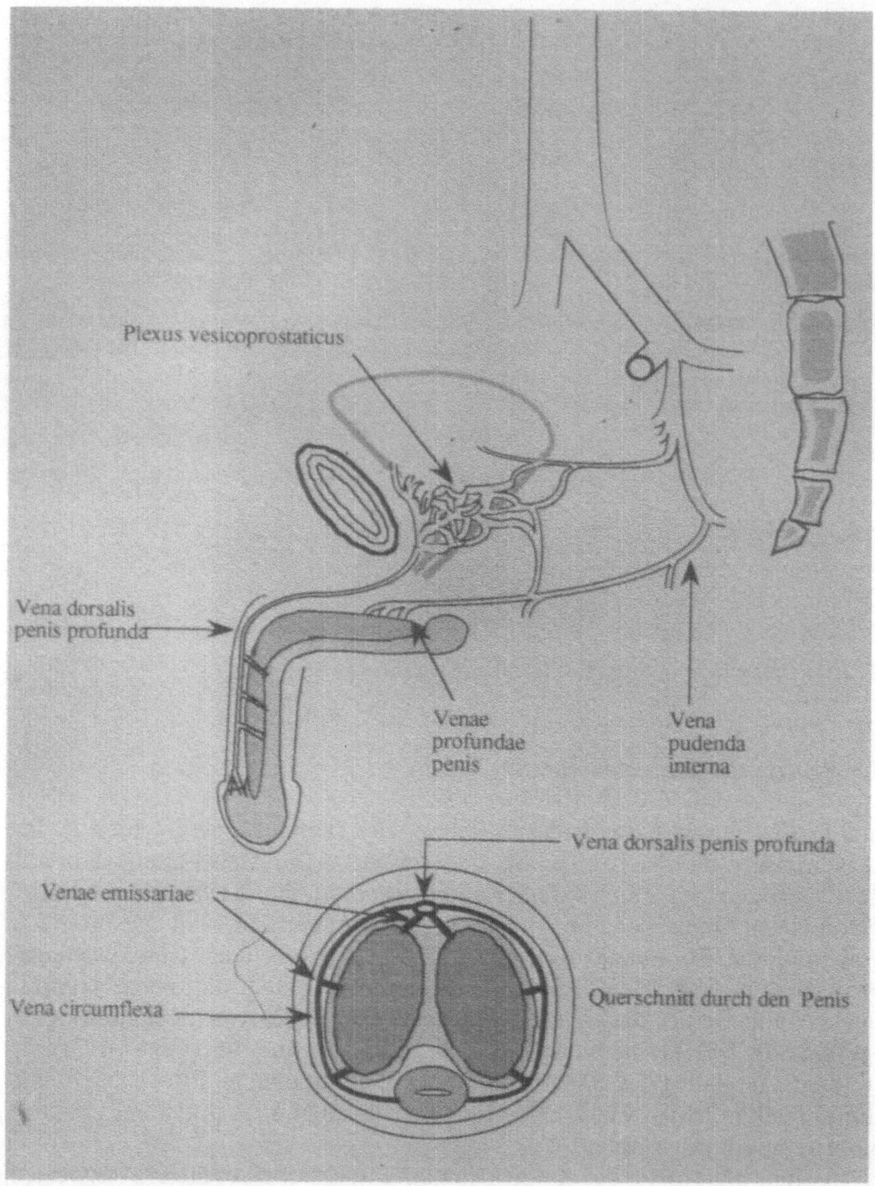

Abb. 2.18. Darstellung der tiefen Venendrainage am Penis

intrakavernösem Druck aufgebaut werden. Der niedrigste Fluß, der es ermöglicht, einen gleichbleibend hohen intrakavernösen Druck aufrecht zu erhalten, wird Erhaltungsfluß genannt (Phase b in Abb. 2.20).

Der Erhaltungsfluß der Erektion allein, bislang als wichtiges Kriterium zur Quantifizierung einer venösen Okklusionsstörung eingestuft, erscheint wegen

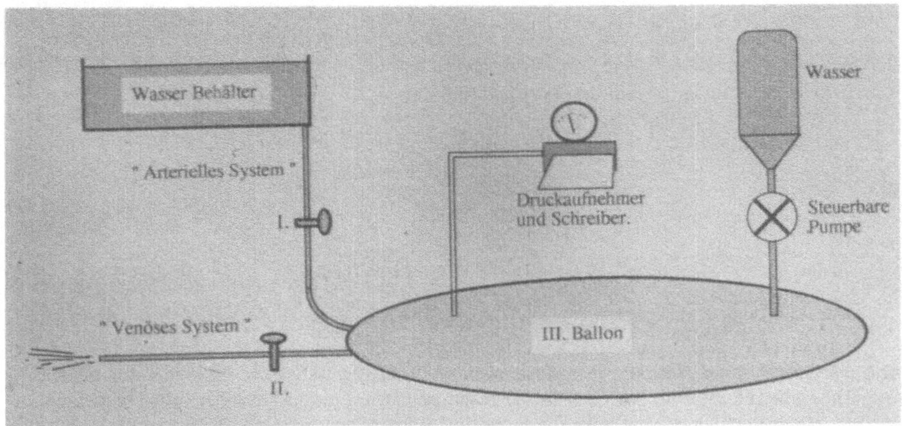

Abb. 2.19. Hydrodynamische Analogie des Schwellkörpers und der Kavernosometrie. *I* stellt den arteriellen Zufluß, *II* den venösen Abfluß dar. Ein Druckaufnehmer mit Schreiber registriert den in Kompartment *III* (Corpus cavernosum) aufgebauten Druck. Über eine zusätzliche Schleuse wird Kochsalz mit regulierbarer Flußmenge dem Schwellkörper zugeführt

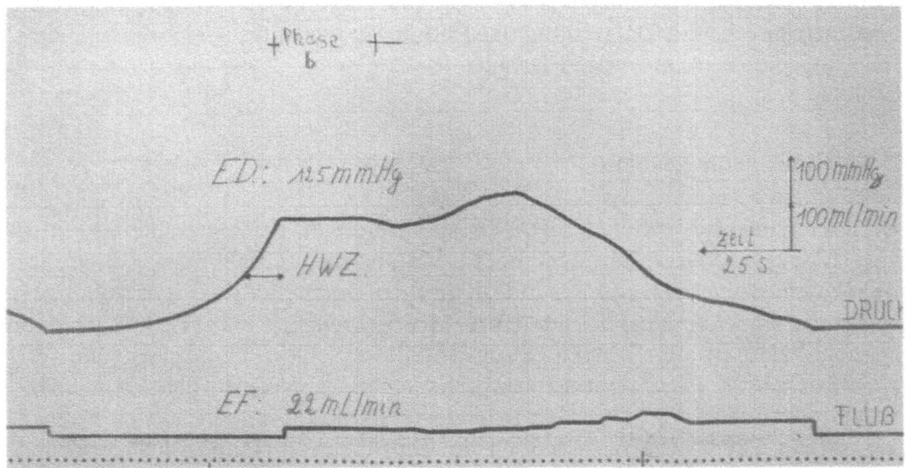

Abb. 2.20. 54jähriger Patient: Normale Kavernosometrie: Nach Kanülenplazierung wird der Basaldruck als Nullwert gesetzt. Unter zunehmendem Anstieg der Flußmenge wird ein suprasystolisches Druckplateau erreicht (Aufzeichnung von rechts nach links). Der hierzu notwendige Fluß wird als Erhaltungsfluß der Erektion bezeichnet. Nach Perfusionsstop wird der Abfall des intrakavernösen Drucks graphisch registriert. Der Vorgang sollte mindestens einmal wiederholt werden, am besten 10 min nach Prostaglandin-E_1-Gabe

der fehlenden Beziehung zum intrakavernösen Druck unzureichend zur Charakterisierung des venösen Lecks. Als besserer Parameter wird der Abflußwiderstand vorgeschlagen, der sich aus dem Quotienten des intrakavernösen Plateaudrucks und des Erhaltungsflusses errechnet. Auch der graphischen Aufzeichnung des intrakavernösen Druckabfalls innerhalb der ersten 30 s nach

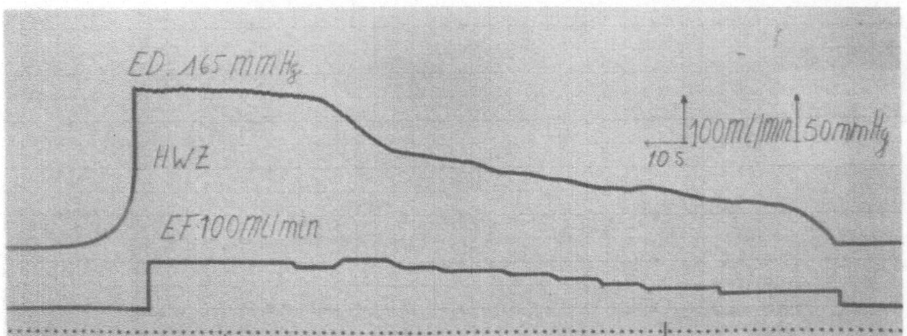

Abb. 2.21. 46jähriger Patient. Diagnose: venöse Okklusionsstörung. Erst mit einem Erhaltungsfluß von 100 ml/min kann ein intrakavernöses Druckplateau von 165 mmHg aufgebaut werden. Nach Perfusionsstop wird die Kinetik des intrakavernosalen Druckabfalls durch die Halbwertszeit (HWZ) des intrakavernosalen Druckabfalls charakterisiert, die deutlich unter 5 sec liegt. Der Patient wurde erfolgreich durch Venenresektion behandelt

suprasystolischem Druckaufbau im Schwellkörper wird derzeit ein höherer Informationsgehalt zugeschrieben [4]. Die Abb. 2.20 und 2.21 zeigen eine Kavernosometriekurve mit Darstellung des Pumpenflusses unter gleichzeitiger Registrierung des intrakavernösen Drucks.

2.7.4 Untersuchungsablauf

Die Untersuchung setzt sich aus 2 Teilen zusammen, der Untersuchung intrakavernöser Druckveränderungen bei Flußmodulation mittels einer Rollenpumpe (*Kavernosometrie*) und der radiologischen Darstellung des Schwellkörpers sowie der Venenabstrombahnen (*Kavernosographie*). Eine weltweit fehlende Standardisierung der Untersuchungstechnik macht die internationale Vergleichbarkeit der Ergebnisse schwierig. Es ist daher bis heute nicht möglich, einen Grenzbereich des Normalen vom sicher Pathologischen exakt zu trennen. Ein großer Fortschritt stellt jedoch die Einführung pulsationsarmer Rollenpumpen mit integrierter Druckmessung sowie Dokumentationseinheit dar, die eine Vergleichbarkeit erzielter Ergebnisse und eine objektive Darstellung des Untersuchungsverlaufs erlauben (z. B. AP 300 Fresenius). Im folgenden wird das eigene Vorgehen dargestellt, bei welchem die Untersuchung wie bei der Mehrzahl der Autoren nach intrakavernöser Injektion vasoaktiver Substanzen durchführt wird (Abb. 2.22a u. b). Nach 2facher Desinfektion des gesamten Penis mittels Braunollösung wird die intrakavernöse Injektion von 2 ml Papaverin-Phentolamin-Mischung vorgenommen. Anschließend wird die Penisbasis subkutan mit 5 ml eines 1%igen Lokalanästhetikum ohne Adrenalinzusatz infiltriert, um eventuell störende Schmerzeinflüsse sicher auszuschalten. Nach 10 min werden in den inzwischen meist leicht tumeszenten Penis — dies erleichtert die korrekte Punktion erheblich — im distalen Drittel mit Zielrich-

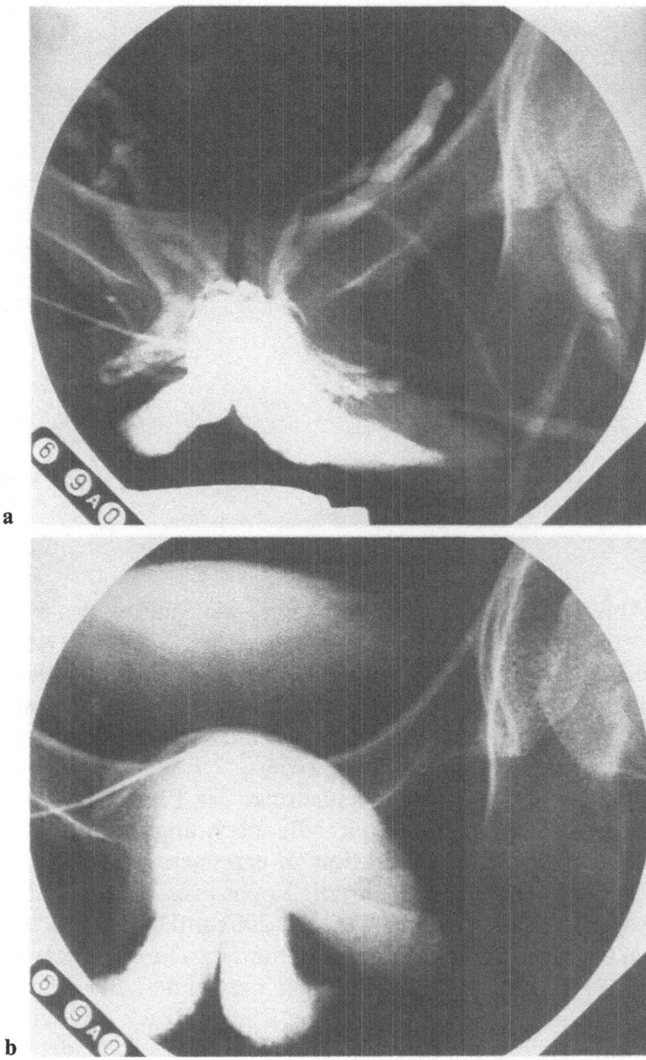

Abb. 2.22 a, b. Notwendigkeit der Anwendung vasoaktiver Substanzen bei der Kavernosographie. **a** Bei einem 22jährigen gesunden Patienten stellen sich bei der Kavernosographie diffuse Venenabstrombahnen dar. **b** 10 min nach intrakavernöser Gabe von Papaverin tritt eine Erektion auf − das jetzt intrakavernös applizierte Kontrastmittel verläßt den Schwellkörper nicht

tung zur Penisbasis 2 Kanülen (19G, Durchmesser 1,1 mm, Länge 30 mm) eingestochen. Beide Kanülen sind über Schlauchsysteme mit der Rollenpumpe verbunden. Über eine der Kanülen wird dem Schwellkörper physiologische Kochsalzlösung zugeführt, die andere Kanüle ist mit einer Druckmeßeinheit verbunden und registriert kontinuierlich den intrakavernösen Druck

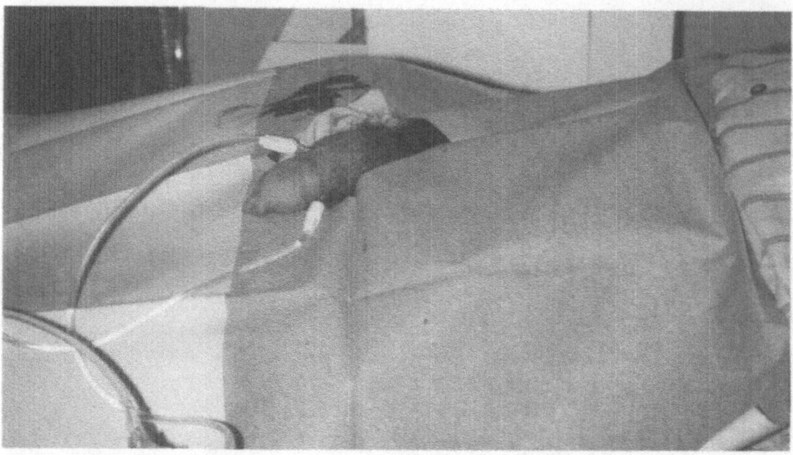

Abb. 2.23. Beginn der Kavernosometrie nach Punktion beider Schwellkörper mittels Kanülen zur Druck- und Flußmessung

(Abb. 2.23). Vor der Punktion muß die Füllung des Schlauchsystems und die sorgfältige Entfernung der Luft aus dem Schlauchsystem durch einen Probelauf vorgenommen werden. Die mit dem Druckmeßkanal verbundene Punktionskanüle wird beim Probelauf mit ca. 100 ml/min so eingestellt, daß diese Kanüle nur noch leicht tropft. Der intrakavernöse Druck vor Beginn der Perfusion wird als Ruhedruck registriert.

Beim 1. Teil der Untersuchung, der Pharmakokavernosometrie, wird mit ansteigenden Flußraten unter Beobachtung des intrakorporalen Druckverhaltens begonnen, eine Erektion zu erzeugen. Ziel ist es, durch Modulation der Flußmenge des zugeführten Kochsalzes einen stabilen Plateaudruck im Schwellkörper zwischen 125 und 200 mmHg zu erreichen. Lediglich Lue et al. [2] benutzen Druckwerte um 80 mmHg. Die dazu notwendige Flußmenge wird als Erhaltungsfluß der Erektion bezeichnet. Bei einer schweren Störung der Okklusionsfunktion kann dieser Plateaudruck auch bei maximaler Flußmenge nicht erreicht werden. Es kommt zum Kreuzen der Druck- und Flußkurve (Abb. 2.24b), die maximal applizierbare Infusionsmenge von 1 l wird rasch erreicht und die Untersuchung muß abgebrochen werden. Röntgenologisch kann ein meist diffuser Abstrom des über einen Dreiwegehahn zugeführten nichtionischen Kontrastmittels (z. B. Omnipaque) dokumentiert werden. Ist der Aufbau eines stabilen Plateaudrucks möglich, wird die dazu notwendige Flußmenge als Erhaltungsfluß genommen. Da der Erhaltungsfluß vom erzielten intrakavernösen Druck abhängt, wurde als neue Größe der Abflußwiderstand (Plateaudruck/Erhaltungsfluß) bestimmt, der beim Leck unter 5 mmHg min/ml liegen sollte [1]. Nach Erreichen eines intrakavernösen Druckplateaus zwischen 150–200 mmHg wird ein Perfusionsstop durchgeführt. Die danach aufgezeichnete intrakavernöse Druckabfallkurve zeigt einen maximalen Druckabfall innerhalb der ersten 30 sec, danach erfolgt der Druck-

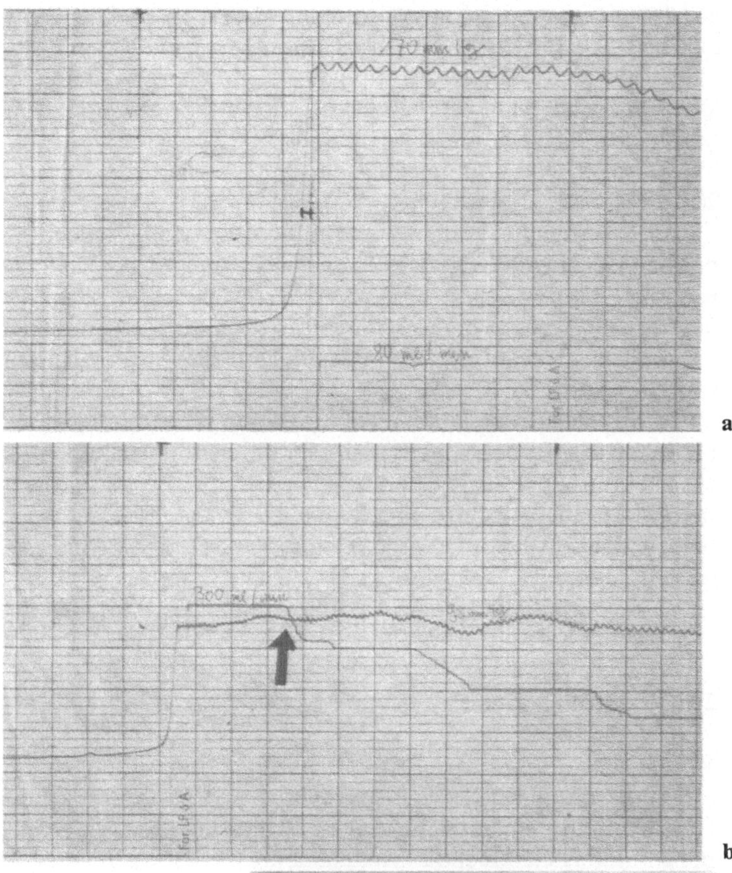

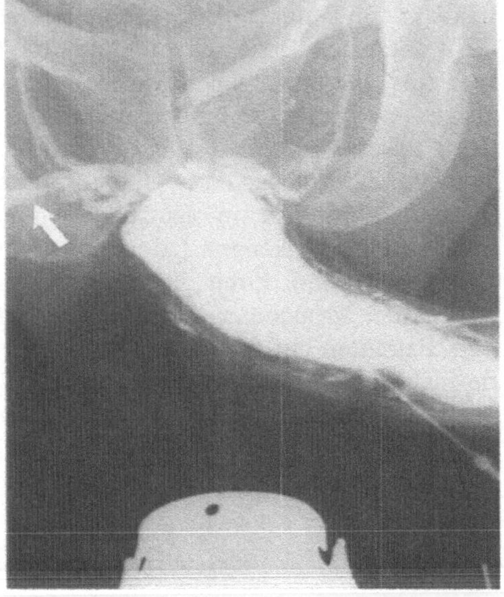

Abb. 2.24 a–c. 45jähriger Patient mit venöser Okklusionsstörung. **a** Pharmakokavernosometrie (*obere Kurve* intrakorporaler Druck, *untere Kurve* artifizieller Fluß). **b** 10 min nach Prostaglandininjektion Verlust der Okklusionsfähigkeit mit Kreuzen von Druck- und Flußkurve (*Pfeil*). **c** Pharmakokavernosogramm mit ektoper Vene zur rechten V. femoralis (*Pfeil*)

abfall linear mit ungefähr konstantem Abfallwinkel. Die Druckabfallkurve ähnelt beim Leck einer Exponentialfunktion, weshalb sich die Bestimmung der Halbwertszeit des intrakavernösen Druckabfalls zur Charakterisierung der Okklusionsstörung anbietet (beim Leck unter 5 sec). Ein primär linearer Druckabfall deutet hingegen auf eine intakte Okklusionsfunktion des Schwellkörpers hin. Durch Wiederholungsmessung 10 min nach intrakavernöser Injektion von 20 µg Prostaglandin E_1 treten die Meßkurven deutlicher zutage (Abb. 2.24a u. b). Auch Weidner [5] und Weiske [6] wiesen auf die Bedeutung der intrakavernosalen Druckabfallzeit als wichtigsten Parameter zur Charakterisierung einer venösen Okklusionsstörung hin. Mit der Meßeinheit ist auch die Bestimmung des Verschlußdrucks der tiefen Penisarterien durch Benutzung einer cw-Doppler-Sonde als Funktionstest zum Ausschluß einer arteriellen Durchblutungsstörung möglich [3].

Im 2. Schritt der Untersuchung erfolgt die radiologische Darstellung der pathologischen Venenabstrombahnen durch Einbringen eines Kontrastmittels via Dreiwegehahn als Bolus oder als verdünnte Infusionslösung. Es sollten intrakavernöse Druckwerte über 80 mmHg erreicht werden. In der Mehrzahl der Fälle wird ein Abstrom über kavernöse Venen und die V. dorsalis penis profunda gefunden, meist mit konsekutiver Darstellung des periprostatischen Plexus. Auch korporoglanduläre und korporospongiöse Shunts werden gefunden.

2.7.5 Komplikationen

Wesentliche Komplikationen stellen Hämatombildungen durch die Nadelpunktion dar, die sich bei ausreichend langer Kompression der Einstichstellen (ca. 20 min) durch den Patienten im allgemeinen vermeiden lassen. Bei Einnahme gerinnungshemmender Medikamente ist besondere Vorsicht angeraten. Patienten, die Cumarinderivate einnahmen (z. B. Marcumar), wurden bisher nicht untersucht. Hat sich ein Hämatom gebildet, so sind im allgemeinen keine speziellen therapeutischen Maßnahmen erforderlich, da innerhalb von ca. 10 Tagen im allgemeinen eine spontane Resorption stattfindet. Dies gilt auch für das Penisödem durch Nadeldislokation, eine Komplikation, die seit Einführung standardisierter Langnadeln praktisch nicht mehr auftritt. Eine Kavernitis ist als Komplikation prinzipiell denkbar und wurde auch publiziert, konnte im eigenen Krankengut jedoch noch nie beobachtet werden. Eine kardiale Dekompensation durch die zugeführte Flüssigkeitsmenge kann durch Limitierung der Infusionsmenge auf höchstens 1 l im allgemeinen vermieden werden. Patienten mit nichtkompensierten Herzinsuffizienzen sollten der Methode nicht zugeführt werden, da praktisch-therapeutische Konsequenzen nicht gezogen werden können. Mit dem Auftreten einer Überempfindlichkeit auf das gegebene Kontrastmittel muß prinzipiell gerechnet werden. Seit Einführung der nichtionischen Kontrastmittel ist diese Komplikation jedoch sehr selten geworden.

2.7.6 Interpretation

Die Kavernosometrie stellt eine Untersuchungsmethode der Okklusionsfähigkeit des Schwellkörpers dar. Gelingt es nicht, einen Schwellkörperdruck über 80 mmHg aufzubauen, und überkreuzen sich Fluß- und Druckkurve, muß von einem Verlust der Okklusionsfähigkeit, einem sogenannten schweren „venösen Leck" ausgegangen werden. Problematisch an der Interpretation der erzielten Ergebnisse ist die Unkenntnis dessen, was noch als normal anzusehen ist. Dies wird durch die weite Spannbreite der Normalwerte für den Erhaltungsfluß in der Pharmakokavernosometrie deutlich, welcher zwischen $0-60$ ml/min angesiedelt wird. Ein Erhaltungsfluß über 100 ml/min, ein Abflußwiderstand unter 4 mmHg·min/ml und ein exponentieller Abfall des intrakavernösen Drucks mit einer Halbwertszeit unter 4 sec sprechen jedoch für eine Störung der Okklusionsfähigkeit, die sich radiologisch als pathologischen Abstrom darstellt. Bei intakten Arterien kann die Resektion der Abstrombahnen versucht werden. Bei begleitender arterieller Komponente, insbesondere bei grenzwertiger Störung der Okklusionsfähigkeit, sollten eher Arterialisierungskonzepte ins Auge gefaßt werden. Zu Einzelheiten wird auf das Kap. 10.1 (operative rekonstruktive Chirurgie) verwiesen. In eigenen, noch nicht publizierten Untersuchungen konnte auch eine Abnahme des Erhaltungsflusses der Erektion bei intakter Okklusionsfunktion des Schwellkörpers durch erneute Prostaglandin-E_1-Injektion gefunden werden, während Patienten mit venösem Leck keine Veränderung oder sogar eine Zunahme des Erhaltungsflusses der Erektion zeigten. Daher erscheint es sinnvoll, die Meßkurven derzeit im Rahmen eines dynamischen Tests (vor und nach PGE_1-Gabe) unter der Vorstellung einer möglichst optimalen Relaxation der glatten kavernösen Muskelzelle zu interpretieren (Abb. 2.24a, b). Die derzeit erhobenen Befunde werden momentan sicher Gegenstand weiterer wissenschaftlicher Diskussionen sein und weitere Forschungen nach sich ziehen müssen, zumal es unklar ist, welche Substanz am effektivsten die glatte kavernöse Muskelzelle relaxiert (Abb. 2.25).

Zusammenfassung

Die Basisdiagnostik eines Patienten mit erektiler Dysfunktion umfaßt neben der Allgemeinanamnese eine spezielle Sexualanamnese. Die klinisch-andrologisch ausgerichtete Untersuchung wird durch Laboruntersuchungen ergänzt, die sowohl der Erfassung mit Erektionsstörungen assoziierter Grunderkrankungen als auch der Diagnostik hormoneller Erkrankungen dienen. Die organische Minimaldiagnostik überprüft das Ansprechen auf vasoaktive Substanzen durch Injektion in den Schwellkörper und die penile arterielle Durchblutung mittels Dopplersonographie. Die Sonographie erfaßt schwellkörpereigene Erkrankungen. Bei klinisch fehlendem Ansprechen auf vasoaktive Substanzen (Papaverin-Phentolamin-Mischung und Prostaglandin E_1) wird durch Kavernosometrie und Kavernosographie eine venöse Okklusionsstörung des Schwellkörpers aufgedeckt oder ausgeschlossen. Anhand einer Druck-/Flußmeßkurve

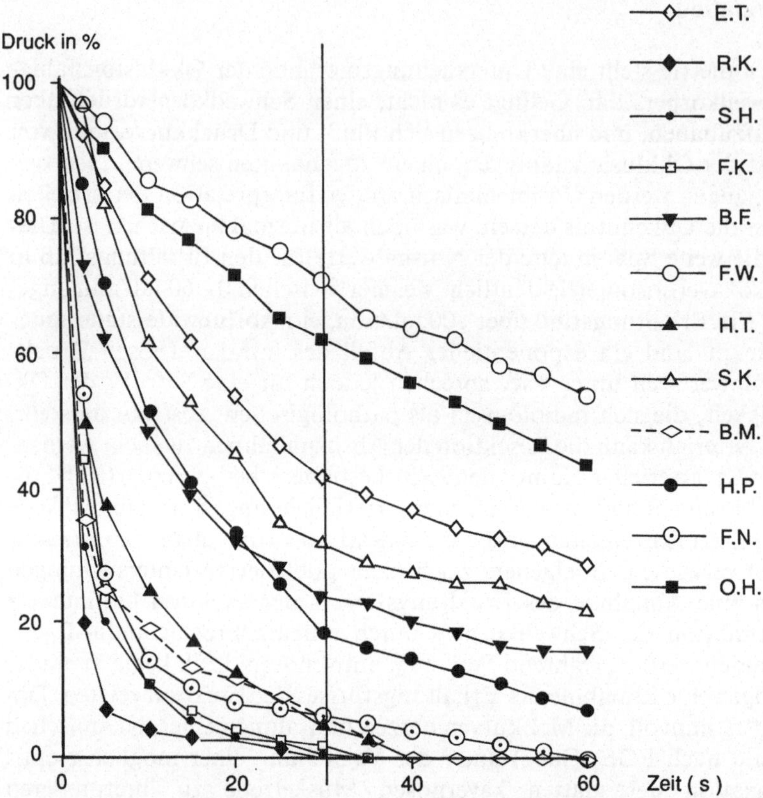

Abb. 2.25. Druckabfallkurven von 12 SKAT-Non-Respondern, die 4 oberen Kurven stellen kein Leck dar, da auf eine Papaverin-Phentolamin-Prostaglandin-E_1-Mischung eine E_{4-5}-Erektion provoziert werden konnte.

werden Hinweise für eine Störung der Okklusionsfunktion gewonnen bzw. Patienten ohne eine solche Störung ausgeschlossen. Die für eine eventuelle spätere Operation wichtigen Venenabstrombahnen werden mit der Kavernosographie lokalisiert.

Literatur

1. Derouet H, Muessen S, Giradot P, Ziegler M (1991) Caverosometrie mittels 2-Kanal-schreiber – Neue Parameter zur Quantifizierung der veno-okklusiven Dysfunktion. Deutsch-Frz. Gemeinschaftskongreß für Andrologie, 29./30. 11. 1991, Straßburg, S 14
2. Lue TF (1988) Functional study of penile veins. In: Tanagho EA, Lue TF, Mcclure RD (eds) Contemporary management of impotence and infertility. Williams & Wilkins, Baltimore, pp 65–69
3. Padma-Nathan H, Goldstein I (1988) Arterial Reconstruction. In: Tanagho EA, Lue TF, Mcclure RD (eds) Contemporary management of impotence and infertility. Williams & Wilkins, Baltimore, pp 163–174

4. Padma-Nathan N (1989) Evaluation of the corporal veno-occlusive mechanism: dynamic infusion cavernosometry and cavernosography. Sem Interv Rad 6/4:205–211
5. Rudnik J, Bödecker R, Weidner W (1990) Optimierte Diagnostik der venösen Schwellkörperinsuffizienz („Leakage"): Stellenwert von Papaverin-Test, Pharmakocavernosographie, artifizieller Erektion und Cavernosometrie. Aktuel Urol 21:324–328
6. Weiske WH (1990) Pharmakokavernosometrie und Pharmakocavernosographie bei erektiler Dysfunktion. Urologe A 29:126–134

3 Ergänzende oder fakultative Diagnostik

3.1 Duplexultraschalluntersuchungen

Duplexultraschallgeräte stellen die Kombination zwischen Ultraschallschnitt-
bild (B-Bild) und eingebautem Doppler dar. Während beim cw-Doppler die Signale benachbarter Gefäße, die im gleichen Schallkegel liegen, nicht voneinan-
der unterschieden werden können, erlaubt das Duplexsystem, auch als gepul-
ster Doppler bezeichnet, die exakte Geschwindigkeitsmessung in einem sonographisch eingestellten Gefäßabschnitt. Die Vorteile dieser Geräte liegen damit
auf der Hand. Neben Geschwindigkeitsmessungen im Gefäß ist eine Analyse
der Pulskurve möglich (Abb. 3.1). Auch diese Untersuchung ist nur im Rahmen des SKAT-Tests sinnvoll, dessen zentrale Bedeutung für die Diagnostik erneut unterstrichen wird [3]. Für die penile Duplexsonographie sind dabei
Schallfrequenzen mit mindestens 7,5 MHz oder mehr sinnvoll. Als Charakteristika des gesunden Gefäßes werden kräftige Gefäßpulsationen (allerdings bereits im B-Bild erkennbar), ein Gefäßdurchmesser von 1 mm nach Injektion

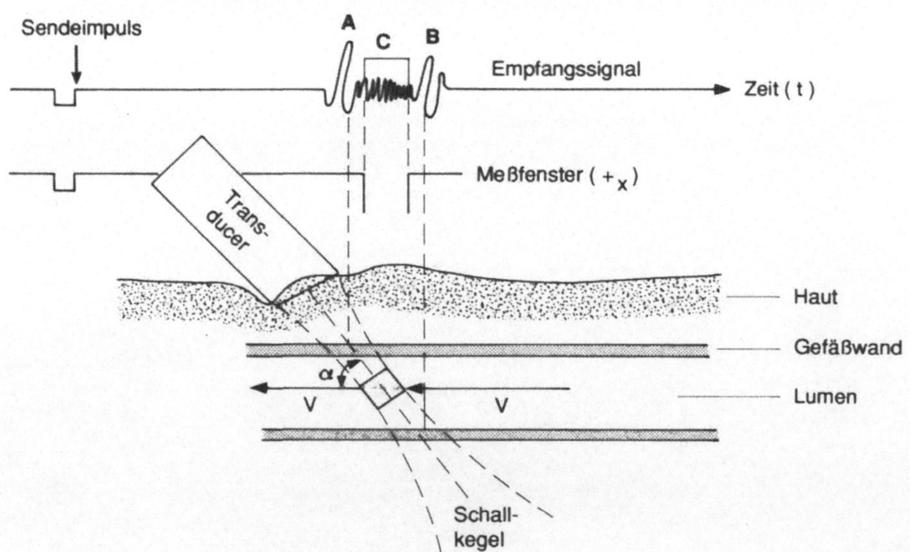

Abb. 3.1. Prinzip der Duplexsonographie (aus [4])

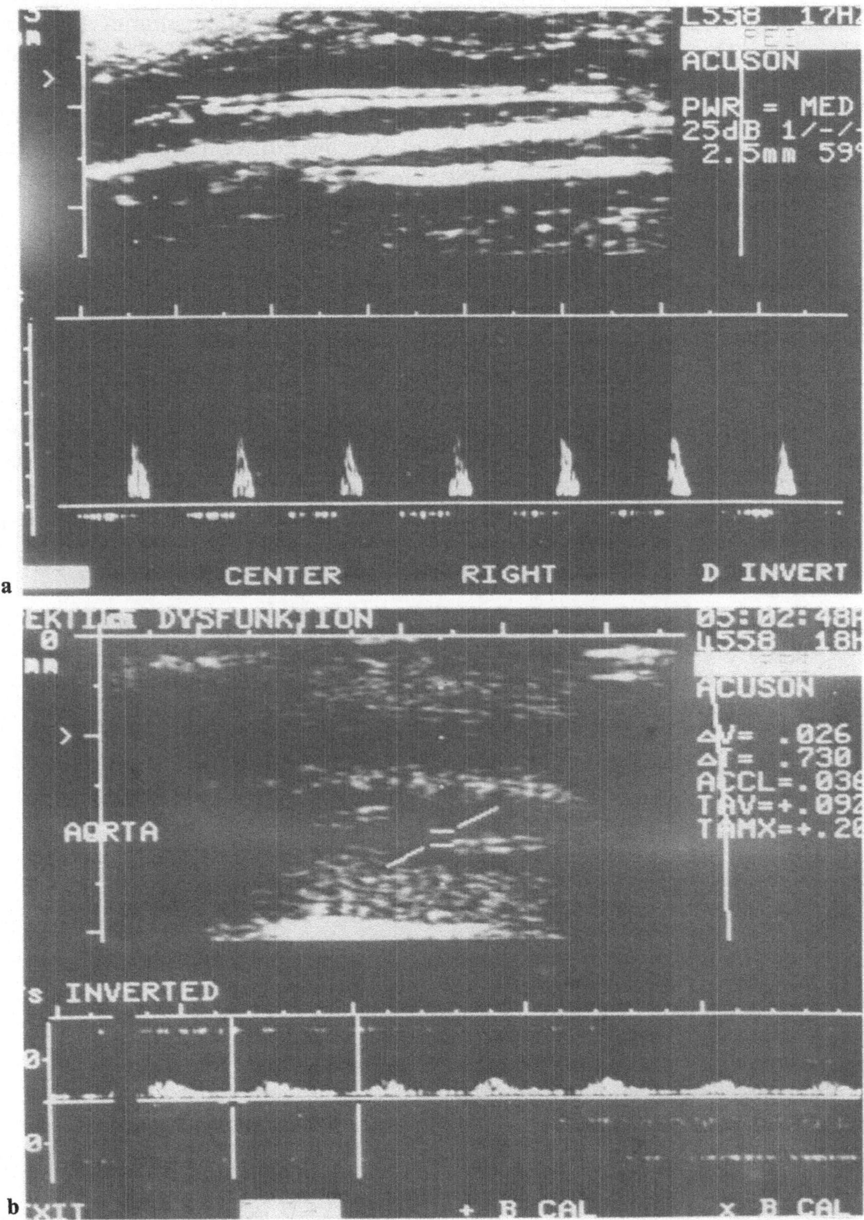

Abb. 3.2a, b. Konventionelle Duplexsonographie (Cursor in einer Profundaarterie). **a** Normalbefund, **b** Arteriopathie

sowie eine Maximalgeschwindigkeit über 25 cm/sec [5] genannt (Abb. 3.2). Nachteilig für konventionelle Geräte ist die schlechte Erkennbarkeit der A. dorsalis penis. Die alleinige Messung der Gefäßgeschwindigkeit ohne Betrachtung der Gefäßmorphologie kann zudem zu Fehlinterpretationen führen, da gerade im Bereich der Stenose oft hohe Geschwindigkeiten gemessen werden. Ein proximal des Schwellkörpers obstruiertes Gefäß hingegen kann eine ausreichende medikamentös induzierte Dilatation aufweisen, wobei nur geringe Flußgeschwindigkeiten gefunden werden. Somit müssen beide Kriterien, die Dilatierbarkeit eines Gefäßes und die gemessene Blutflußgeschwindigkeit in die Bewertung der Gefäßfunktion einbezogen werden. Mit der konventionellen Duplexsonographie lassen sich zwar Weichteile und das Gefäßlumen abbilden, über den Blutfluß ist jedoch nur ein orientierender Überblick zu gewinnen, da die Messung der Frequenzverschiebung nur an einer Stelle innerhalb des B-Bildes möglich ist. Eine Erfassung der Blutströmung über die gesamte Bildfläche und besonders von kleineren Gefäßästen ist mit diesem Verfahren nicht möglich.

Bei der farbkodierten Duplexsonographie, einer Weiterentwicklung der Duplexsonographie, wird die Abbildung des Blutflusses dem Grauwertbild farbig unterlegt. Die von den bewegten Blutkörperchen zurückgestreuten Ultraschallsignale werden als Funktion ihrer Bewegungsrichtung und Geschwindigkeit farbig kodiert. Dorsal- und Profundagefäße werden dadurch über die gesamte Bildfläche sichtbar, während bei konventionellen Duplexsystemen der Blutfluß

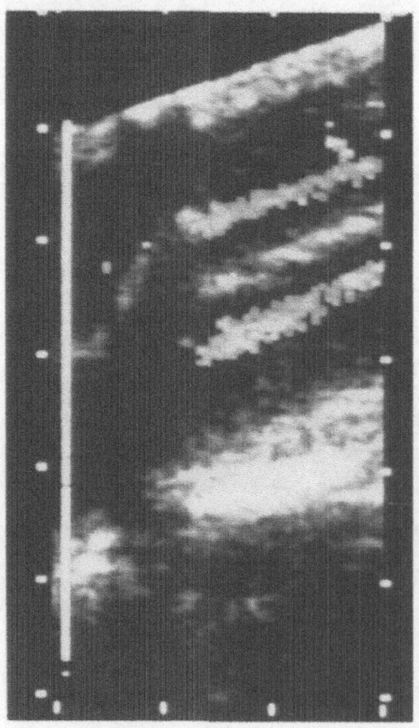

Abb. 3.3. Darstellung der Profundagefäße
(laterale Schallrichtung, Normalbefund)

immer nur an einer einzigen Stelle meßbar ist. Die Größe der Frequenzverschiebung wird durch die Intensität der Farbe und die Richtung des Blutflusses
durch zwei unterschiedliche Farben (rot und blau) dargestellt. So wird z. B. ein
schneller Blutfluß in Richtung auf den Schallkopf hellrot, ein langsamer Fluß
vom Schallkopf weg dunkelblau abgebildet. Damit können Strömungsrichtung
und Strömungsgeschwindigkeit qualitativ bewertet werden. Durch die unterschiedliche Farbsättigung im Bild wird sofort eine semiquantitative Aussage
über die Blutversorgung und die Blutflußgeschwindigkeit möglich (Abb. 3.3).
Die klinischen Untersuchungen der Patienten mit erektiler Dysfunktion bei
Verdacht auf arterielle Genese belegten, daß in den sonographisch erreichbaren
Arealen des Schwellkörpers die Lokalisation und das Ausmaß von Gefäßsteno-
sen der Penisarterien dargestellt werden können. Durch die gleichzeitige Darstellung morphologischer Veränderungen (Stenose, Verschluß) und die bildliche Darstellung funktioneller Parameter (Turbulenzen und erhöhte Strömungsgeschwindigkeit im stenosierten Bezirk) lassen sich Kriterien einer Ge-
fäßschädigung darstellen, wie dies mit keinem anderen bildgebenden Verfahren
möglich ist. Es gelang erstmals, über die Darstellung der Aa. helicinae Einblick
in die Versorgung peripherer Schwellkörperareale zu gewinnen. Die farbige
Blutflußdarstellung brachte anormale intrakorporale Versorgungsmuster [1]
bei peniler arterieller Vaskulopathie zur Darstellung (Abb. 3.4). Die Methode
ist allerdings auf den Bereich des Penis limitiert. Gefäßveränderungen im
Beckenbereich als mögliche Ursache einer arteriellen erektilen Dysfunktion
können eindeutig nur mit der Angiographie dargestellt werden. Die Darstellung von Gefäßanomalien, wie z. B. eine unilaterale Schwellkörperarterialisa-
tion aus der A. dorsalis penis (Abb. 3.5), gelang erstmals mit diesem Verfahren.
Insbesondere beim Vorliegen von Gefäßmißbildungen kann das Verfahren jedoch nur den Befund beschreiben. Ob es sich bei der Anomalie nur um eine
Normvariante oder um die Ursache der klinisch angegebenen Erektionsstö-

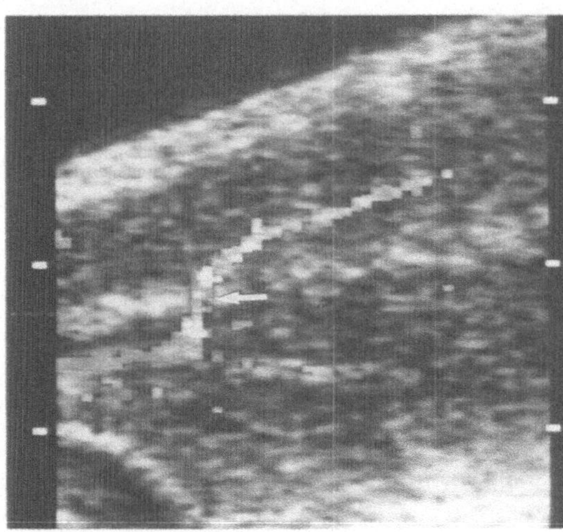

Abb. 3.4. Arterialisation einer
Schwellkörperarterie aus der kontralateralen Arterie durch das
Schwellkörperseptum (*Pfeil*) bei
proximaler Stenose

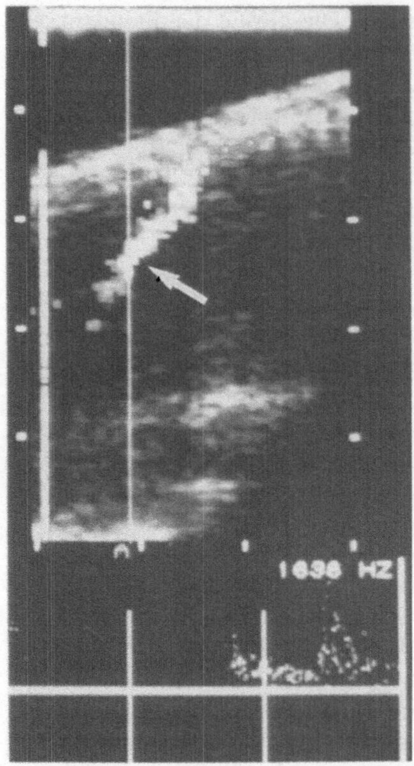

Abb. 3.5. Arterialisation eines Schwellkörpers aus der Dorsalisarterie (Gefäßmißbildung)

Tabelle 3.1. Aussagekraft von Duplexsystemen

Konventionelles Duplexsystem:

Gefäß- und Gewebemorphologie (Pulsationen, Stenose, Kalzifikationen)
Geschwindigkeitsmessung punktuell
Pulskurvenanalyse punktuell

Farbkodiertes Duplexsystem:

Verbesserte Darstellung der Gefäßmorphologie im gesamten B-Bild
Qualitative Beurteilung der Strömungsgeschwindigkeit im B-Bild
Bildliche Darstellung funktioneller Parameter (Turbulenzen, interkorporale Shunts, Gefäßvarianten)
Darstellung der A. dorsalis penis und peniler Venen

---

rung handelt, ist anhand des Bildbefunds und der Meßparameter nicht immer zu entscheiden. Geräte mit einer speziellen „slow-flow-option" machen neben der penilen arteriellen Flowmessung auch Flußmessungen in der V. dorsalis penis profunda möglich. Da bei der sogenannten „venösen Insuffizienz" jedoch die kavernosale Funktion entscheidend ist, wird diese Methode die Kaver-

```
continuous wave (cw-Doppler)
            ↓
     Duplexsonographie
      (gepulster Doppler)
            ↓
farbcodierte Duplexsonographie
          (FKDS)
```

Abb. 3.6. Zunehmende Leistungsfähigkeit verschiedener doppelsonographischer Systeme

nosometrie und Kavernosographie nicht ersetzen können. Eine Übersicht über die Leistungsfähigkeit beider Verfahren wird in Tabelle 3.1 sowie in Abb. 3.6 dargestellt.

Zusammenfassung

Duplexultraschallgeräte stellen derzeit in Verbindung mit dem SKAT-Test die leistungsfähigste diagnostische Methode zur Erfassung der penilen arteriellen Vaskulopathie dar. Farbkodierte Ultraschallgeräte sind durch bessere Darstellung der penilen vaskulären Anatomie den konventionellen Geräten überlegen.

Literatur

1. Derouet H et al (1990) Farbdopplersonographie der Penisgefäße. In: Schmidbauer CP, Schramek P (Hrsg) 11. Internationales Symposium des Ludwig Boltzmann Instituts, Wien Med Akad, Wien (Abstrakt 44)
2. Lue TF (1988) Functional evaluation of penile arteries with papaverine. In: Tanagho EA, Lue TF, Mcclure RD (eds) Contemporary management of impotence and infertility. Williams & Wilkins, Baltimore
3. Lue TF, Hricak H, Marich KW, Tanagho EA (1985) Vasculogenic impotence evaluated by high resolution ultrasonography and pulsed doppler spektrum analysis. Radiology 155:777–782
4. Scheffler P (1987) Habilitationsschrift, Homburg/Saar
5. Quam JP et al (1989) Duplex and color doppler sonographic evaluation of vasculogenic impotence. AJR 153:1141

3.2 Pharmakoangiographie

Unter Mitarbeit von H. U. BRAEDEL

Die angiographische Darstellung der Penisgefäße ist ein invasives, technisch aufwendiges radiologisches Diagnostikverfahren, dessen Anwendung bei rein diagnostischer Fragestellung nicht mehr gerechtfertigt ist. Die ultrasonographischen Verfahren, insbesondere die farbkodierte Duplexsonographie, liefern für den Patienten risikofrei neben morphologischen Aussagen funktionelle Parameter, die aus der Angiographie nicht gewonnen werden können. Trotzdem ergeben sich noch im Rahmen von gutachterlichen Fragestellungen, besonders bei posttraumatischer erektiler Dysfunktion [2] (siehe Kap. 13), aber auch bei Verdacht auf eine Gefäßmißbildung im Beckenbereich als mögliche Ursache einer erektilen Dysfunktion Indikationen zu dieser Untersuchung. Verschiedene Arbeitsgruppen führen die Angiographie noch vor Revaskularisationsoperationen der Penisgefäße durch, auch dies erscheint nicht zwingend erforderlich, da fast ausschließlich epigastrikopenile Anastomosen durchgeführt werden. Wird eine Dilatation der A. iliaca als Therapieweg ins Auge gefaßt, ist die Angiographie unverzichtbar. Unberührt bleibt selbstverständlich die Indikation zur Übersichtsaortographie, wenn Störungen in diesem Bereich vermutet werden, bei denen allerdings die Erektionsstörung nur ein Zusatzsymptom darstellt wie etwa beim Leriche-Syndrom (chronische Ischämie der unteren Extremitäten vergesellschaftet mit erektiler Dysfunktion). Die Darstellung der A. iliaca ermöglicht zusätzlich die Darstellung der A. epigastrica inferior (Abb. 3.7), deren Intaktheit eine Voraussetzung für eine epigastrikopenile Anastomose ist. Diese Untersuchung ist insbesondere dann zu fordern, wenn der Patient Voroperationen im Unterbauch aufweist, um keine unnötige Epigastrikafreilegung vorzunehmen. Wie für die sonographischen Verfahren gilt auch für die Arteriographie der Penisgefäße, daß sie ohne den Einsatz vasoaktiver Substanzen im Rahmen des SKAT-Tests zur Beurteilung peniler Gefäßveränderungen wertlos ist (Abb. 3.8).

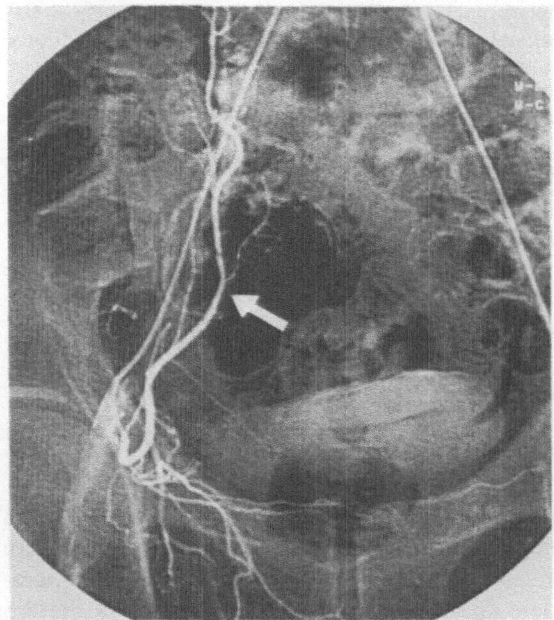

Abb. 3.7. Kräftige A. epigastrica inferior, geeignet für eine epigastrikopenile Anastomose (*Pfeil*)

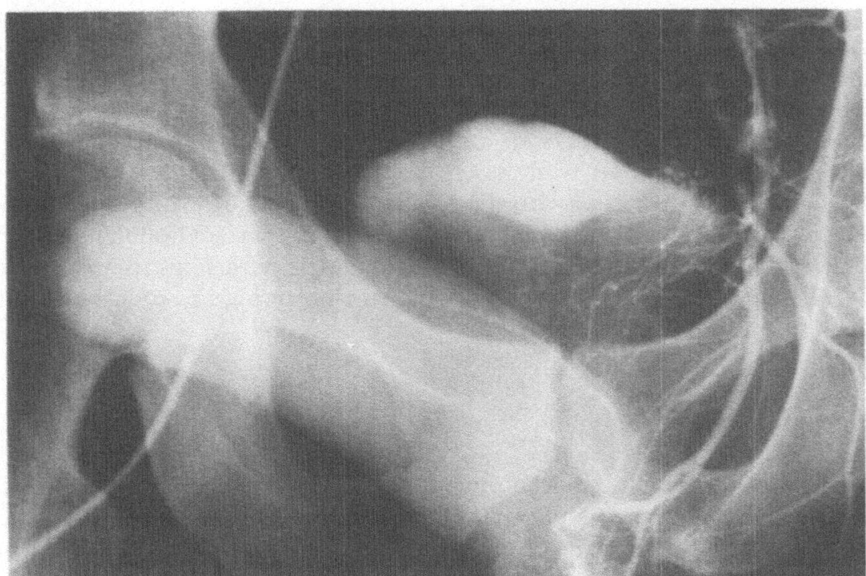

Abb. 3.8. Darstellung der rechten A. dorsalis und profunda penis (Normalbefund)

Technik

In Rückenlage des Patienten wird nach Punktion der A. femoralis in der Leistenregion, wenn überhaupt notwendig, eine Übersichtsdarstellung der Aortenbifurkation vorgenommen (Seldinger-Technik). Anschließend wird die A. iliaca interna selektiv katheterisiert. Eine schematische Darstellung der penilen arteriellen Versorgung gibt Abb. 3.9 wieder. Zur selektiven Katheterisierung beider Aa. pudendae internae als Endäste der A. iliaca interna ist im allgemeinen eine Cross-over-Technik notwendig, d. h. die rechte A. pudenda wird von der linken A. femoralis sondiert und umgekehrt (2 Punktionen!).

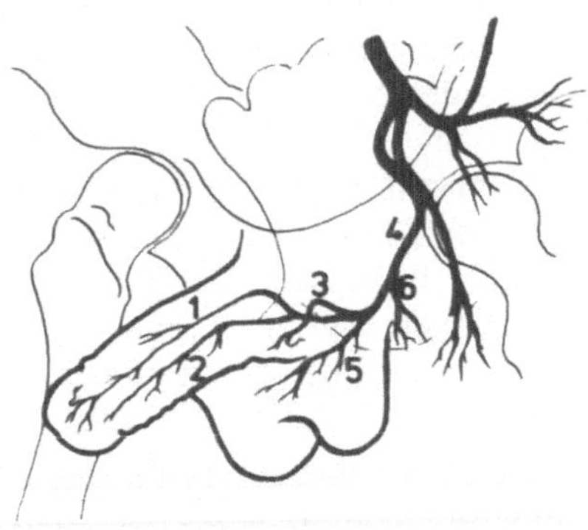

Abb. 3.9. Schematische Darstellung der Äste der A. iliaca interna. *1,* A. dorsalis penis; *2,* A. penis profunda; *3,* A. bulbaris penis; *4,* A. pudenda interna; *5,* A. perineal. superficialis; *6,* A. rectalis interior

Nach Sondierung der inneren Pudendalarterie wird intrakavernös die vasoaktive Substanz appliziert und deren Wirkung für 5–10 min abgewartet, bevor
die eigentliche Darstellung der Penisgefäße vorgenommen wird (Abb. 3.8). Die
Untersuchung ist in Lokalanästhesie durchführbar, obwohl mit der Peridural-
anästhesie Vasospasmen eher zu vermeiden sind und dadurch qualitativ bessere Bilder entstehen. Hier wird die Grenze der Zumutbarkeit für den Patienten
tangiert. Ist ein operatives Vorgehen geplant, sollten Abgang und Verlauf der
A. epigastrica inferior dargestellt werden. Konventionelle Großblattangiogra-
phietechnik und digitale Subtraktionsangiographie werden als technische Verfahren eingesetzt, wobei letzteres Verfahren eine geringere Strahlenbelastung
aufweist.

Komplikationen

Lokale, an der Punktionsstelle potentiell auftretende Komplikationsmöglichkeiten sind: Hämatombildung, Thrombose, Embolie, Gefäßdissektion, Aneu-
rysmabildung, Bildung einer arteriovenösen Fistel, Infektion und Nachblutung
aus der Punktionsstelle. Systemische Nebenwirkungen sind in erster Linie
durch Kontrastmittelanwendung im Sinne einer Überempfindlichkeitsreaktion
bedingt, die bei Anwendung nichtionischer Kontrastmittel sehr selten geworden sind. Zusätzlich ist die Strahlenbelastung zu beachten, weshalb Patienten
mit noch nicht abgeschlossener Familienplanung empfohlen wird, von der
Zeugung eines Kindes ein halbes Jahr lang abzusehen [1]. Kontraindikationen
der Angiographie stellen eine schwere Kontrastmittelallergie, eine Niereninsuffizienz oder eine Störung der Blutgerinnung dar.

Indikationen

Da bei primärer Impotenz der Verdacht auf eine kongenitale Gefäßmißbildung
gestellt werden muß, die eventuell bei einer dopplersonographischen Untersuchung nicht diagnostiziert wird, sollte die Indikation zur Angiographie groß-
zügiger gestellt werden. Als solche Mißbildungen wurden Gefäßangiome [3],
arteriovenöse Fisteln [4] sowie Gefäßhypo- und -aplasien beschrieben [1]. Ob
einseitige Gefäßhypo- oder -aplasien wirklich die Ursache der Erektionsstörung oder nur ein Zufallsbefund sind, ist im Einzelfall oft schwierig zu entscheiden.
    Obwohl hohe Korrelationen zwischen Penisangiographie und Doppler-So-
nographie beschrieben wurden, besitzt im penilen Bereich die Doppler-Sonographie die höhere Wertigkeit, so daß hier pathologische Angiographiebefunde
kontrolliert werden sollten. Bei sekundärer Impotenz besitzt die Angiographie,
insbesondere bei posttraumatischer Erektionsstörung, im Rahmen von Gut-
achten zur Lokalisation und Ausdehnung der Verletzung noch Bedeutung.
Auch traumatische AV-Fisteln sind nur auf diese Weise zu diagnostizieren.
Über die hämodynamische Relevanz beschriebener morphologischer Verände-

Tabelle 3.2. Indikationen zur Penisangiographie

Verdacht auf Gefäßdysplasie
Posttraumatische erektile Dysfunktion (Beckentraumen)
Eventuell vor Revaskularisationsoperation

---

rungen kann jedoch nur anhand der Doppler-Sonographie eine Aussage gemacht werden. Tabelle 3.2 stellt noch einmal die Indikationen zur Penisangiographie zusammen.

Zusammenfassung

Die Penisangiographie ist ein invasives Untersuchungsverfahren zur Erfassung pathologischer Veränderungen der A. iliaca interna und der Penisgefäße. Im Rahmen des Routinescreenings von Patienten mit erektiler Dysfunktion wurde diese Methode durch die ultraschallgesteuerten Verfahren verdrängt und bleibt wegen des technischen Aufwands und der potentiellen Risiken für den Patienten wenigen ausgewählten Indikationen vorbehalten.

Literatur

1. Bähren W, Lenz M, Porst H, Wierschin W (1984) Arteriographische Diagnostik der erektilen Impotenz. ROFO 140/4:447–452
2. Levine F, Greenfield AJ, Goldstein I (1990) Arteriographically determined occlusive disease within the hypogastric-cavernous bed in impotent patients following blunt perineal and pelvic trauma. J Urol 144:1147–1153
3. Porst H, Lenz M, Bähren W, Altwein JE (1983) Gefäßveränderungen bei primärer und sekundärer Impotenz. Aktuel Urol 14:281–285
4. Zorgniotti AW, Shaw WW, Padula G, Rossi G (1984) Impotence associated with pudendal arteriovenous malformation. J Urol 128–130

3.3 Nächtliche Tumeszenzmessungen (NPT)

Da beim gesunden Mann physiologischerweise während der REM-Phasen des Schlafs Erektionen von 20–50 min Dauer auftreten, glaubte man, durch Messung der nächtlichen penilen Tumeszenzen zwischen organischer und psychogen verursachter Impotenz unterscheiden zu können. Dieses Konzept basierte auf der Vorstellung, daß fehlende nächtliche Tumeszenzen auf eine organische Ursache der erektilen Dysfunktion hinweisen. Bei organischen Störungen wurden auch charakteristische Kurvenverläufe dargestellt (Abb. 3.10). Zur Messung wurden 2 Quecksilberdehnungsmeßstreifen um die Basis und den Vorderschaft des Penis gelegt und Umfangsveränderungen während des Schlafs mit-

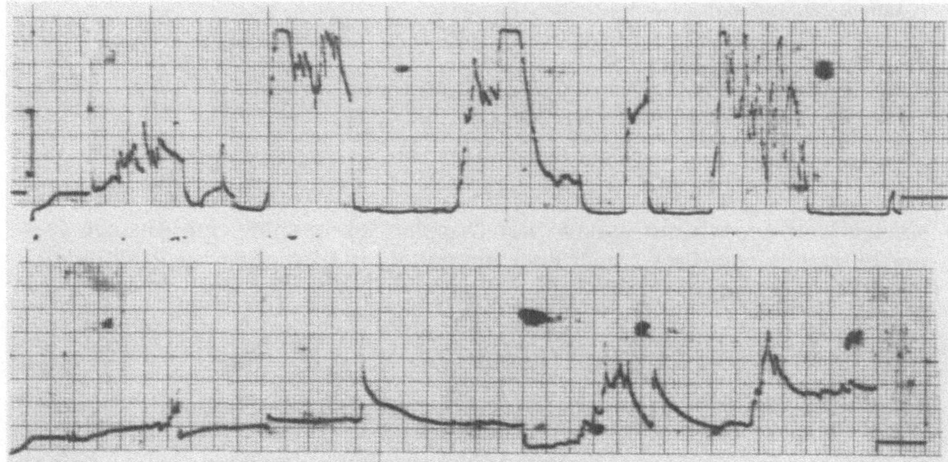

Abb. 3.10. Normale Tumeszenzen während der REM-Phasen (*obere Kurve*). Vorzeitiger Abfall bei venöser Okklusionsstörung (fehlende Plateauphase)

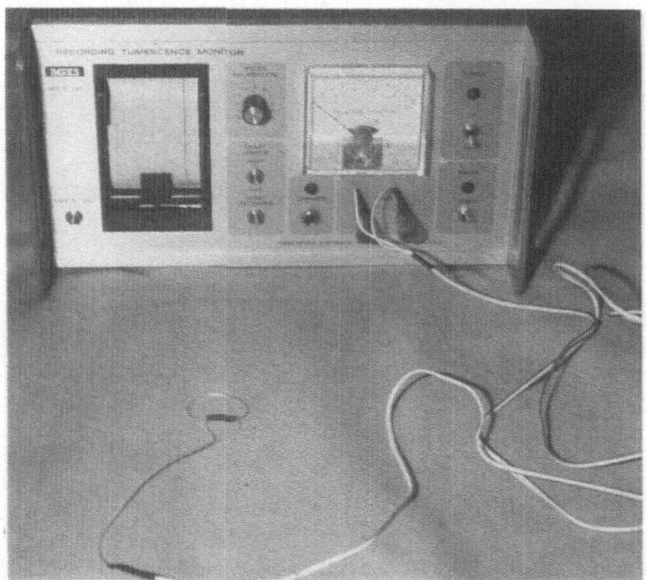

Abb. 3.11. Einrichtung zur Tumeszenzmessung mittels Quecksilberdehnungsmeßstreifen

tels einer Überwachungseinheit registriert (Abb. 3.11). Als vereinfachte Version steht für den ambulanten Bereich das Erektiometer nach Eska zur Verfügung, bei welchem die Veränderungen in Zentimeterabstufungen angegeben werden. Da sehr bald erkannt wurde, daß auch bei unauffälligen nächtlichen Tumeszenzen eine organische Ursache vorliegen kann, wurden Geräte entwickelt, die sowohl die nächtlichen penilen Tumeszenzen als auch die damit einhergehenden Rigiditäten bestimmen (Rigidiscan, Fa. Dacomed, USA). Eine Korrelation der nichtinvasiven Messung der penilen Rigidität zum intrakavernösen Druck wurde von Virag bestätigt [5]. Als Normalbefund beim Rigidiscan gelten mindestens 3 Erektionen pro Nacht mit einer Dauer von ca. 15 min, eine Rigidität von mindestens 70% und eine Umfangszunahme von mehr als 3/2 cm an der Penisbasis/-spitze.

Kritische Wertung

Die Messung der nächtlichen Tumeszenzen sowie der Rigidität [2] mit Hilfe einer Überwachungseinheit ist ein sehr zeitaufwendiges, stationär durchzuführendes und damit teures Verfahren. Die Messungen sollten in mindestens 2–3 Nächten durchgeführt werden, um eine aussagekräftige Bewertung vornehmen zu können [1]. Die Beurteilbarkeit wird zudem dadurch eingeschränkt, daß nach dem 50. Lebensjahr die Dauer und die Stärke der nächtlichen Erektionen abnehmen, aber gerade dieses Klientel den Hauptteil der Patienten ausmacht. Auch beim Pelvic-steal-Syndrom (Umverteilung des Bluts in Extremitäten bei arterieller Verschlußkrankheit) werden in Ruhe normale NPT-Kurven gefunden. Andererseits können rein psychische Ursachen, z. B. Depressionen, zu einer völligen Unterdrückung der nächtlichen Erektionen und damit zur fehlerhaften Diagnose einer organischen Störung führen [3]. Bei etwa 20% der Patienten ohne verifizierbaren organisch-pathologischen Befund werden abnormale NPT-Messungen gefunden [4]. Bleibt die Erkenntnis, daß bei Nachweis nächtlicher Erektionen von voller Tumeszenz und Rigidität eine organische Störung unwahrscheinlich ist – etwas wenig angesichts des hohen technischen und Kostenaufwands. Die Dokumentation normaler Erektionen kann jedoch im Rahmen einer Begutachtung von Interesse sein. Dies zeigt, daß die NPT-Messungen keine der sonstigen klinischen Untersuchungen ersetzen können.

Auch die Kombination der Rigiditätsmessung mittels visueller sexueller Stimulation unter intrakavernöser Pharmakaanwendung [4] ist bezüglich ihres diagnostischen Stellenwerts derzeit noch nicht einzuordnen. Die visuelle sexuelle Stimulation erscheint zur ätiologischen Abklärung nicht unproblematisch, da sie individuelle, kulturelle und religiöse Aspekte unzureichend berücksichtigt und damit kaum zu standardisieren sein dürfte.

Zusammenfassung

NPT-Messungen stellen zeitaufwendige, teure und mit einer nicht unerheblichen Fehlerquote behaftete Untersuchungen dar, die zur Abklärung einer erektilen Dysfunktion nicht zwingend erforderlich sind.

Literatur

1. Condra M, Morales A, Surridge DH, Owen JA, Marshall P, Fenemore J (1986) The
   unreliability of nocturnal penile tumescence recording as an outcome measurement in the
   treatment of organic impotence. J Urol 135:280−282
2. Kaneko S, Bradley WE (1986) Evaluation of erectile dysfunction with continuous monitoring of penile rigidity. J Urol 136:1026−1029
3. Thase ME et al (1987) Nocturnal penile tumescence in depressed men. Am J Psychiatry
   144/1:89−92
4. Thon WF (1991) Monitoring of penile tumescence and rigidity. In: Jonas U, Thon WF,
   Stief CG (eds) Erectile Dysfunction. Springer, Berlin Heidelberg New York Tokyo, pp
   171−177
5. Virag R, Virag H, Lajujie J (1985) A new device for measuring penile rigidity. Urology
   25:80−81

3.4 Penisplethysmographie

Auch pneumoplethysmographische Untersuchungen wurden als nützliche,
nichtinvasive Untersuchungen zur Objektivierung einer arteriellen Durchblutungsstörung der Penisgefäße eingestuft ([1], Abb. 3.12). Mittels einer um den
Penis des Patienten gelegten Stau- und Meßmanschette werden bei dieser Untersuchung pulssynchrone Volumenänderungen im Penis bei Drosselung des
venösen Abflusses erfaßt, die in charakteristischen Kurven ihren Niederschlag
finden (Abb. 3.13). Obwohl eine Korrelation zu angiographischen Befunden
beschrieben wurde, ist die Methode allenfalls als grob orientierende Untersu-

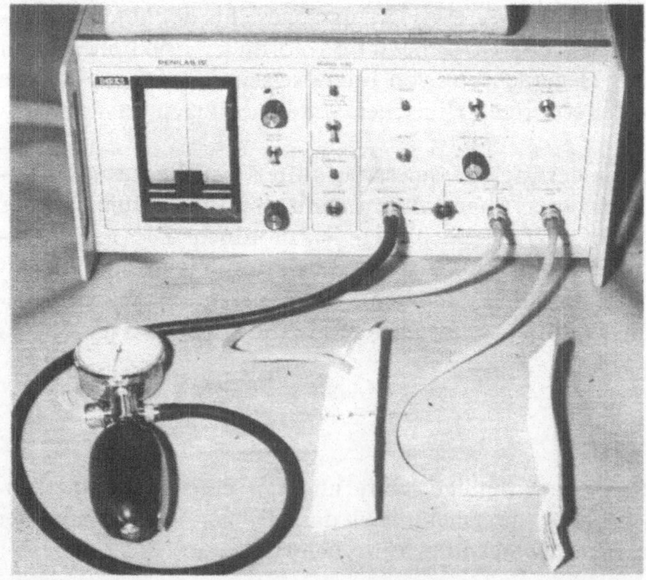

Abb. 3.12. Pneumoplethysmograph mit Stau- und Meßmanschette

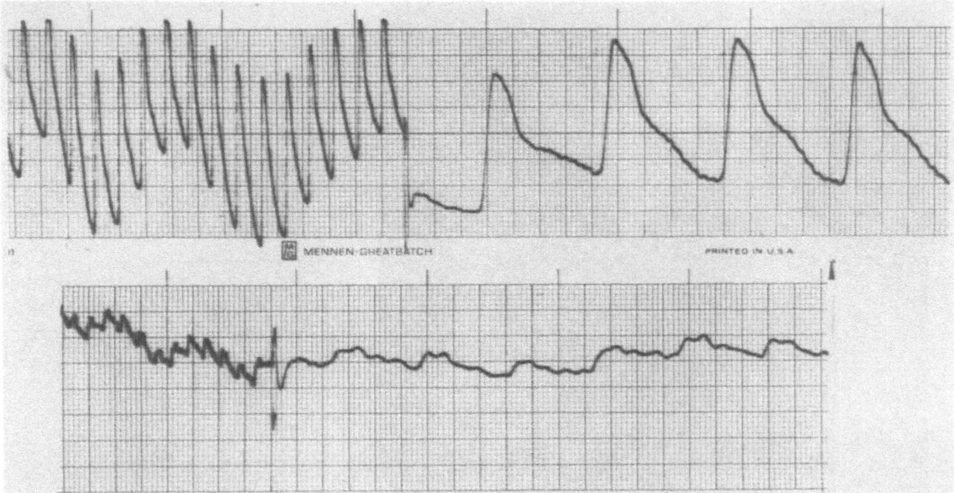

Abb. 3.13. Penisplethysmogramm, Normalbefund (*obere Kurve*), arterielle Durchblutungsstörung (*untere Kurve*)

chungsmethode einzustufen. Sie bietet keine wesentlichen Vorteile gegenüber
der Doppler-Sonographie nach SKAT und hat daher auch keine weite Verbreitung gefunden.

Literatur

1. Kedia KR (1983) Penile plethysmography useful in diagnosis of vasculogenic impotence.
   Urology 12/3:235−239

3.5 Sonstige Untersuchungsmethoden

Unter Mitarbeit von S. ALLOUSSI

Weitere Untersuchungsmethoden werden derzeit vor allem unter wissenschaftlichen Gesichtspunkten durchgeführt. Eine Relevanz für die derzeitige Verwendung in der Praxis kann daher noch nicht abschließend beurteilt werden.

Kernspintomographie (KST)

Erste günstige Ergebnisse bei der Darstellung von Veränderungen der Tunica
albuginea bei Induratio penis plastica mittels KST wurden von Austoni et al.
[1] beschrieben (Abb. 3.14). Bei dieser Erkrankung ist jedoch mittels Schwell-

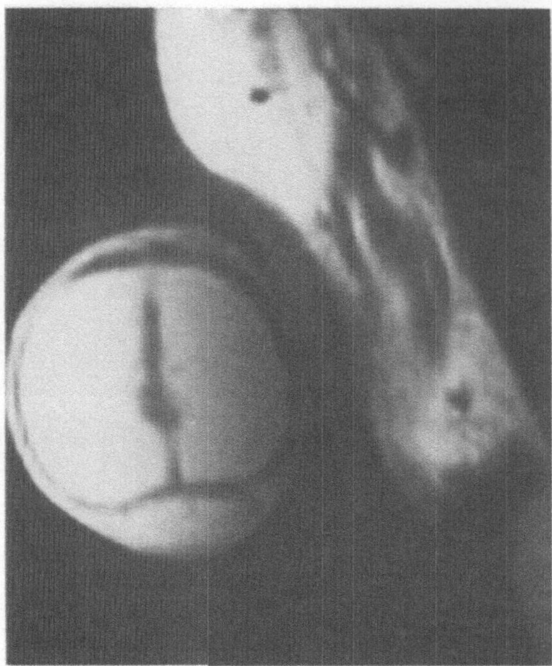

Abb. 3.14. Kernspintomographische Darstellung vermehrter Bindegewebsstrukturen im Bereich des Schwellkörperseptums bei Induratio penis plastica

körpersonographie nach SKAT schneller und kostengünstiger Information über die Ausdehnung der Veränderungen am Schwellkörper zu gewinnen. Sohn [6] berichtete über das Verteilungsmuster des KST-Kontrastmittels Gadolinium-DTPA (Magnevist) innerhalb des Schwellkörpers als mögliche Untersuchungsmethode zur Beurteilung der arteriellen Versorgung des Schwellkörpers. Insgesamt ist derzeit eine abschließende Indikation zu diesem Verfahren im penilen Bereich noch nicht zu stellen. Die Kernspintomographie stellt jedoch die wichtigste diagnostische Methode zur Erfassung und Lokalisation hypophysärer Prolaktinome als Ursache einer erektilen Dysfunktion dar und hat bezüglich dieser Indikation die Röntgensellaaufnahme verdrängt.

Penisszintigraphie

Die intravenöse Applikation eines Radionuklids (^{99m}Tc-Pertechnetat) wurde zur Darstellung hämodynamischer Veränderungen während der Erektion als Screeningmethode zur Objektivierung arterieller Veränderungen eingesetzt [4]. Auch die Auswaschung von subkutan appliziertem ^{133}Xe [2], teilweise nach intrakavernöser Injektion von Prostaglandin E_1, wurde zu klinischen und wissenschaftlichen Fragestellungen eingesetzt. Die Methode hat wegen zum Teil kontroverser Ergebnisse bisher keinen Eingang in die Routinediagnostik finden können.

Urodynamik

Eine mögliche Koinzidenz zwischen einer erektilen Dysfunktion und einer Blasenentleerungsstörung, wie sie häufiger bei neurogenen Erkrankungen und nach Radikaloperationen im Beckenbereich gefunden wird, ist durch die gemeinsame Nervenversorgung der Harnblase und der Schwellkörper über parasympathische Äste des N. pelvicus und sympathische Fasern des N. hypogastricus zu erklären. Bei auffälliger Miktionsanamnese kann dabei eine urodynamische Untersuchung mit simultaner videographischer Aufzeichnung eine Hilfe zur Erfassung vegetativer Neuropathien im Beckenbereich bieten. Bei dieser Untersuchung wird mit Hilfe eines transurethral oder suprapubisch eingelegten doppelläufigen Katheters (8 Charriere) die Harnblase mit warmem (37 °C) Kontrastmittel aufgefüllt und gleichzeitig der Blasendruck gemessen. Die Messung des Abdominaldrucks erfolgt über eine mit Flüssigkeit gefüllte Ballonsonde im Rektum. Ein Mehrkanalschreiber registriert kontinuierlich das Blasenfüllvolumen, das Miktionsvolumen, den Harnfluß und evtl. das Elektromyogramm des Beckenbodens. Der Detrusordruck, der als Differenzdruck von intravesikalem und Rektumdruck definiert ist, wird elektronisch mittels eines Subtraktionsverstärkers errechnet und ebenfalls kontinuierlich aufgezeichnet. Insbesondere bei der simultanen Videourodynamik können die urodynamischen Parameter mit den morphologischen Anomalien der Harnblase gleichzeitig korreliert werden. Gerade diese Art der Untersuchung erlaubt eine präzisere Analyse der Störfaktoren, was bei der konventionellen Urodynamik nicht möglich ist. Ein Beispiel ist die partielle Lähmung der Harnblasenwand, die als direkter Hinweis auf eine partielle neurologische Beeinträchtigung der Harnblaseninnervation gilt (z. B. postoperative oder posttraumatische Neuropathie). Diese Befunde können insbesondere bei der Begutachtung posttraumatischer erektiler Funktionsstörungen bei Kombination mit Miktionsstörungen Bedeutung gewinnen.

SPACE (Ableitung der elektrischen Aktivität des Schwellkörpers)

Die Ableitung elektrischer Potentiale über in den Schwellkörper eingestochene Nadelelektroden wurde als mögliche diagnostische Methode zur Erfassung einer Neuropathie der vegetativen Schwellkörperinnervation sowie zur Diagnose einer kavernösen Myopathie vorgestellt [7]. Desynchronisierung der elektrischen Potentiale soll für eine autonome Neuropathie sprechen, während niedrige Amplitude und langsame Depolarisation auf eine kavernöse Myopathie hindeuten. Obwohl die Methode reproduzierbare Ergebnisse zu liefern scheint, ist die Herkunft der abgeleiteten Potentiale unklar. Eine ätiologische Zuordnung der erhobenen „pathologischen" Befunden zu klinischen Befunden erscheint derzeit noch verfrüht und muß weitere wissenschaftliche Untersuchungen nach sich ziehen.

Schwellkörperbiopsie

Obwohl bei arterieller und kombiniert arteriell-venöser erektiler Dysfunktion mittels Elektronenmikroskop Veränderungen besonders im Bereich der glatten kavernösen Muskelzellen gefunden wurden [5], kann die lichtmikroskopische morphologische Untersuchung des Schwellkörperbiopsats derzeit noch keinen Beitrag zur pathologischen Klärung erektiler Dysfunktionen bieten und noch nicht als diagnostische Maßnahme empfohlen werden [3]. Weitere Forschungen sind auf diesem Gebiet derzeit im Gang.

3.6 Kritische Wertung der zur Verfügung stehenden Untersuchungsverfahren

Die Palette des derzeit zur Verfügung stehenden diagnostischen Armentariums hat zweifellos die Möglichkeiten zur Erfassung organisch-pathologischer Befunde verbessert. Eine probatorische Therapie ohne entsprechende vorausgegangene Diagnostik erscheint daher obsolet, sie nimmt dem Patienten die Möglichkeit einer ursachenorientierten Therapie seiner Beschwerden. Da bis zu 50% der erwachsenen Männer transitorische erektile Dysfunktionen während ihres Lebens durchmachen können, erscheint zudem der Ausschluß eines krankhaften organisch-pathologischen Befunds für den einzelnen, teilweise beunruhigten Patienten bedeutsam. Andererseits darf die Fülle der diagnostischen Möglichkeiten nicht den Anspruch erheben, die Komplexität des Erektionsmechanismus in allen Einzelheiten zu durchschauen. Die unauffällige klinische Abklärung unter Einbeziehung sämtlicher diagnostischer Möglichkeiten kann letztendlich nur den Befund eines nicht nachweisbaren organisch-pathologischen Substrats ergeben, wobei ein nicht exakt eingrenzbarer Freiraum der diagnostischen Unsicherheit bleiben wird und eine letztendliche Beurteilung ggf. nur anhand von Verlaufsanalysen möglich wird. Auch die Relevanz nachgewiesener pathologischer Untersuchungsparameter kann im Individualfall nicht immer abgeschätzt werden. Die pathologische Meßgeschwindigkeit in einer Profundaarterie oder die angiographisch nachgewiesene Gefäßstenose spricht natürlich dafür, daß der Patient eine arterielle Durchblutungsstörung der Penisgefäße als Ursache für seine geklagten Erektionsstörungen hat. Wie ist das aber retrospektiv zu werten, wenn der gleiche Patient, ein halbes Jahr später gesehen, über eine spontane Erholung seiner Erektionsfähigkeit berichtet? Die Grenzen des Verständnisses des Erektionsmechanismus und die Koinzidenz organischer und psychogener Faktoren erfordern eine gewisse Vorsicht bei der Interpretation erhobener Befunde, um nicht als Untersucher und Therapeut dubios zu erscheinen. Der Wert der diagnostischen Abklärung wird dadurch jedoch keineswegs in Zweifel gezogen, stellen doch die Grenzen von Diagnostik und Therapie ein allzu bekanntes, alltägliches Problem der gesamten Medizin dar.

Zusammenfassung erweiterte und fakultative Diagnostik

Die erweiterte Diagnostik bleibt im allgemeinen speziellen Zentren vorbehalten. Die Indikation zur weiteren Abklärung stellen Unklarheiten nach Abschluß der Basisdiagnostik, spezielle Therapieoptionen wie Revaskularisationsoperationen sowie gutachterliche Fragestellungen dar. Neben der wegen des Kostenfaktors wenig verbreiteten Duplexsonographie sind mit der invasiven penilen Angiographie Zusatzinformationen hinsichtlich der arteriellen Versorgung des Schwellkörpers zu gewinnen. Die gadoliniumgestützte Kernspintomographie befindet sich derzeit bezüglich der Beurteilung der arteriellen Perfusion des Schwellkörpers im Versuchsstadium. Über eine videourodynamische Vermessung können Hinweise für eine vegetative Neuropathie als mögliche Ursache einer erektilen Dysfunktion gewonnen werden. Die direkte Ableitung elektrischer Potentiale aus dem Schwellkörper (SPACE) wird als Untersuchungsmethode zur Erfassung peniler Neuropathien und Myopathien derzeit diskutiert.

Nächtliche Tumeszenzmessungen besitzen noch Bedeutung im gutachterlichen Bereich, wobei Fehlinterpretationen berücksichtigt werden müssen. Penisplethysmographie und Penisszintigraphie sind derzeit ohne Relevanz zur Abklärung erektiler Funktionsstörungen.

Literatur

1. Austoni E et al (1988) Surgical therapy of Peyronie's disease. In: 1988 Surgical updating, Lecture book 3. Monduzzi, Milan
2. Hwang TIS, Lin MS, Yang CR (1990) Dynamic penile washout test. Xe-133 washout study after prostaglandin E1 intracavernous injection. Int J Impotence Res 2/S1:111−117
3. Meuleman EJH et al (1990) The use of penile biopsies in the detection of endorgan disease: a histomorphometric study of the human cavernous body. Int J Impotence Res 2:161−166
4. Park YK et al (1990) Penile scintigraphy with various vasoactive agents in healthy men. Int J Impotence Res 2/S1:103−109
5. Persson C et al (1989) Correlation of altered penile ultrastructure with clinical arterial evaluation. J Urol 142:1462−1468
6. Sohn M, Wein B, Sikora R, Bohndorf K, Dahms S, Jakse G (1990) The correlation of selective and superselective dynamic pharmaco-angiography of penile vessels to intraoperative finding during penile revascularisation. Int J Impotence Res 2/S2:354−355
7. Stief CG (1991) Single potential analysis of cavernous electrical activity: a possible diagnosis of autonomic cavernous dysfunction and cavernous smooth muscle degeneration. In: Jonas U, Thon WF, Stief CG (eds) Erectile dysfunction Springer, Berlin Heidelberg New York Tokyo, pp 194−203

4 Erektile Dysfunktion bei speziellen Krankheitsbildern

Unter Mitarbeit von E. BECHT

4.1 Verletzungen im Bereich des äußeren Genitale

Durch die zwischen dem Rumpf und der Muskelmasse der Oberschenkel relativ geschützte Lage der Genitalien sind Verletzungen in diesem Bereich relativ selten. Die für Erektionsstörungen relevanten Verletzungen betreffen dabei fast ausschließlich den Penis. Stumpfe oder penetrierende Hodenverletzungen haben bei konservativer oder rekonstruktiv-operativer Therapie selten eine sekundäre Atrophie zur Folge, die dann im allgemeinen auch höchstens für die Fertilitätsprognose negative Auswirkungen zeigen kann. Der Penisruptur, auch als Penisfraktur bezeichnet, kommt bezüglich der Beeinflussung der Erektionsfähigkeit unter den Penisverletzungen die größte Bedeutung zu. Es handelt sich dabei um einen Einriß der Tunica albuginea mit sekundärer Hämatombildung außerhalb des Corpus cavernosum. Diese Verletzung tritt durch Abknickung des erigierten Penis meist während des Geschlechtsverkehrs auf. Auch andere Traumen, wie Umlagerung während des Schlafs in die Bauchlage, manuelle Manipulationen mit dem Ziel der Detumeszenz sowie Stoß an harten Gegenständen wurden beschrieben [19]. Anamnestisch geben die Patienten bei der Verletzung ein knackendes Geräusch mit einem lokalisierten Stich an. Bei erheblicher Einblutung ins Subkutangewebe mit diffuser Schwellung und Hämatomverfärbung des gesamten Penis („Penis lumumba"), eventuell kombiniert mit einer Penisdeviation sowie einer Skrotal- und Perinealschwellung („Saxophonphänomen"), sucht der Patient im allgemeinen gleich den Arzt auf. In diesen Fällen, bei denen es sich um eine urologische Notfallsituation handelt, ist eine frühzeitige operative Behandlung mit Hämatomausräumung und Naht der Tunica albuginea anzustreben. Die Ergebnisse sind im allgemeinen ausgezeichnet mit einer vollständigen Restitutio ad integrum. Bei nichtbehandelter Ruptur kann sich über dem Defekt der Tunica albuginea eine bindegewebig begrenzte Einblutung in die Subkutis entwickeln, die klinisch als fluktuierende Masse getastet und sonographisch (Abb. 4.1) bestätigt werden kann. Anamnestisch geben die Patienten eine lokale Anschwellung, eventuell verbunden mit einer Glieddeviation an. Auch hier läßt sich durch eine sekundäre operative Therapie Abhilfe schaffen, wobei die Leckstelle kavernosographisch lokalisiert werden kann (Abb. 4.2). Liegt allerdings nur eine geringe Hämatombildung ohne Penisdeviation vor und zeigt die Kavernosographie keinen Kontrastmittelaustritt mehr, ist auch eine konservative Behandlungsstrategie gerechtfertigt. Traumatische Penisamputationen als Unfallfolge oder durch Selbstverstümme-

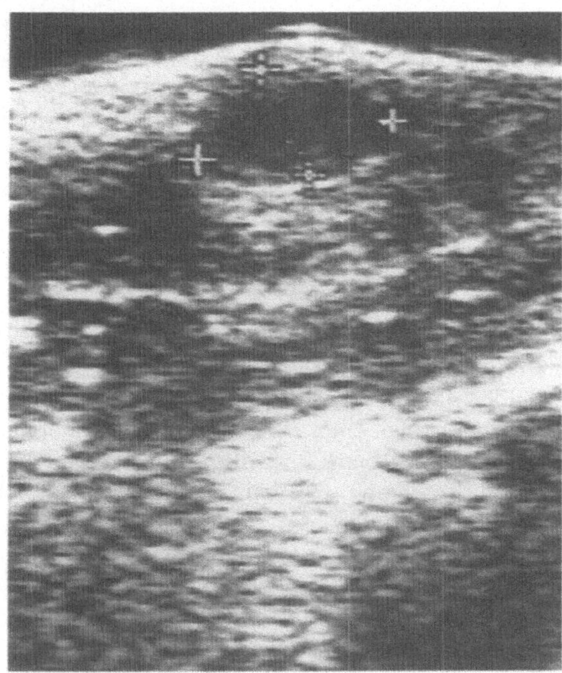

Abb. 4.1. Sonographisches Bild eines abgekapselten Hämatoms subkutan (*Pfeile*) nach Penisruptur

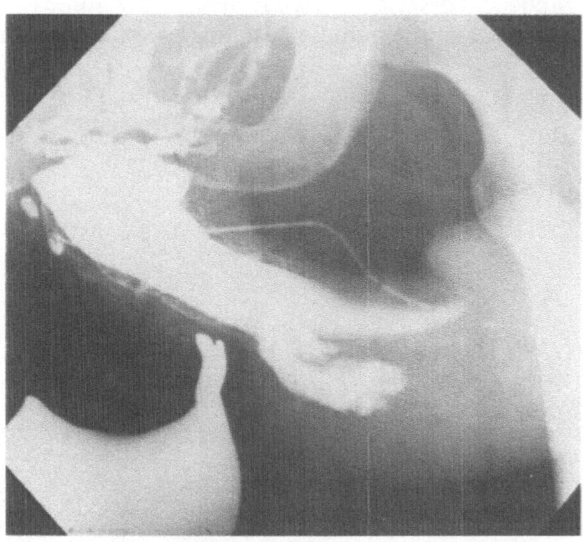

Abb. 4.2. Kavernosographie bei frischer Penisfraktur mit Extravasation im vorderen Penisdrittel − gut erkennbar die Weichteilschwellung des vorderen Penis (Saxophonphänomen)

lung können bei rechtzeitiger Versorgung unter dem Operationsmikroskop noch mit Erfolg versorgt werden. Auch Penisverletzungen nach masturbatorischen Praktiken mit einem Staubsauger haben nach operativer Versorgung im allgemeinen keine nachteiligen Folgen für die Erektionsfähigkeit. Da bei allen Verletzungen im penilen Bereich die Möglichkeit der Beteiligung der Harnröhre gegeben ist, sollte immer eine sorgfältige lokale Untersuchung erfolgen. Leitsymptome einer solchen Verletzung wären Blutung aus der Harnröhre, Hämaturie, Miktionsschmerzen oder Harnverhalt. Bei entsprechendem Verdacht ist eine frühzeitige Urethrographie mit anschließender Harnableitung durch suprapubischen oder transurethralen Katheter bei Kontrastmittelextravasation durchzuführen.

4.2 Schwellkörpererkrankungen

Zu den Erkrankungen des Schwellkörpers mit möglicher negativer Beeinflussung der Erektion zählen die Induratio penis plastica, lokale Schwellkörperschäden nach Trauma oder Erkrankungen ohne eruierbare Ursache, aber auch Schäden infolge eines behandelten oder unbehandelten Priapismus. Kongenitale oder erworbene Penisdeviationen können ebenfalls zu Kohabitationsstörungen führen und werden in einem gesonderten Kapitel (Kap. 10.1.3) beschrieben.

4.2.1 Induratio penis plastica

Bei der Induratio penis plastica handelt es sich um eine Erkrankung, die mit Bindegewebsvermehrung im Bereich der Tunica albuginea einhergeht. Die Ursache dieser Erkrankung ist unklar, ein Zusammenhang mit Traumen wird

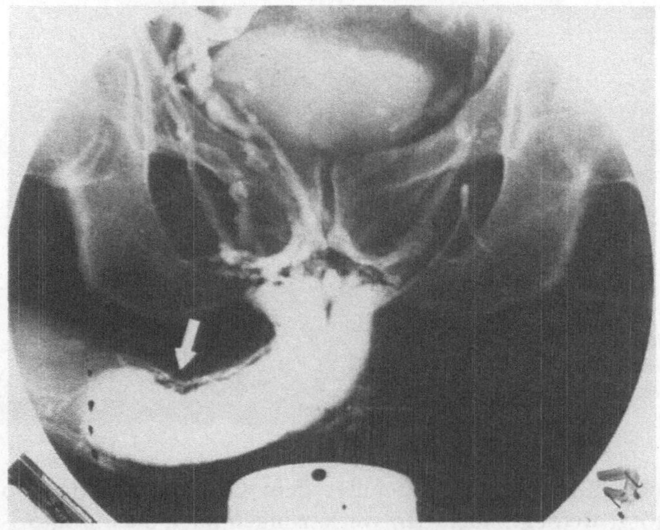

Abb. 4.3. Pharmakokavernosogramm eines Patienten mit Induratio penis plastica und erektiler Dysfunktion, bedingt durch eine venöse Okklusionsstörung. Plaque durch *Pfeil* gekennzeichnet

nicht gesehen. Auch ein Übergriff der Erkrankung auf den Schwellkörper, sonographisch gekennzeichnet durch Mikrokalzifikationen im Corpus cavernosum, ist bekannt. Anamnestisch berichten die Patienten über Penisdeviationen, meist nach dorsal, die zu Kohabitationsschwierigkeiten führen können. Bei der klinischen Untersuchung finden sich oft tastbare Knotenbildungen im Bereich der Tunica albuginea. Bei einer Koinzidenz der Induratio penis plastica mit einer erektilen Dysfunktion liegt meist ursächlich eine venöse Okklusionsstörung zugrunde (Abb. 4.3). Bei fehlendem Ansprechen auf intrakavernöse Injektionen, das im Einzelfall durchaus gegeben sein kann, stellt die Penisprothesenimplantation eine Therapiealternative dar. In Einzelfällen können auch rekonstruktiv chirurgische Eingriffe durch Kombination einer Peniskorrekturoperation mit resektorischer Venenchirurgie indiziert sein. (Weitere Einzelheiten zur Therapie der Induratio penis plastica siehe Kap. 10.1.3.)

4.2.2 Priapismus

Beim Priapismus handelt es sich um eine nicht durch sexuelle Stimulation induzierte Dauererregung, die willkürlich nicht unterbrochen werden kann. In der überwiegenden Zahl der Fälle bleibt die Ursache unklar (idiopathischer Priapismus). Bei hämatologischen oder malignen Grunderkrankungen, aber auch bei entzündlichen Erkrankungen, insbesondere des ZNS (Lues!) oder medikamentös induziert können Priapismen auftreten. Die häufigste Priapismusform ist der Stasepriapismus, gekennzeichnet durch völliges Sistieren des Blutstroms im Corpus cavernosum. Der Zeitpunkt der Behandlung ist dabei von entscheidender Bedeutung. Nach 24stündiger Dauer ist mit irreversiblen Schäden im Schwellkörpergewebe zu rechnen (Abb. 4.4). Die häufigsten operativen Verfahren sind die Bildung eines glandulokavernösen Shunts nach Winter sowie die Anastomose der V. saphena magna mit dem Corpus cavernosum nach Grayhack. Bei der seltenen Form des High-flow-Priapismus (dopplersonographisch erhaltener Fluß in den Profundagefäßen, kavernosographisch persistierender venöser Abstrom) wird auch die in Seldinger-Technik durchgeführte reversible Embolisation der A. pudenda interna mit Eigenblutkoageln („clots") erfolgreich eingesetzt. Die medikamentöse Behandlung der prolongierten Erektion wird in Kap. 9 dargestellt.

4.3 Harnröhrenruptur

Die erektile Impotenz ist neben der Harnröhrenstriktur (Abb. 4.5) und der Harninkontinenz die wichtigste Spätkomplikation der meist infolge einer Beckenfraktur auftretenden hinteren Harnröhrenruptur. Die Häufigkeit des Auftretens eines partiellen oder vollständigen Verlustes der Erektionsfähigkeit wird in der Literatur zwischen 30% und 60% der Fälle angegeben [21]. Eine spontane Besserung soll noch in einem Zeitraum bis zu 4 Jahren möglich sein. Durch primär konservative Behandlung des Harnröhrenabrisses mittels Zysto-

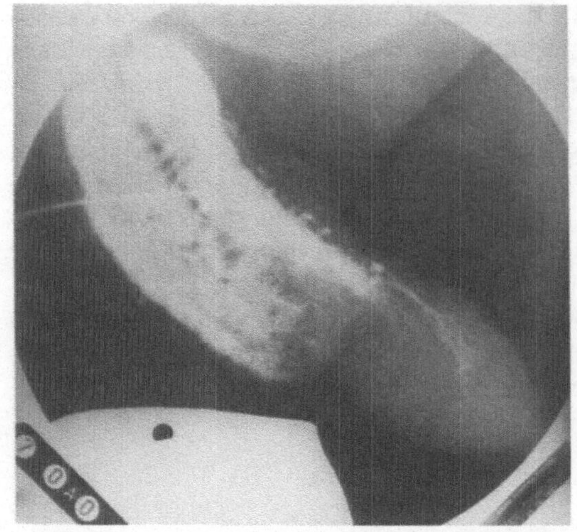

a

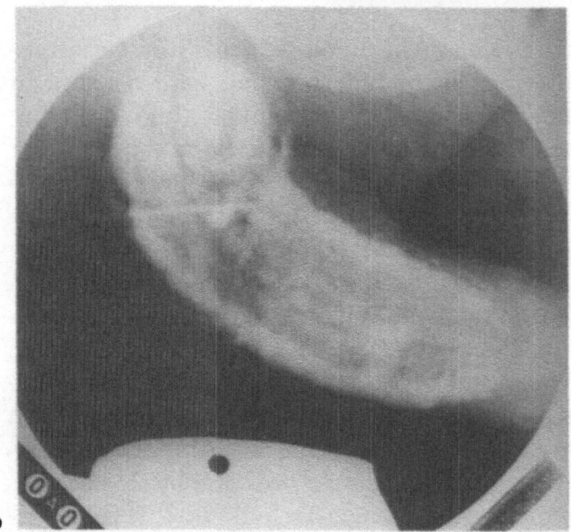

b

Abb. 4.4. a Kavernosographische Darstellung des Schwellkörpers nach 48 h unbehandeltem Priapismus mit diffuser Zerstörung. **b** Nach SKAT-Gabe reichert sich das Kontrastmittel nur in der Schwellkörperperipherie an, die Binnenstruktur ist zerstört

stomie und Katheterschienung der Anastomose konnte allerdings eine Verbesserung der postoperativen Impotenzrate erreicht werden. Gegenüber der operativen Revision mit primärer Harnröhrennaht wurden mit diesem Verfahren Impotenzraten unter 10% publiziert. Neben der Behandlungsstrategie kommt jedoch auch dem Trauma selbst kausale Bedeutung für die Entstehung der erektilen Dysfunktion zu. Insbesondere Verschlüsse der A. pudenda interna (Abb. 4.6) stellen eine häufige Begleitverletzung von Harnröhrenrupturen dar. Aber auch nervale Beteiligungen im Sinne einer Beeinträchtigung der pudendalen Nerven können anhand pathologischer Bulbokavernosusreflexlatenzzeitmessungen (siehe Kap. 5) objektiviert werden. Die unauffällige neurologische Untersuchung bei pathologischem arteriellem Zufluß (Doppler, Angiographie!) und das Fehlen einer Okklusionsstörung sind eine günstige Vorausset-

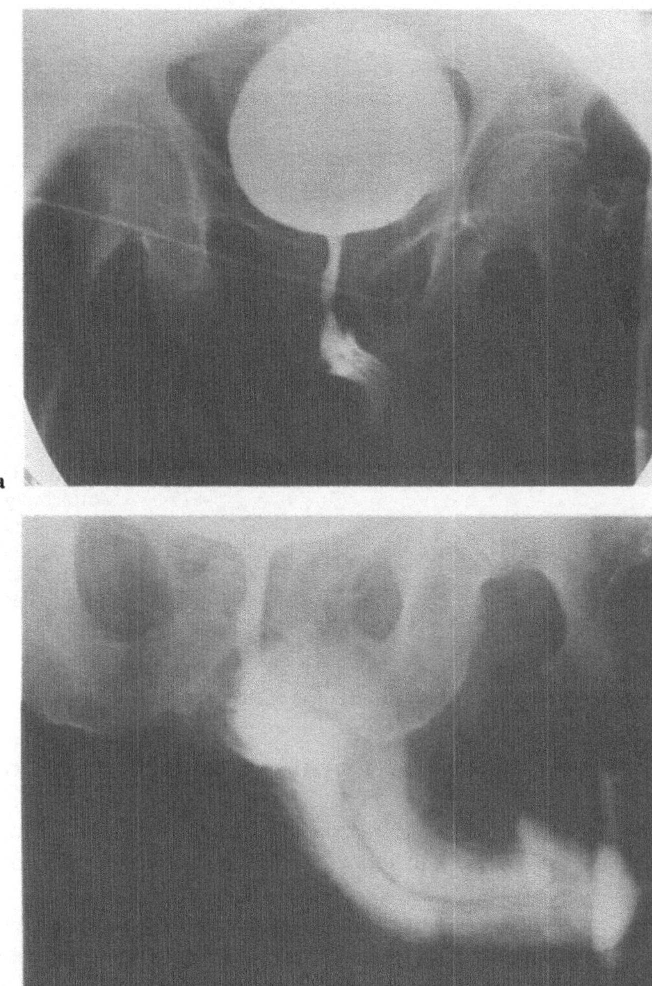

Abb. 4.5 a, b. „Artifizielles Kavernosogramm" bei hochgradiger Harnröhrenstruktur im Miktionszystourethrogramm (Füllung der Harnblase über suprapubischen Katheter mit Kontrastmittel). **a** Darstellung der hinteren Harnröhre bis bulbär, **b** Anfärbung des gesamten Schwellkörpers durch Übertritt von Kontrastmittel aus der Harnröhre

zung zur Revaskularisationsoperation der Penisgefäße bei jüngeren Patienten. Zusätzlich sollte erwähnt werden, daß auch stumpfe Traumen des Beckens oder des Perineums durch Verletzung der inneren Iliakal- oder Pudendalgefäße Ursache einer Erektionsstörung sein können [12]. Gleichzeitig wird vermutet, daß stumpfe Traumen im Becken oder Perineum einen potentiellen Risikofaktor für die spätere Entwicklung einer arteriell-vaskulären erektilen Dysfunktion darstellen können [12].

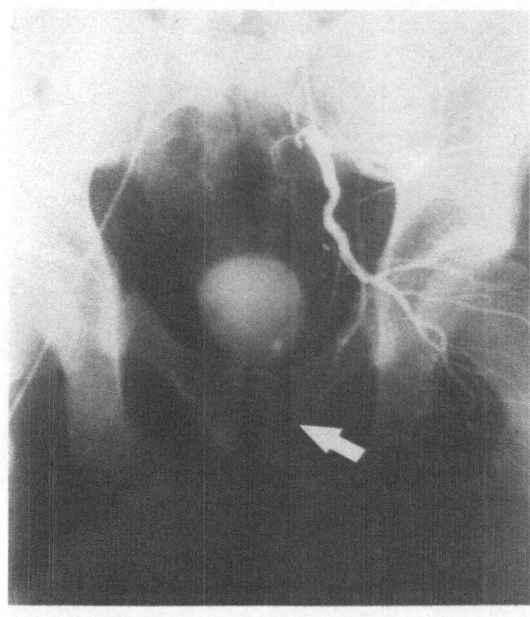

Abb. 4.6. Selektive Darstellung der Arteria iliaca interna ohne Anfärbung der Penisgefäße bei einem 40jährigen Patienten nach Beckenringfraktur und Harnröhrenabriß (Abbruch des Kontrastmittels mit *Pfeil* markiert)

4.4 Postoperative erektile Dysfunktion

4.4.1 Gefäßchirurgische Eingriffe im aortoiliakalen Bereich

Mit fortschreitender Entwicklung der Gefäßchirurgie und der anästhesiologisch-intensivmedizinischen Möglichkeiten wird eine zunehmende Zahl rekonstruktiver Eingriffe im Bereich der abdominellen Aorta vorgenommen. Dabei sind präoperative Erektionsstörungen im Rahmen einer allgemeinen Angiosklerose nur in sehr beschränktem Maße operativ behebbar. Eventuell können isolierte Verschlüsse im Versorgungsgebiet der A. iliaca interna einer gleichzeitigen operativen Korrektur zugeführt werden. Postoperativ erst aufgetretene Störungen der Erektion hingegen sind nach prothetischem Aortenersatz wesentlich seltener als Ejakulationsstörungen. Letztere dürfen in erster Linie auf eine Schädigung des sympathischen Plexus hypogastricus superior durch die Operation zurückzuführen sein, wie dies auch nach radikaler retroperitonealer Lymphadenektomie zur Behandlung nichtseminomatöser Hodentumoren bekannt ist. Bei jungen Männern führt diese Operation selten zu einer Beeinträchtigung der Erektion, mit Ejakulationsstörungen hingegen muß in bis zu 90% der Fälle gerechnet werden. Für ältere Männer mit abgeschlossener Familienplanung dürfte die harmlose postoperative retrograde Ejakulation nicht bedeutsam sein, dagegen beeinträchtigt eine postoperative Erektionsstörung die Lebensqualität. Warum gerade bei diesem doch älteren Patientenklientel häufiger Erektionsstörungen (ca. 17%) als bei jungen Patienten auftreten, ist unklar. Es wird vermutet, daß die Sympathikusschädigung zu einer vermehrten

Extremitätendurchblutung und damit zu einem vaskulären Steal-Phänomen der Versorgung des inneren Genitales führt, die sich insbesondere bei reduzierter Durchblutung zusätzlich ungünstig auswirkt. Auch die hohe lumbale Sympathektomie mit bilateraler Exzision der Grenzstrangganglien TH12, L1 und L2 soll das Auftreten einer Erektionsstörung zur Folge haben [20]. Ein ähnlicher Mechanismus könnte auch für Erektionsstörungen bei Wirbelsäuleneingriffen (Spondylodesis anterior) verantwortlich sein. A. v. Hochstetter [17] hat zur Vermeidung dieser neurogenen Störungen einen retromesenterialen Zugang zum aortoiliakalen Bereich empfohlen, der postoperative Ejakulationsstörungen von 81% auf 20% senken konnte, postoperative Erektionsstörungen jedoch nur von 17% auf 12% bei unterschiedlich großen Vergleichskollektiven. Zusammenfassend sollten vor aortoiliakalen Gefäßeingriffen Patienten über das mögliche Auftreten von Ejakulationsstörungen und über die wesentlich selteneren Erektionsstörungen aufgeklärt werden.

4.4.2 Rektumexstirpation

Nach Radikaloperationen wegen eines Rektumkarzinoms muß mit dem Auftreten postoperativer Erektionsstörungen gerechnet werden, wobei diese wesentlich häufiger nach abdominoperinealer Rektumamputation auftreten als nach kontinenzerhaltender anteriorer Rektumresektion. Die Schädigung ist nerval durch Verletzung der im Gefäß-Nerven-Bündel in den lateralen Anteilen der Prostata verlaufenden Parasympathikusästen aus S2–S4 zu verstehen, aber auch vaskulär-arterielle Beteiligungen der Pudendalarterien sind denkbar. Bei ausgedehnterer Schädigung parasympathischer Strukturen können postoperativ auch neurogene Blasenentleerungsstörungen gefunden werden. Spezielle erektionsprotektive Operationstechniken wurden von Stelzner [22] entwickelt, sind jedoch je nach Tumorlage und Ausdehnung nicht immer erfolgreich anwendbar. Während bei malignen Erkrankungen mit Erektionsstörungen um 25% gerechnet werden muß, liegt die Rate bei der kolorektalen Chirurgie der benignen Erkrankungen (Proktokolektomie bei Colitis ulcerosa, Morbus Crohn) nur bei etwa 2%–4%. Bei der Tumorchirurgie besteht eine deutliche Altersabhängigkeit der postoperativen Erektionsstörungen. Bei Patienten, die zum Operationszeitpunkt älter als 70 Jahre alt waren, wurde über eine Impotenzrate von 100% berichtet. Spontane Erholungen der Erektionsfähigkeit sind noch bis zu etwa einem Jahr nach der Operation möglich. Im allgemeinen liegt bei Erektionsstörungen nach abdominoperinealen Eingriffen ein Ansprechen auf vasoaktive Substanzen vor (4 Patienten im eigenen Krankengut).

4.4.3 Radikale Zystoprostatovesikulektomie und radikale Prostatovesikulektomie

In früheren Jahren war nach radikaler Entfernung der Prostata wegen eines lokal kurablen Prostatakarzinoms mit Erektionsstörungen in der Größenordnung von 60% – 85% zu rechnen. Nach Zystoprostatovesikulektomie wegen eines Harnblasenkarzinoms lag die Rate postoperativer Erektionsstörungen sogar bei 100%. Walsh [25] stellte eine neue Operationstechnik vor, die eine Identifizierung und Schonung des Gefäß-Nerven-Bündels, welches in den lateralen Anteilen der Prostatafaszie verläuft, erlaubt. Beim nichtkapselinfiltrierenden Prostatakarzinom konnte die Rate postoperativer Erektionsstörungen bis auf 15% gesenkt werden. Nach radikaler Zystoprostatovesikulektomie konnte die Rate postoperativer Erektionsstörungen auf 67% gesenkt werden. Obwohl anhand des Verletzungsmechanismus eine Kombination arterieller und neurogener Faktoren zu vermuten ist, sollte nicht auf die Diagnostik verzichtet werden. Bei Nachweis einer arteriellen Durchblutungsstörung wurde über positive Ergebnisse einer arteriellen Revaskularisation berichtet. Im allgemeinen ist nach radikaler Prostatektomie ein Ansprechen auf vasoaktive Substanzen gegeben (10 Patienten im eigenen Krankengut). Nach radikaler Zystoprostatovesikulektomie wurden SKAT-Responder und SKAT-Non-Responder gesehen. Spontane Erholungen der Erektionsfähigkeit scheinen auch noch nach sehr langer Zeit möglich zu sein, wie die folgende Kasuistik verdeutlicht:

Bei einem 62jährigen Patienten wird wegen eines lokal beschränkten Prostatakarzinoms im Juni 1988 eine radikale Prostatektomie durchgeführt. Eine SKAT-Therapie wird 8 Monate postoperativ mit 1 ml eines Papaverin-Phentolamin-Gemisches (15 mg Papaverin/0,5 mg Phentolamin) begonnen, da mit einer spontanen Erholung der Erektionsfähigkeit nicht mehr gerechnet wird. Der Patient wird regelmäßig nachkontrolliert. Nach einem Jahr stellt er sich nicht mehr in der andrologischen Sprechstunde vor. Im Januar 1991 wird der anderenorts weiterbetreute Patient zufällig bei einer Tumornachsorge gesehen. Die Nachsorgeuntersuchung ergibt keinen Anhalt für eine Progression des Grundleidens. Auf die früher durchgeführte SKAT-Therapie angesprochen, gibt der Patient eine vollständige Rückkehr der Erektionsfähigkeit nach einer SKAT-Therapie von einem Jahr an.

4.4.4 Transurethrale Prostataresektion (TUR-Prostata)

Literaturangaben zur Inzidenz von Erektionsstörungen nach transurethraler Prostataresektion wegen eines Prostataadenoms sind widersprüchlich (Tabelle 4.1). Es gilt zudem zu beachten, daß ein nicht unbeträchtlicher Teil des im allgemeinen älteren Patientenkollektivs bereits präoperativ eine Beeinträchtigung der erektilen Funktion haben könnte. Jameson [7] berichtete über eine Inzidenz erektiler Funktionsstörungen von 4% bei 1600 Patienten. Gold [6] berichtete über Impotenzraten von 10% – 66% je nach Lebensalter. In der Gruppe der 50- bis 60jährigen lag die Rate postoperativer erektiler Funktionsstörungen bei 10%, allerdings berichteten 10% der Patienten auch über eine Verbesserung der Erektion postoperativ. In der Gruppe der 70- bis 80jährigen lag die Rate der postoperativen Erektionsstörungen bei 66%, womit eine deutliche Altersabhängigkeit der Inzidenz von Erektionsstörungen nach Prostataresektion aufgezeigt wurde.

Tabelle 4.1. Inzidenz erektiler Funktionsstörungen nach TUR-Prostata (Literaturübersicht)

Autor	Patienten n	Methodik Post-OP [%]	Verbesserung	Verschlechterung Post-OP [%]
Cytron 1987 [2]	90	Fragebogen	Keine	33
Eddie 1982 [3]	35	Tumeszenzm.	Keine	Keine
Finkle 1966 [5]	32	Fragebogen	4,5	4,5
Gold 1969 [6]	94	Fragebogen	0 – 10	10 – 66
Hargreve 1977 [8]	97	Fragebogen	4,1	7,2
Holtgrewe 1964 [10]	382	Fragebogen	Keine Angaben	40
Madorsky 1976 [14]	14	Plethysmogramm	Keine Angaben	0
Malone 1988 [15]	58	Fragebogen	3,4	34
Zohar 1975 [26]	15	Fragebogen	Keine	33

Die Operationstechnik (suprapubische Adenomektomie oder transurethrale Prostataresektion) beeinflußte dabei die Manifestationsrate nicht. Libman [13] kritisierte die methodischen Schwächen aller bisher durchgeführten Studien zur Inzidenz von Erektionsstörungen nach Prostataresektion. Alle Studien entbehren der prä- und postoperativen Bestimmung objektiver Parameter. Es ist jedoch davon auszugehen, daß eine exzessive Elektrokoagulation in der 5- und 7-Uhr-Position eine negative Auswirkung auf die kavernösen Nerven mit sekundärer erektiler Dysfunktion bei einem Teil der Patienten haben kann [7]. Im eigenen Krankengut war bei 8 von 10 Patienten, die sich wegen Erektionsstörung nach transurethraler Prostataresektion vorstellten, ein Ansprechen auf vasoaktive Substanzen nicht oder unzureichend gegeben (Abb. 4.7). Ein weiteres Beispiel für eine objektive negative Beeinflussung der Erektion durch eine Prostataresektion gibt folgende Kasuistik:

Bei einem 75jährigen, biologisch wesentlich jüngeren Patienten wird wegen erektiler Dysfunktion seit 6 Monaten eine SKAT-Therapie mit einem Papaverin-Phentolamin-Gemisch (30 mg Pap./1 mg Phen.) durchgeführt. Mit der eingesetzten Dosis läßt sich eine voll rigide Erektion von 1 h Dauer provozieren. Wegen zunehmender Miktionsbeschwerden muß eine transurethrale Prostataresektion vorgenommen werden. Der Patient stellt sich 3 Monate postoperativ in der andrologischen Sprechstunde vor und behauptet, die Injektionen würden jetzt nicht mehr funktionieren. Es werden bei selbst durchgeführten Tests

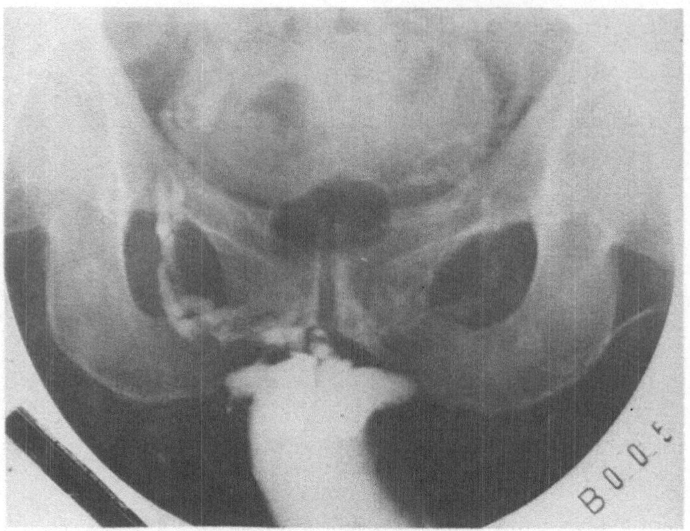

Abb. 4.7. 65jähriger Patient mit erektiler Dysfunktion nach transurethraler Prostataresektion (Resektionsgewicht 26 g); SKAT-Non-Responder; kavernosographisch Abstrom des Kontrastmittels über den periprostatischen Plexus

bis zu 4 ml eines Papaverin-Phentolamin-Gemisches (60 mg Pap./2 mg Phen.) injiziert, jedoch ohne Erfolg. Anschließend werden bis zu 40 µg Prostaglandin E_1 injiziert, auch dies zeigt keinen Erfolg. Es gelingt schließlich, mit einem Papaverin-Phentolamin-Prostaglandin-E_1-Gemisch erneut für eine Kohabitation ausreichende Erektionen zu provozieren. Der Patient führt anschließend die Therapie mit dieser Mischung fort.

4.5 Radiogene erektile Dysfunktion

Das Auftreten erektiler Funktionsstörungen nach Beckenbestrahlung ist besonders bei Strahlentherapie des Prostatakarzinoms eine aufklärungspflichtige Komplikationsmöglichkeit. Die Angaben über die Häufigkeit schwanken zwischen 22% – 84% [20]. Für die interstitielle Bestrahlung soll die Häufigkeit postoperativer Sexualstörungen günstiger liegen [5]. Nach Goldstein [6] soll die Strahlentherapie arteriosklerotische Veränderungen in den Beckenarterien beschleunigen. Die damit induzierten Erektionsstörungen wären demnach hauptsächlich arterieller Ursache. Das teilweise abrupte Auftreten der Beschwerden mit Beginn der Therapie bei einem Teil der Patienten läßt aber auch Zweifel an dieser Hypothese berechtigt erscheinen. Bei der radikalen Prostatektomie zuvor radiotherapierter Patienten findet sich das Gefäß-Nerven-Bündel in einer dicken Narbenplatte, so daß auch ein Kompressionsverschluß der Arterien in diesem Bereich möglich erscheint.

4.6 Diabetes mellitus

Bei etwa 50% der Patienten mit Diabetes mellitus ist mit dem Auftreten einer erektilen Dysfunktion im Verlaufe ihrer Erkrankung zu rechnen [18]. Auch können Erektionsstörungen erste klinische Manifestation eines noch nicht bekannten Diabetes mellitus sein. Ätiologisch müssen an organischen Faktoren eine Mikro- und Makroangiopathie der penilen Gefäße, eine Neuropathie, aber auch Schäden im kavernösen Gewebe [13] bei der Abklärung in die differentialdiagnostischen Überlegungen miteinbezogen werden. An In-vitro-Studien von isolierten Corpus-cavernosum-Streifen impotenter Diabetiker konnte zudem gezeigt werden, daß die endothelabhängige Relaxation des Gewebes abgeschwächt war [24]. Bei der Diagnostik werden SKAT-Responder und SKAT-Non-Responder gefunden. Die Abklärung sollte unbedingt eine Blasenfunktionsuntersuchung beinhalten, da eine Blasenentleerungsstörung erstes Zeichen einer vegetativen Neuropathie sein kann. Therapeutisch wurden im eigenen Krankengut bei SKAT-Responders bevorzugt die SKAT, bei Non-Respondern eine Vakuumsaugpumpe (EHS) als Therapieoption eingesetzt. Andere Arbeitsgruppen bevorzugen sogar generell den Einsatz der Vakuumpumpe [18]. Hauri [9] berichtete über gute Erfolge einer arteriellen Revaskularisation der Penisgefäße. Wegen der unzureichenden Erfassung vegetativer Neuropathien und den lichtmikroskopisch nachgewiesenen Schäden im kavernösen Gewebe bei Patienten mit Diabetes mellitus wird von anderen Autoren jedoch zur operativen Zurückhaltung bei dieser Erkrankung gemahnt.

Eine Zusammenstellung von Price et al. [18] kritisiert das derzeit noch vorhandene Informationsdefizit bei der Behandlung der erektilen Dysfunktion sowohl bei Patienten als auch bei Ärzten. Obwohl die meisten Patienten mit erektiler Dysfunktion eine Behandlung wünschten, sprachen sie nur selten ihren Hausarzt auf dieses Problem an oder erhielten von ihrem Arzt nur unbrauchbare Ratschläge [12].

4.7 Sklerodermie (progressive systemische Sklerose)

Bei der zum Formenkreis der Kollagenosen gerechneten Sklerodermie wird auch über das Auftreten von Erektionsstörungen berichtet [17]. Kontrastmittelaussparungen im Kavernosogramm [18] und lichtmikroskopisch nachweisbare lokale Anhäufungen von kollagenem Bindegewebe [23] im Schwellkörper sprechen dabei für eine organische Ursache im Sinne einer kavernösen Fibrose. Wegen des bei diesen Patienten gehäuften Auftretens eines Raynaud-Phänomens im Bereich der Hände erscheint zudem eine sekundäre Arteriopathie als ätiopathogenetisch relevanter Faktor möglich. Therapeutisch werden bei der meist ungünstig verlaufenden Grunderkrankung D-Penizillamin und Kortikosteroide eingesetzt, jedoch liegen kaum Angaben zum Wert dieser Therapie zur Beeinflussung der erektilen Dysfunktion vor. Vereinzelt wurde über die wegen der extensiven kavernösen Fibrose schwierige Implantation einer Penisprothese, aber auch über den Prothesenausbau wegen postoperativer Glansnekrose

[1] berichtet. In jedem Fall scheint eine interdisziplinäre Therapieplanung mit Berücksichtigung der Gesamtprognose sinnvoll.

Zusammenfassung

Verletzungen des Penis oder benachbarter Strukturen und Erkrankungen des Schwellkörpers können mit einer erektilen Dysfunktion einhergehen. Dies muß bei der Anamnese und klinischen Untersuchung berücksichtigt werden. Eine erektile Dysfunktion kann auch Folge therapeutischer Eingriffe sein, worüber der Patient präoperativ aufzuklären ist. Beim Diabetes mellitus muß bei jedem zweiten Patienten mit dem Auftreten einer erektilen Dysfunktion im Verlaufe der Erkrankung gerechnet werden.

Literatur

1. Barnadas MA et al (1986) Impotence in silicosis associated scleroderma. J Am Acad Dermatol 15/6:1294–1296
2. Cytron S, Simon P, Segenreich E, Leib Z, Servadio C (1987) Changes in the sexual behavior of couples after prostatectomy – a prospective study. Eur Urol 13:35–38
3. Eddi P, Ho PC, Bodenstab W, Parsons CL (1982) Erectile impotence associated with transurethral prostatectomy. Urology 19/3:259–262
4. Fani K, Lundin AP et al (1983) Pathology of the penis in long term diabetic rats. Diabetologia 25:424–428
5. Finkle AL, Prian DV (1966) Sexual potency in elderly men before and after prostatectomy. JAMA 196/2:125–129
6. Gold FM, Hotchkiss RS (1969) Sexual potency following simple prostatectomy. NY State J Med 1:2987–2989
7. Goldstein I, Feldman MI, Deckers PJ, Babayan RK, Krane RJ (1984) Radiation-associated impotence. JAMA 251:903–910
8. Hargreve TB, Stephenson TP (1977) Potency and prostatectomy. Br J Urol 49:683–688
9. Hauri D (1989) Operative Möglichkeiten in der Therapie der vasculär bedingten erektilen Impotenz. Urologe A 5:260–264
10. Holtgrewe HL, Valk WL (1964) Late results of transurethral prostatectomy. J Urol 92/1:51–55
11. Jevtich MJ, Kass M, Khawand N (1985) Changes in the corpora cavernosa of impotent diabetics: comparing histological with clinical findings. J Urol (Paris) 91/5:281–285
12. Levine FJ, Greenfield AJ, Goldstein I (1990) Arteriographically determined occlusive disease within the hypogastric-cavernous bed in impotent patients following blunt perineal and pelvic trauma. J Urol 144:1147–1153
13. Libman E, Fichten CS (1987) Prostatectomy and sexual function. Urology 26/5:467–478
14. Madorsky ML, Ashamalla MJ, Schussler I, Lyons HR, Miller GH Jr (1976) Postprostatectomy impotence. J Urol 115:401–403
15. Malone PR, Cook A, Edmonson R, Gill MW, Shearer RH (1988) Prostatectomy: patients perception and long-term follow-up. Br J Urol 61:234–238
16. Melman A (1988) Iatrogenic causes of erectile dysfunction. Urol Clin North Am 15/1:33–37
17. Nowlin NS et al (1986) Impotence in scleroderma. Ann Intern Med 104:794–798
18. Price DE et al (1991) Why are impotent diabetic men not being treated? Practical Diabetes 8/1:10–11

19. Rathert P (1981) Verletzungen der Genitalorgane. In: Lutzeyer W (Hrsg) Traumatologie des Urogenitaltraktes. Springer, Berlin Heidelberg New York Tokyo (Handbuch der Urologie, Bd 14, S 201–307)
20. Schover LR (1987) Sexuality and fertility in urologic cancer patients. Cancer 60:553–558
21. Sigel A, Chlepas S (1981) Verletzungen der Harnröhre und der Harnblase. In: Lutzeyer W (Hrsg) Traumatologie des Urogenitaltraktes. Springer, Berlin Heiidelberg New York Tokyo (Handbuch der Urologie, Bd 14, S 131–199)
22. Stelzner F (1977) Über Potenzstörungen nach Amputation und Kontinenzresektion des Rektums. Zentralbl Chir 102:212
23. Sukenik S et al (1987) Impotence in systemic sclerosis. Ann Intern Med 106/6:910–911
24. Tejada de S, Goldstein I, Azadzvi K, Krane RJ, Cohen MD (1989) Impaired neurogenic and endothelian-mediated relaxation of penile smooth muscle from diabetic men with impotence. N Engl J Med 320:1025–1030
25. Thetter O, Hochstetter A v, van Dongen RJAM (1984) Sexualfunktion nach gefäßchirurgischen Eingriffen im aortoiliacalen Bereich – Ursachen und Vermeidung von Potenzstörungen
26. Walsh PC, Mostwin JL (1984) Radical prostatectomy and cystoprostatectomy with preservation of potency: results using a new nerve sparing technique. Br J Urol 56:694
27. Zohar J, Meiraz D, Maaz B, Durst N (1976) Factors influencing sexual activity after prostatectomy: a prospective study. J Urol 116:332–334

5 Neurologische Untersuchung

K. SCHWERDTFEGER[1]

5.1 Einleitung

Der Anteil neurogener Ursachen an der organisch bedingten erektilen Dysfunktion wird in der Literatur mit 10% (Goldstein 1983 [5]), bis 20% (Padma-Nathan 1988 [10]) angegeben. Bei einigen Krankheitsbildern, z. B. der diabetogenen Polyneuropathie, kann sie sogar das erste, dem Patienten bewußt werdende Symptom sein. Deshalb sollte eine neurologische Begutachtung inklusive neurophysiologischer Zusatzuntersuchungen fester Bestandteil der Diagnostik sein, auch wenn die Fälle, in denen eine neurologische Grunderkrankung erst im Rahmen der Abklärung erkannt wird, eher die Ausnahme sind.

5.2 Anatomische und physiologische Grundlagen

Tabelle 5.1 listet die neurologischen Erkrankungen auf, bei denen eine erektile Impotenz begleitendes Symptom sein kann. Entsprechend einer in der Neurologie üblichen Unterscheidung sind die Erkrankungen in supranukleäre und infranukleäre bzw. nukleäre Läsionen unterteilt. Zum Verständnis dieses Konzepts ist es notwendig, die Anatomie der Penisinnervation und die neurophysiologischen Grundlagen der Erektion zu rekapitulieren (Abb. 5.1).

Nukleäre Schaltstelle ist das sakrale Erektionszentrum, das − bedingt durch den Aszensus des Rückenmarks − sich beim Erwachsenen auf die obere Lendenwirbelsäule projiziert. Im Prinzip ist die Erektion komplett auf spinaler Ebene als Reflex organisiert. Beteiligt sind dabei sowohl das somatische als auch das vegetative Nervensystem. Im wohl wichtigsten Reflexbogen werden die afferenten, sensiblen Impulse aus den Hautrezeptoren des Penis im somatischen Nervensystem über den N. dorsalis penis, den N. pudendus, den Plexus lumbosacralis und die Hinterwurzeln S2−S4 zum sakralen Mark geleitet. Die Verschaltung erfolgt über mehrere Interneurone. Der efferente Schenkel wird von parasympathischen Fasern gebildet, deren Somata (1. Neuron) im Seitenhorn der grauen Substanz liegen. Die Axone ziehen über den N. pelvicus und N. cavernosus zu den Schwellkörpern. Dort erfolgt die Umschaltung auf das

---

[1] Für die Beratung bei der Erstellung des Manuskripts und die abschließende kritische Durchsicht danke ich Herrn Prof. Dr. med. W. I. Steudel und Herrn Dr. med. M. Strowitzki. Die Abbildungen wurden durch Herrn R. Koop erstellt.

Tabelle 5.1. Neurologische Krankheitsbilder mit erektiler Impotenz

I. Supranukleäre Läsionen
   a) Zerebral
      Intrakranielle Tumoren:
         Hirneigene Tumoren, Metastasen, Meningiome, Kalottentumoren
      Vaskuläre Störungen:
         Infarkt, chronisch-vaskuläre Insuffizienz, M. Binswanger
      Spontane Blutungen:
         Subarachnoidalblutung bei Aneurysmen, hypertone Parenchymblutungen,
         Blutungen unter Antikoagulantientherapie, Angiomblutungen, chronisch-sub-
         durale Hämatome
      Schädel-Hirn-Trauma
      Entzündliche Erkrankungen:
         Enzephalitis, Meningoenzephalitis, Abszeß
      Systemerkrankungen mit Degeneration,
         z. B. M. Alzheimer, M. Parkinson
   b) Spinal
      Intraspinale Tumoren
      Vaskuläre Prozesse,
         z. B. Spinalis-anterior-Syndrom
      Spinale Blutungen, meist bei Antikoagulantientherapie
      Traumen mit komplettem/inkomplettem Querschnitt
      Entzündliche Prozesse:
         Myelitis, Meningomyelitis
      Entmarkungserkrankungen,
         z. B. multiple Sklerose, Tabes dorsalis
      Mißbildungssyndrome,
         z. B. Meningomyelozele, „tethered cord syndrom", intraspinales Lipom
      Degenerative Wirbelsäulenerkrankungen
         (Spondylose, Bandscheibenvorfall) mit zervikaler Myelopathie
      Funikuläre Myelose

II. Nukleäre und Infranukleäre Läsionen

   a) Spinal
      Intraspinale Tumoren
      Spinale Blutungen, meist bei Antikoagulantientherapie
      Traumen mit kompletten/inkompletten Querschnitt
      Entzündliche Prozesse:
         Meningitis, Polyradikulitis
      Entmarkungserkrankungen,
         z. B. multiple Sklerose, Tabes dorsalis
      Mißbildungssyndrome,
         z. B. Meningomyelozele, „tethered cord syndrom", intraspinales Lipom
      Degenerative Wirbelsäulenerkrankungen
         (Spondylose, Bandscheibenvorfall) mit Kaudasyndrom
   b) Peripher
      Polyneuropathien unterschiedlicher Genese
         Diabetes, Alkohol, urämisch, paraneoplastisch u. a.
      Traumen mit Läsion des Plexus lumbosacralis, N. pudendus, N. pelvicus
      Tumoren des kleinen Beckens
      Iatrogen nach operativen Eingriffen im kleinen Becken
         z. B. radikale Prostatektomie

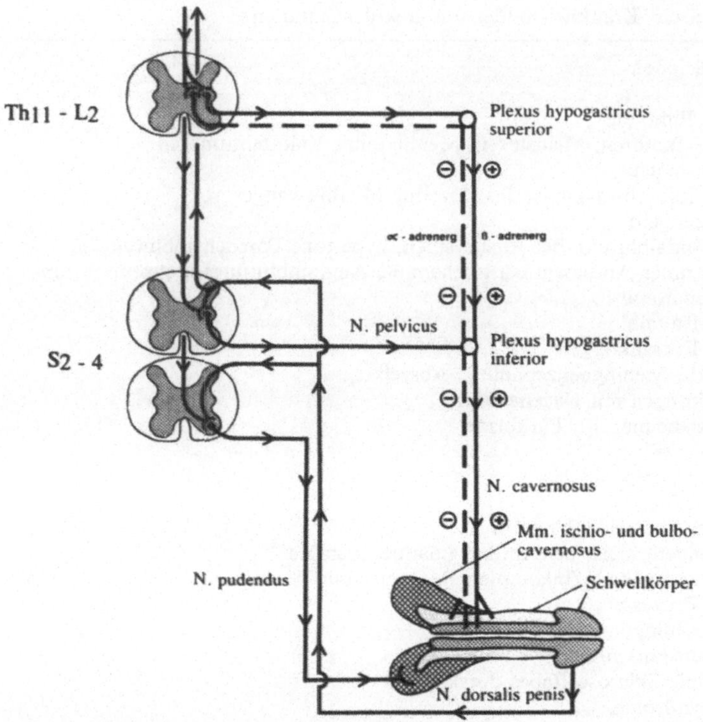

Abb. 5.1. Schematische Darstellung der Penisinnervation

2. Neuron. Die Erektion wird durch eine Hemmung, d. h. durch eine Unterbrechung der tonischen Aktivität der glatten Muskelzellen in den Schwellkörpern und Arteriolen des Penis ausgelöst.

Die Pharmakologie der neuromuskulären Überleitung ist noch nicht vollständig geklärt. Nach neueren Forschungen wird die Erschlaffung der glatten Muskelzellen der Schwellkörper wahrscheinlich nicht direkt durch Azetylcholin, dem Haupttransmitter des Parasympathikus, ausgelöst, sondern durch eine bislang unbekannte Substanz. Vermutet werden Substanz P oder VIP, das vasoaktive intestinale Polypeptid. Seine Wirkung wird aber durch Azetylcholin unterstützt.

Neben diesem gemischt somatisch-vegetativen Reflexbogen spielt eine rein somatische Verschaltung eine weitere Rolle. Die Afferenzen verlaufen wie oben beschrieben. Der efferente Schenkel führt über den N. pudendus zur ischio- und bulbokavernösen Muskulatur. Die Motoneurone dieser Muskeln liegen ebenfalls im Sakralmark. Den genannten Muskeln wird zum Teil kein großer Stellenwert bei der Erektion beigemessen. Ihre Kontraktion führt jedoch zu einer Kompression der proximalen Schwellkörperanteile. Dies erhöht den Druck in den Schwellkörpern und damit die Rigidität des Glieds, und insbesondere in der Ejakulationsphase werden diese Muskeln aktiviert [4, 15]. Der Reflexbogen ist als Bulbokavernosusreflex sowohl klinisch als auch elektrophysiologisch überprüfbar (s. unten).

Schließlich gibt es noch eine sympathische Innervation, die im thorakolumbalen Übergang des Rückenmarks entspringt, über die Grenzstränge zum Plexus hypogastricus superior zieht und schließlich auch in den Plexus pelvicus eintritt. Nicht ganz klar ist die Bedeutung des Sympathikus. In erster Linie wirkt er antagonistisch zum Parasympathikus, d. h. detumeszierend durch Aktivierung der glatten Muskelzellen. Dies wird wahrscheinlich durch α-Rezeptoren vermittelt, so ist ja z. B. die intrakorporale Injektion von α-adrenergen Substanzen eine Behandlungsmöglichkeit des Priapismus. Daneben gibt es β-adrenerge Fasern, die wahrscheinlich ähnlich wie die parasympathische Innervation wirken. Es ist bekannt, daß bei einem Teil der Männer mit Zerstörung des Sakralmarks eine durch erotische Reize ausgelöste Erektion vorkommt, die somit nur über den Sympathikus geleitet werden kann. Resektionen des Grenzstrangs beeinträchtigen aber andererseits kaum die Erektion, sondern nur die Ejakulation.

Die Aktivität des sakralen Erektionszentrums wird durch übergeordnete Einflüsse moduliert, zum Teil werden humorale Faktoren diskutiert. Daneben besteht aber sicherlich eine nervale Verbindung. Über deren Anatomie und Physiologie ist allerdings wenig bekannt. Dem von Krücke (Krücke 1960 − zitiert in Duus 1990 [3]) beschriebenen Fasciculus parependymalis, einer vorwiegend marklosen Faserbahn beidseits neben dem Zentralkanal, wird die Verbindung zu dem dienzephalen Sexualzentrum im Bereich des Tuber cinereum zugeschrieben.

5.3 Klinisch-neurologische Begutachtung

Die erektile Dysfunktion per se weist keine Charakteristika auf, die eine neurogene Ursache beweisen würden. Die neurologische Begutachtung inklusive Anamnese zielt deshalb darauf ab, weitere Hinweise bzw. Befunde zu finden, die für eine Schädigung des zentralen oder peripheren Nervensystems sprechen. Wie aus Tabelle 5.1 hervorgeht, können eine Vielzahl neurologischer Erkrankungen mit einer Erektionsstörung verbunden sein, und es würde den Rahmen dieses Buches sprengen, alle Krankheitsbilder im Detail zu besprechen. Durch Schädigung benachbarter Strukturen innerhalb des anatomischen Leitungsweges kann es zu Störungen der Motorik, der Sensibilität, der Reflexorganisation und/oder weiterer vegetativer Funktionen wie Miktion und Defäkation kommen. Bei der Erhebung der Anamnese sollte daher gezielt nach Lähmungserscheinungen, insbesondere der unteren Extremität, nach Störungen der Hautempfindung sowie nach Blasen- und Mastdarmstörungen gefragt werden. Da besonders bei den Entmarkungserkrankungen und auch bei vaskulären Prozessen Remissionen auftreten können, sollte man auch nach passageren Symptomen in der Vergangenheit fragen. Viele der in Tabelle 5.1 aufgelisteten Erkrankungen stellen einschneidende Ereignisse für den Patienten dar (z. B. Hirnblutung, Bandscheibenvorfall) und sind spätestens bei Nachfrage er-

Tabelle 5.2. Typische Befundkonstellationen, topische Diagnostik

---

I. Supranukleäre Läsion
  1. Zerebrale Läsion
      Spastische Hemiparese mit Beteiligung der mimischen Muskulatur („zentrale Fa-
      zialisparese")
      Reflexsteigerungen oder pathologische Reflexe auf der gleichen Seite
      Eventuell gleichseitige, nicht ganz die Mittellinie erreichende Gefühlsstörung
      Eventuell Gesichtsfelddefekte, Sprachstörungen, hirnorganisches Psychosyndrom
  2. Spinale Läsion (chronisches Stadium)
      Beidseitige spastische Paresen (Paraparese), oft von distal nach proximal fort-
          schreitend
      Beidseitige Sensibilitätsstörungen mit Ausbildung einer segmentalen Grenze („sen-
          sibles Querschnittsniveau")
      Reflexsteigerungen unterhalb des Niveaus
      Blasen-/Mastdarmstörungen
  Sonderform: Brown-Séquard-Syndrom (halbseitige Markkompression):
      Ipsilaterale Parese, Hyperreflexie und Beeinträchtigung der Berührungsempfin-
          dung, des Vibrationsempfindens und der Tiefensensibilität
      Kontralateral Thermhypästhesie und Hypalgesie

II. Nukleäre und infranukleäre Läsionen
  1. Spinal
      Konussyndrom (nukleär, Zerstörung des Sakralmarks):
          Schlaffe Blasenlähmung mit Inkontinenz, Mastdarminkontinenz, Reithosenan-
          ästhesie, schlaffe Sphinktere
          Fehlen des Analreflexes
      Kaudasyndrom (infranukleär):
          Wie Konussyndrom, aber kombiniert mit Ausfällen der unteren lumbalen Seg-
          mente und des S1-Segments. Häufig mit radikulären Schmerzen (Ischialgie)
          beginnend, die plötzlich sistieren und in eine Hypästhesie und Paresen der
          Beinmuskeln sowie der Blasen- und Mastdarmstörung übergehen (s. auch
          Tabelle 5.3)
  2. Peripher
      Verletzung des N. pudendus:
          Parese der Beckenbodenmuskulatur mit schlaffem Sphinkter, fehlendem Anal-
          reflex, Hypästhesie des Penis und der Dammregion
      Verletzung des N. pelvicus:
          Denervation der Blase mit Überlaufblase bei großer Restharnbildung („autono-
          me Blase"), Obstipation

---

innerlich. Zur Beurteilung, ob es sich hierbei um ursächliche Prozesse handelt,
ist es aber wichtig, den genauen zeitlichen Zusammenhang mit dem Auftreten
der erektilen Dysfunktion zu ermitteln. Auch die Schwere der initialen Ausfälle
kann zur Beurteilung mit herangezogen werden. Bei der relativ häufig angegebenen degenerativen Wirbelsäulenerkrankung mit Bandscheibenvorfall ist eine
organisch-neurogene Ursache nur dann anzunehmen, wenn Zeichen einer
Kompression der Cauda-equina-Fasern (Tabelle 5.2) bestehen oder in der Vergangenheit bestanden haben.

Die klinisch-neurologische Untersuchung sollte sorgfältig und umfassend
sein und sich nicht nur auf die Funktionsprüfung der sakralen Segmente be-
schränken (Tabelle 5.3, Abb. 5.2). Eine Beschreibung des Untersuchungsgangs

Tabelle 5.3. Innervationsgebiete der sakralen Segmente

S1	Motorisch: Fußsenker (Mm. gastrocnemii, M. soleus), Zehenflexoren. Eine leichte Parese ist durch den Verlust des Zehenstands zu erkennen Sensibel: Ober- und Unterschenkelrückseite, Fußsohle, kleine Zehe. Funktionsstörungen äußern sich als Parästhesie, Hypästhesie bzw. Anästhesie
S2	Motorisch: Zehenflexoren. Eventuell M. biceps femoris, Semimembranosusgruppe. Beckenbodenmuskulatur Sensibel: perineal (s. Abb. 5.2). Am Bein: Teile der Unterschenkelinnenseite und mediale Kniekehle
S3 – S5	Motorisch: Beckenbodenmuskeln. Ausfall führt zu Inkontinenz bei schlaffen äußeren Sphinktere. Verlust des Analreflexes Sensibel: perineal (s. Abb. 5.2). Am Bein: Oberschenkelinnenseite. Störungen führen zur „Reithosenhypästhesie", da die Ausdehnung in etwa dem Ledereinsatz bei Reithosen entspricht

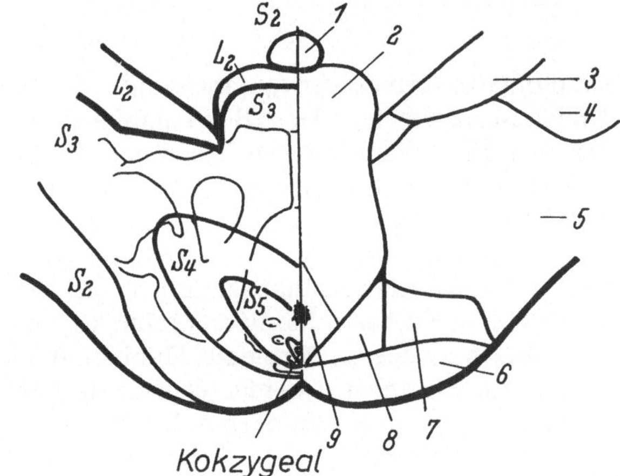

Abb. 5.2. Radikuläre und periphere sensible Innervation der Haut im Dammgebiet. Rechte Körperseite: Dermatome: Linke Körperseite: periphere Nerven. *1* N. dorsalis penis (N. pudendus), *2* Nn. scrotales posteriores (N. pudendus), *3* Rr. cutanei anteriores n. femoralis, *4* N. obturatorius, *5* N. cutaneus femoris posterior, *6* Nn. clunium superiores, *7* Nn clunium inferiores, *8* Nn clunium medii, *9* Nn anococcygei. (Nach Mumenthaler u. Schliack 1987)

ist entsprechenden Lehrbüchern der Neurologie zu entnehmen. Das Ziel der neurologischen Untersuchung ist eine topische Diagnostik, d. h. bereits aus den klinischen Befunden eine möglichst genaue Eingrenzung des Schädigungsorts zu erreichen. Entsprechend der Grobeinteilung in Tabelle 5.1 finden sich Befundkonstellationen, die z. B. für eine supranukleäre Läsion sprechen. Ihr charakteristisches Symptom ist eine Parese mit spastischer Tonusvermehrung der Muskulatur, im Gegensatz zur schlaffen Parese der peripheren (nukleären und infranukleären) Läsion (s. Tabelle 5.2). Eine streng halbseitige Läsion spricht dabei für eine zerebrale Schädigung, insbesondere bei Beteiligung der mimischen Muskulatur oder Gesichtsfelddefekten und Sprachstörungen. Beidseitige Paresen und/oder beidseitige Gefühlsstörungen mit einer segmentalen Grenze sind eher Ausdruck einer spinalen Läsion. In Tabelle 5.2 sind nochmals die häufigsten bzw. charakteristischsten Befunde der verschiedenen Läsionsorte zusammengefaßt. Dem Autor ist dabei bewußt, daß es sich um Vereinfachungen handelt und daß es z. B. zerebrale Affektionen gibt, die eine spinale

Tabelle 5.4. Symptome der Polyneuropathie

Abschwächung des Vibrationsempfindens
Ausfall der distalen Muskeleigenreflexe (Achillessehnenreflex)
Distal in den Extremitäten betonte (handschuh-, socken-, strumpfförmige) Kribbelparästhe-
sien und/oder Sensibilitätsstörungen
Burning-feet-Syndrom. Schmerzhafte Brennparästhesien der Füße, vorwiegend nachts bzw.
bei Wärme

Im fortgeschrittenen Stadium
Trophische Störungen der Haut
Paresen, die nicht einem radikulären Ausfall oder der Läsion eines peripheren Nerven zuge-
ordnet werden können

Atypisch
Als Mononeuritis mit Befall eines einzelnen Nerven und Vortäuschung eines peripheren
Kompressionssyndroms
Als autonome Neuropathie: Blasenstörungen mit Detrusoratonie oder Detrusorinstabilität,
Diarrhöen, orthostatische Hypotonie, Tachykardien, trophische Störungen der Haut

---

Symptomatik vortäuschen („Mantelkantensyndrom" beim Falxmeningiom mit
Paraparese der Beine) oder daß es kombiniert zentrale und periphere Läsionen
gibt. Derartige Erkrankungen haben aber Seltenheitswert.

Wegen der ätiologischen Bedeutung soll etwas genauer auf die Symptome
einer Polyneuropathie eingegangen werden (Tabelle 5.4). Es handelt sich dabei
um eine meist degenerative, seltener entzündliche Schädigung vieler peripherer
Nerven. Ursächlich sind Intoxikationen (Blei, Arsen u. a.), Ernährungsstörun-
gen (Alkohol, Kachexie, Karzinome), Infektionen (Diphtherie) und Stoffwech-
selstörungen (Diabetes, Porphyrie, Urämie), um nur die häufigsten Gründe zu
nennen. Im allgemeinen werden eher die langen Nervenbahnen betroffen, so
daß die Ausfälle distal betont sind. Klinisch kann die Läsion eines bestimmten
Nervs im Vordergrund stehen (Mononeuritis) oder der Befall vegetativer Fasern (autonome Neuropathie), so daß die erektile Dysfunktion sogar Erst-
symptom sein kann. In diesen Fällen hilft der elektroneurographische Nachweis des Befalls weiterer Nerven weiter (s. unten).

5.4 Elektrophysiologische Zusatzuntersuchungen

Der Sinn elektrophysiologischer Untersuchungen besteht im Aufdecken subkli-
nischer Läsionen, die eine weitere topische Eingrenzung des Schädigungsorts erlauben, bzw. den disseminierten Befall des Nervensystems beweisen (z. B. bei der
multiplen Sklerose oder bei der Polyneuropathie). Die zum Einsatz kommenden
Techniken bestehen aus EMG einschließlich Elektroneurographie und Reflexun-
tersuchungen, den evozierten Potentialen (EP) sowie in letzter Zeit die Verwendung motorisch evozierter Potentiale (MEP). Alle genannten Techniken erlauben jedoch leider nur Funktionsprüfungen des somatischen Nervensystems. Die
parasympathische Innervation der Schwellkörper kann bislang nicht durch ein
routinemäßig anwendbares elektrophysiologisches Verfahren überprüft werden.

Die Auswahl der elektromyographisch zu analysierenden Muskeln hängt vom vermuteten Krankheitsbild ab und umfaßt unter Umständen eine Vielzahl von Muskeln. Besteht Verdacht auf Polyneuropathie, sollten Nervenleitgeschwindigkeitsuntersuchungen (N. peronaeus, N. suralis) erfolgen, da der neuropathische Prozeß mit einer diffusen Verlangsamung der Leitung einhergeht. Spezielles Interesse besteht in der Analyse der sakralen Myotome, insbesondere der vom N. pudendus versorgten Beckenbodenmuskulatur. Der Beckenboden besteht aus verschiedenen Einzelmuskeln (z. B. M. sphincter ani externus, M. sphincter vesicae externus, die ischio- und bulbokavernösen Muskeln u. a.); inwieweit sie funktionell unterschiedlich innerviert werden können wird kontrovers diskutiert (vgl. Allert u. Jelasic [1]). Aufgrund seiner guten Zugänglichkeit ist es am einfachsten, den M. sphincter ani externus zu untersuchen. Für die Analyse wurde eine spezielle Oberflächenelektrode entwickelt, die in unserer Erfahrung aber schlechte Ableitqualitäten erbringen. Wir bevorzugen daher die Nadelelektromyographie, die auch den Vorteil hat, die Beckenbodenmuskeln seitengetrennt untersuchen zu können. Praktisch wird folgendermaßen vorgegangen: der Patient wird in Seitenlage mit stark angezogenen Knien gelagert. Ein Finger wird anschließend rektal eingeführt und der Sphinkter ertastet. Nun wird mit einer ca. 40 mm langen Nadel etwa 1–2 cm neben dem Anus eingestochen und die Nadel in Richtung des Sphinkters vorgeschoben. Es empfiehlt sich, den bei EMG-Geräten üblicherweise vorhandenen Lautsprecher einzuschalten, da das Eindringen der Nadelspitze in den Muskel, aufgrund der in dieser Situation üblicherweise starken muskulären Aktivität, sofort gehört werden kann.

Der M. bulbocavernosus läßt sich in der gleichen Lagerung erreichen. Die Nadel wird dabei perineal zwischen After und Ansatz des Skrotums eingestochen und bis zum Muskel vorgeschoben. Auch hier läßt sich die korrekte Nadellage am besten akustisch verifizieren. Der M. bulbocavernosus zeigt allerdings im Gegensatz zum Sphinkter keine tonische Aktivität (s. Abb. 5.3), so daß der Patient zum Anspannen des Beckenbodens („Kneifen") angehalten werden muß.

Der Patient wird nun aufgefordert, den Beckenboden zu entspannen, so gut es geht. Erfahrungsgemäß führt dies jedoch nicht zu einer vollständigen Erschlaffung des Schließmuskels. Das Vorliegen pathologischer Spontanaktivität wie Fibrillationen, positiven scharfen Wellen oder Faszikulationen, die Kennzeichen einer peripheren neurogenen Läsion sind, wird deshalb im M. sphincter ani externus meistens nicht gelingen. In der Elektromyographie ist es üblich, die Form der Potentiale bei Willkürinnervation zu bestimmen. Bei neurogenen Läsionen eines quergestreiften Muskels findet man verbreiterte Potentiale (> 10–15 msec) mit vermehrten Phasenwechseln, sogenannte Polyphasien. Die Beckenbodenmuskulatur weist allerdings physiologischerweise oft eine erhebliche Polyphasie auf, so daß die Klassifikation als pathologisches Potential im Einzelfall schwierig sein kann. Härtere Kriterien für eine Läsion sind das Fehlen der Aktivitätszunahme bei willkürlicher Anspannung des Muskels. Reflektorisch sollte eine Aktivitätszunahme durch plötzliche intraabdominelle Drucksteigerung (am besten durch Husten provoziert) oder durch Dehnung

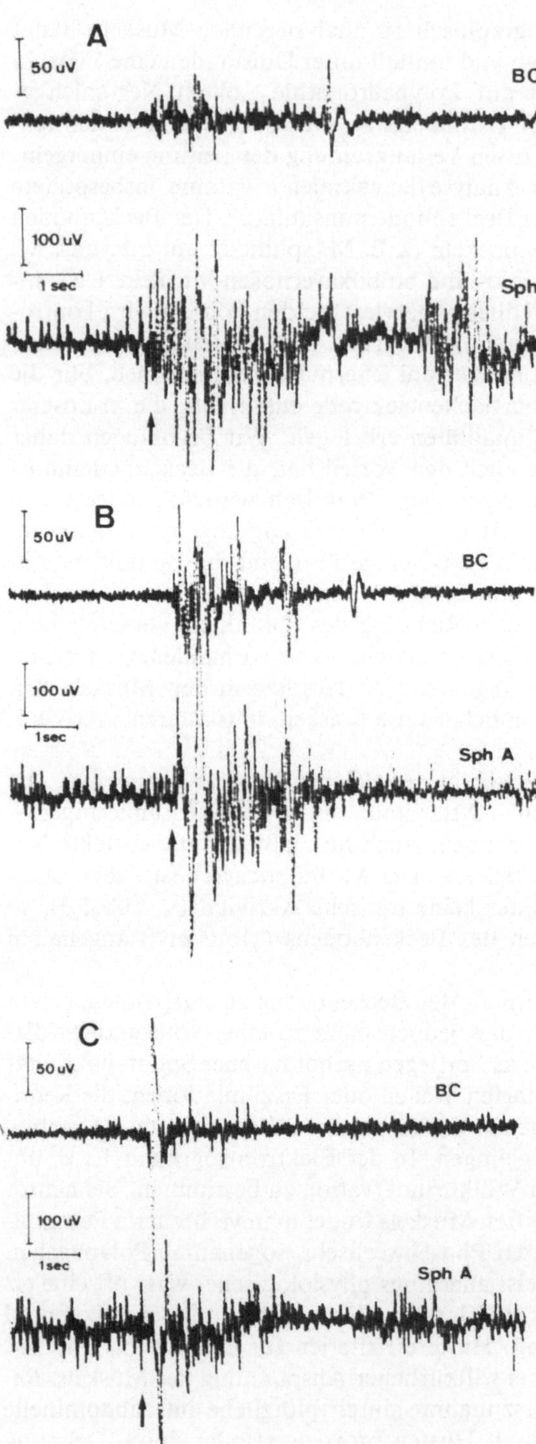

Abb. 5.3 A–C. Beckenboden-EMG. Vergleichende Ableitung aus dem M. bulbocavernosus (*BC*) und dem M. sphincter ani (*SphA*). **A** Im entspannten Zustand fällt auf, daß im *SphA* (M. sphincter ani) kein vollständiges Sistieren der Entladungen zu erreichen ist. Der *Pfeil* markiert die Aufforderung, den Schließmuskel fest anzuspannen. Am ausgeprägtesten ist die Aktivitätszunahme im SphA, aber auch im BC (M. bulbocavernosus) treten Muskelaktionspotentiale auf. **B** Die Steigerung des intraabdominellen Drucks durch Husten (*Pfeil*) löst in beiden Muskeln reflektorisch eine Aktivitätszunahme aus. **C** Durch Dehnen des Analrings werden ebenfalls in beiden Muskeln Entladungen ausgelöst. Dabei stellt der in den After eingeführte Finger per se bereits einen Dehnungsreiz dar, der im SphA bereits vor dem eigentlichen Manöver (*Pfeil*) vermehrte Aktivität bewirkt

des Sphinkters mit dem eingeführten Finger auslösbar sein. Abbildung 5.3 zeigt einen Normalbefund bei synchroner Ableitung aus dem M. bulbocavernosus und dem M. sphincter ani. Im Prinzip verhalten sich beide Beckenbodenmuskeln gleichartig, auch bei Dehnung des Analrings. Eine besondere Bedeutung bei der erektilen Dysfunktion hat der Bulbokavernosusreflex, da somatische penile Afferenzen mitgetestet werden. Klinisch läßt er sich durch Kneifen der Glans penis in Form einer tastbaren Kontraktion des Muskels auslösen. Die elektrische Stimulation der Glans penis oder besser noch des N. dorsalis penis, des Endastes des N. pudendus ermöglicht die Bestimmung von Latenzzeiten. Auch hier läßt sich eine Antwort im M. sphincter ani ableiten (Abb. 5.4a). Aufgrund des polysynaptischen Leitungswegs variiert die Latenz von Reizung zu Reizung. Frühe Potentialkomponenten sind allerdings oft nur durch Mittelwertbildung aus mehreren Durchgängen zu erhalten (vgl.

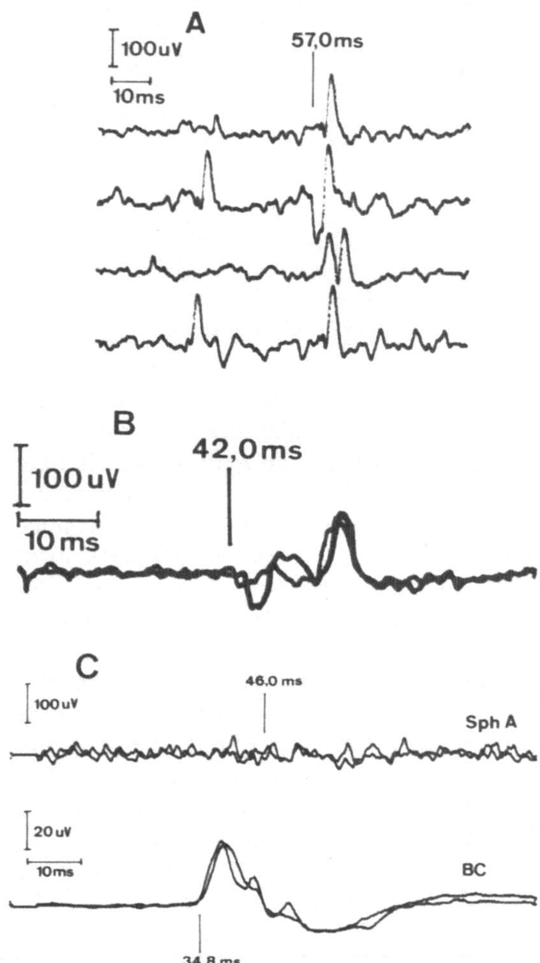

Abb. 5.4 A–C. Bulbokavernosusreflex. **A** Bei Stimulation des N. dorsalis penis kann im *SphA* eine muskuläre Antwort ausgelöst werden, die dem Bulbokavernosusreflex entspricht. Untereinander dargestellt sind die Antworten auf 4 einzelne Reize. Der Reflex scheint nach einer Latenz von ca. 55 msec zu beginnen, ein in unserem Labor pathologisch verlängerter Wert. **B** Durch Mittlung von Reizantworten lassen sich aber frühere Potentialkomponenten mit einem Beginn nach 42,0 msec darstellen. Zwei Durchgänge mit je 32 gemittelten Antworten sind übereinandergelegt, um die Reproduzierbarkeit der frühen Komponenten zu testen. **C** Vergleichende Ableitung der Reflexantwort im M. sphincter ani (*SphA*) und M. bulbocavernosus (*BC*). In diesem Fall ist die Antwort im SphA trotz Mittelwertbildung nur als Negativ-Positiv-Sequenz mit einem Beginn nach 46,0 msec zu erahnen. Im BC zeichnet sich aber bereits nach 34,8 msec eine deutliche Antwort ab. Mittlung von 2mal 32 Reizantworten

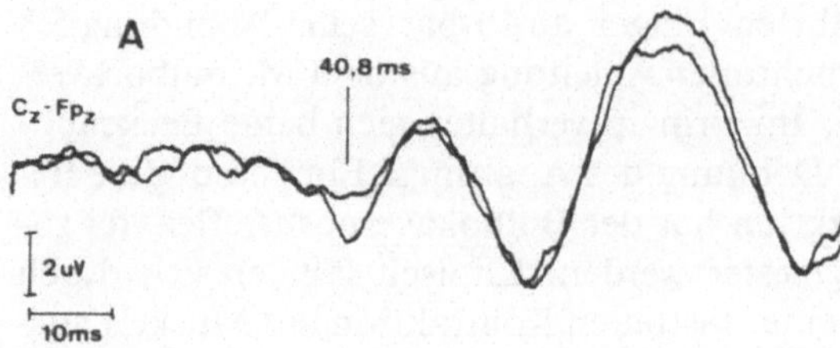

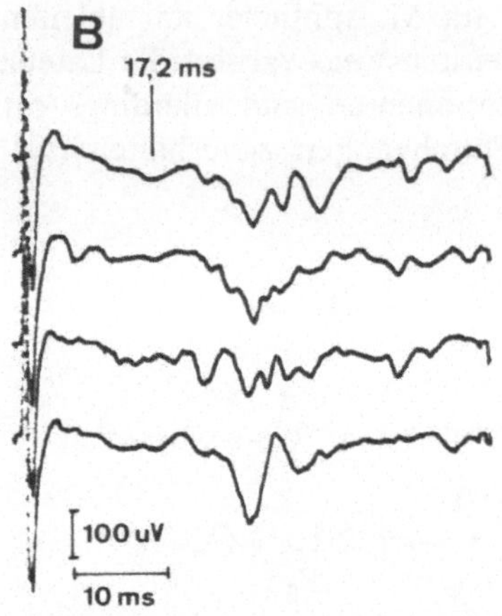

Abb. 5.5. A. Pudendus-SEP. Ableitung über dem somästhetischen Kortex (Position Cz nach dem internationalen 10–20-System zur Plazierung von EEG-Elektroden) gegen eine frontopolare Referenz (Fpz). Mittlung von 2mal 512 Durchgängen. **B** Motorisch evozierte Potentiale. Ableitung aus dem M. sphincter ani. Transkortikale Magnetstimulation. Darstellung von 4 einzelnen Antworten bei leichter Vorinnervation des M. sphincter ani. Der Beginn der Antwort läßt sich auf 17,2 msec festlegen

Abb. 5.4a u. b). Die Latenz bis zum Beginn der Antwort sollte in unserem Labor 50 msec nicht überschreiten. Die Ableitung des Reflexes aus dem M. bulbocavernosus bringt stabilere Antworten, insbesondere wenn die anale Antwort nur schwer zu identifizieren ist (Abb. 5.4c).

Die Möglichkeit, die zentrale Verschaltung peniler Afferenzen im somatosensorischen Leitungsweg zu überprüfen, ist durch die Technik der evozierten Potentiale gegeben. Den elektrischen Stimulationen des N. dorsalis penis folgt eine charakteristische Potentialsequenz in der Postzentralregion (Abb. 5.5a), deren Ausfall oder Verzögerung auf eine Schädigung im aufsteigenden Leitungsweg hindeuten. Die Antworten an der Kopfoberfläche sind allerdings so klein, daß sie ohne Mittelung nicht darstellbar sind. Die Latenzen der einzelnen Komponenten sind von der Körpergröße abhängig [13]. Als eindeutig pathologisch sind Latenzen über 50 msec für den Gipfel der ersten positiven Welle anzusehen. Zwischen 45 und 50 msec muß zur Interpretation die Größe des Patienten berücksichtigt werden.

Eine Möglichkeit, die absteigenden motorischen Bahnsysteme zu testen, ist in jüngster Zeit durch die Entwicklung magnetischer Stimulatoren gegeben, die eine schmerzlose transkranielle Reizung des Motorkortex erlauben. Abbildung 5.5b zeigt eine Ableitung aus dem M. sphincter ani bei kortikaler Reizung. Eine leichte Vorinnervation des zu untersuchenden Muskels führt dabei zu einer deutlichen Bahnung mit Latenzverkürzung und Amplitudenzunahme der Antwort. Normwerte finden sich bei Scherb [11] und betragen für die Antwort in Ruhe 28,4±2,8 msec und für die gebahnte Antwort 21,2±2,3 msec.

5.5 Beurteilung der klinischen und elektrophysiologischen Befunde

Eine auffallende Erfahrung ist, daß bei den Patienten, die sich wegen einer neurogen bedingten erektilen Dysfunktion in der Sprechstunde vorstellen, supranukleäre Läsionen eine Ausnahme sind (vgl. auch Tackmann und Porst [13]). Die häufigsten Ursachen sind peripher und hier insbesondere die diabetogene und die alkoholtoxische Polyneuropathie. Über die Gründe läßt sich nur spekulieren. Zum einen ist es vorstellbar, daß von vielen Patienten die Erektionsstörung als schicksalhaft hingenommen wird bzw. im Vergleich zu den anderen Ausfallserscheinungen in der Bedeutung zurücktritt. Zum anderen ist denkbar, daß durch die reflektorische Organisation auf spinaler Ebene die Erektionsfähigkeit zumindest zu einem gewissen Grad auch bei spinaler oder zerebraler Schädigung erhalten bleibt. Im Gegensatz hierzu ist die Erektion bei peripherer Läsion häufig beeinträchtigt. Oft zeigt sich nur eine geringe Rückbildungstendenz, z. B. nach Kaudakompression bei einem lumbalen Bandscheibenvorfall. Die Diagnostik einer peripheren Läsion kann schwierig sein und verlangt eine synoptische Betrachtung aller – auch der nichtneurologischen – Befunde. Die Kritik, die insbesondere an den elektrophysiologischen Befunden geübt wird [2, 8], beruht sicherlich auf dem Fehler, z. B. eine autonome Neuropathie nur im Beckenboden-EMG sichern zu wollen. Dies ist unmöglich, da mit dieser Methode nur die dick myelinisierten Fasern des somatischen Nervensystems erfaßt werden. Erst die Zusammenfassung der Anamnese (z. B. Diabetes), der Klinik (distal abgeschwächte Reflexe) und weiterer elektrophysiologischer Befunde (eventuelle Verlangsamung der Nervenleitgeschwindigkeiten) wird den richtigen Weg weisen. Nicht so selten finden sich Fälle, die mehrere Erklärungen für die erektile Dysfunktion bieten, z. B. eine Kombination aus vaskulären und neurogenen Faktoren. Die Abschätzung des jeweiligen Anteils kann dabei sehr schwierig und gelegentlich auch unmöglich sein.

Eine weitere diagnostische Lücke entsteht durch den anatomisch getrennten Verlauf des parasympathischen und somatischen Leitungswegs im kleinen Becken. Maligne Prozesse bzw. deren operative Therapie können selektiv den N. pelvicus lädieren [6, 9]. Da bislang keine routinemäßig anwendbaren elektrophysiologischen Tests für die parasympathische Schwellkörperinnervation zur Verfügung stehen, ist es hilfreich, urologische Untersuchungstechniken mitzuberücksichtigen, z. B. die Urodynamik mit Videographie, die eine Innervationsstörung des Detrusor vesicae aufdecken kann. Kürzlich wurde über die Ableitung elektrischer Aktivität aus den Schwellkörpern berichtet, die bei Erektion sistiert [12, 14]. Sollte sich die Methodik validieren lassen, wäre dies sicherlich ein entscheidender Fortschritt, da hiermit die Aktivität des sakralen Parasympathikus sich erstmalig auch elektrophysiologisch quantifizieren ließe. Die Entwicklung auf diesem Gebiet bleibt abzuwarten.

Literatur

1. Allert ML, Jelasic F (1974) Diagnostik neurogener Blasenstörungen durch Electromyographie. Thieme, Stuttgart, S 14–21
2. Desai KM, Dembry K, Morgan H, Gingell JC, Prothero D (1988) Neurophysiological investigation of diabetic impotence. Are Sacral response studies of value? Br J Urol 61:68–73
3. Duus P (1990) Neurologisch-topische Diagnostik, 5. überarb. Aufl. Thieme, Stuttgart
4. Gerstenberg TC, Levin RJ, Wagner G (1990) Erection and ejaculation in man. Assessment of the electromyographic activity of the bulbocavernosus and ischiocavernosus muscles. Br J Urol 65/4:395–402
5. Goldstein I (1983) Neurogenic impotence. In: Krane RJ, Siroky MB, Goldstein I (eds) Male sexual dysfunction. Little & Brown, Boston
6. Lue TF (1990) Impotence after prostatectomy. Urol Clin North Am 17/3:613–620
7. Mumenthaler M, Schliack H (1987) Läsionen peripherer Nerven. Diagnostik und Therapie, 5. Aufl. Thieme, Stuttgart
8. Nogueira MC, Herbaut AG, Wespes E (1990) Neurophysiological investigations of two hundred men with erectile dysfunction. Interest of bulbocavernosus reflex and pudendal evoked responses. Eur Urol 18/1:37–41
9. Quinlan DM, Epstein JI, Carter BS, Walsh PC (1991) Sexual function following radical prostatectomy: influence of preservation of neurovascular bundles. J Urol 145/5:998–1002
10. Padma-Nathan N (1988) Neurologic evaluation of erectile dysfunction. Urol Clin North Am 15/1:77–80
11. Scherb WH (1991) Neurophysiological evaluation of erectile dysfunction. In: Jonas U et al (eds) Erectile dysfunction. Springer, Berlin Heidelberg New York Tokyo, pp 178–186
12. Stief CG (1991) Single potential analysis of cavernous electrical activity: a possible diagnosis of autonomic cavernous dysfunction and cavernous smooth muscle degeneration. In: Jonas U et al. (eds) Erectile dysfunction. Springer, Berlin Heidelberg New York Tokyo, pp 194–203
13. Tackmann W, Porst H (1987) Diagnostik neurogener Potenzstörungen mit Hilfe des Bulbocavernosusreflexes und somatosensorisch evozierter Potentiale nach Stimulation des Nervus pudendus. Nervenarzt 58:292–299
14. Wagner G, Gerstenberg T, Levin RJ (1989) Electrical activity of corpus cavernosum during flaccidity and erection of the human penis. J Urol 142:723–727
15. Wespes E, Nogueira MC, Herbaut AG, Caufriez M, Schulman CC (1990) Role of the bulbocavernosus muscles on the mechanism of human erection. Eur Urol 18/1:45–48

6 Psychiatrische Diagnostik bei erektiler Dysfunktion

D. CASPARI

6.1 Einleitung

Das Auftreten von sexuellen Funktionsstörungen, speziell der erektilen Dysfunktion, bedeutet für die betroffenen Männer eine erhebliche seelische Verunsicherung, die bis zur Auslösung einer Selbstwertkrise gehen kann. Andererseits können auch krisenhafte Zuspitzungen von beruflichen und familiären oder partnerschaftlichen Problemen zu Erschütterungen des Selbstbewußtseins führen und damit sekundär negative Auswirkungen auf die sexuelle Funktion zeigen.

Schon diese Tatsachen belegen die Notwendigkeit einer umfassenden, über das Symptom hinausgehenden, psychosomatisch zu nennenden Sichtweise bei der Abklärung sexueller Funktionsstörungen.

Ein derartiger Ansatz ist auch aus weiteren Gründen unbedingt erforderlich. Es ist allgemein bekannt, daß sich eine sexuelle Problematik nicht selten hinter andersartigen psychischen und körperlichen Beschwerden verbirgt [9]. Genannt seien hier muskuläre Verspannungen, Kopfschmerzen, Konzentrationsstörungen, Niedergeschlagenheit oder Gereiztheit. In diesem Zusammenhang muß auch darauf hingewiesen werden, daß Erektionsstörungen oft schon lange bestehen und zum Teil chronifiziert sind, bevor die Patienten sich in Abklärung oder Behandlung begeben. Bei länger andauernden Erektionsstörungen, auch wenn sie primär organisch bedingt sind, lassen sich so gut wie immer sekundäre psychische Faktoren – am häufigsten Versagensangst – eruieren [2].

Obwohl der Anteil organisch bedingter Erektionsstörungen inzwischen auf mindestens 50% der Fälle geschätzt wird, dürfen psychische Faktoren nicht zu gering bewertet werden.

Allerdings müssen sie zunächst erkannt und dann auch diagnostisch zugeordnet werden.

6.2 Psychiatrische Untersuchung

Unter einer psychosomatischen Betrachtungsweise ist eine individuelle und gleichzeitig umfassende Sichtweise der Beschwerden und Erlebnisse des Kranken, seiner Vergangenheit und seiner Zukunftserwartungen zu verstehen. Darüber hinaus ist es notwendig, die Bedeutung der Störung oder Erkrankung für

Tabelle 6.1. Überblick über die psychiatrische Diagnostik

Anamnese
Psychosoziale Belastungen
Biographische Daten
Grundzüge der Persönlichkeit
Aktuelle Lebenssituation
Sexualanamnese mit spezieller Beachtung entwicklungspsychologischer und psychodynamischer Faktoren

Psychiatrischer Befund

Neurologischer und allgemeinmedizinischer Befund

Psychologische Testuntersuchung
FPI
FAPK

Fremdanamnese

Fakultativ:
EEG, cCT
Spezielle Laboruntersuchungen

---

die aktuelle Lebenssituation zu erfassen. Eine erste diagnostische Zuordnung erfordert eine eingehende Analyse der Auslösesituation der aktuellen Störung. Ferner ist es notwendig, ihre innere Dynamik zu verstehen und die aufrechterhaltenen Bedingungen zu benennen. Dies alles ist nur in einem offenen, vertraulichen Gespräch ohne Zeitdruck möglich. Somit erfordert die psychiatrische Anamneseerhebung und Untersuchung gerade bei Patienten mit sexuellen Funktionsstörungen einen nicht unerheblichen Zeitaufwand (siehe Tabelle 6.1). Neben früheren neuropsychiatrisch relevanten Erkrankungen wird aktuellen oder chronischen seelischen Belastungen besondere Beachtung geschenkt. Wesentliche biographische Daten und Grundzüge der Persönlichkeit sind oft von großer Bedeutung. Den Kern des ersten Gesprächs oder der ersten Gespräche bilden aber eine detaillierte Sexualanamnese, die Lebenssituation zum Zeitpunkt des erstmaligen Auftretens der erektilen Dysfunktion und die aktuelle partnerschaftliche Situation. Ergänzt wird die klinische Untersuchung durch eine psychologische Testuntersuchung. Dabei wird in unserer Arbeitsgruppe neben dem Freiburger-Persönlichkeits-Inventar in der revidierten Fassung [8], einem im deutschsprachigen Raum sehr verbreiteten, umfassenden Persönlichkeitsinventar, auch der Fragebogen zur Abschätzung psychosomatischen Krankheitsgeschehens [10] benutzt. Die Ergebnisse dieser Verfahren geben Hinweise für eine weitere vertiefte Exploration oder bekräftigen und belegen das Ergebnis der klinischen Untersuchung. Keinesfalls sind sie jedoch für differentialdiagnostische Fragestellungen geeignet.

6.3 Problematik der ätiologischen Zuordnung

Grundsätzlich sind immer psychische und organische Faktoren bei der Entstehung und bei der Aufrechterhaltung von Sexualstörungen beteiligt. Eine Einteilung in diese beiden Untergruppen stellt somit etwas Künstliches dar, ist jedoch aus praktischen Gründen nicht zu umgehen. Dabei ist allerdings zu beachten, daß selbst bei interdisziplinärer Abklärung über mehrere Wochen bei einem Teil der Patienten eine genügend sichere Zuordnung zu einer der beiden Gruppen nicht möglich war und die beteiligten Faktoren nicht näher eingegrenzt werden konnten. Dieser Anteil von Patienten betrug im ersten Kollektiv von 75 Männern, welche ohne spezielle Selektion in unserer Arbeitsgruppe untersucht wurden, immerhin 18% [4]. Auch nach 2jähriger Verlaufsbeobachtung war nur bei 2 Patienten dieser Gruppe eine genauere Aussage möglich. Von den ursprünglich 75 Patienten konnte bei zweien nach eingehender psychiatrischer Exploration die Diagnose einer Erektionsstörung nicht bestätigt werden. Vielmehr wurde bei einem Patienten eine endogene paranoide Psychose festgestellt, der Zweite litt an einer schweren neurotischen Störung mit ausgeprägten hypochondrischen Befürchtungen (ebenda). Bei den restlichen Patienten wurde in 49% der Fälle eine primär organische Ursache gefunden, in 33% dominierten psychische Faktoren.

6.4 Häufigkeit psychischer Störungen bei Patienten mit einer erektilen Dysfunktion

Die Häufigkeit klinisch relevanter psychischer Störungen bei Patienten mit einer erektilen Dysfunktion ist durchaus umstritten. Während Autoren mit psychodynamischer Ausrichtung so gut wie immer Neurosen oder Persönlichkeitsstörungen an der Wurzel von Sexualstörungen sehen, führen verhaltens- oder lerntheoretisch orientierte Autoren seltener psychische Auffälligkeiten ihrer Patienten auf. Dabei werden meist nur Patienten mit einer psychogenen Störung untersucht.

In dem eigenen, schon erwähnten, unausgewählten Kollektiv fanden wir bei etwa zwei Drittel der Patienten relevante seelische Auffälligkeiten, unabhängig davon, ob die Ursache der Erektionsstörung primär organisch oder psychogen gesehen wurde [3]. Diese Ergebnisse decken sich in etwa mit den wenigen ande-

Tabelle 6.2. Psychiatrische Diagnosen bei Patienten mit einer erektilen Dysfunktion

	Ätiologie		
	Organisch (n = 36)	Psychogen (n = 24)	Gemischt (n = 13)
Neurosen	0	4	0
Persönlichkeitsstörungen	1	7	1
Endogene Depression	0	1	0
Reaktive Depression	7	6	3
Depressives Syndrom	1	0	0
Alkoholismus	3	0	1
Organische Psychosyndrome	11	0	0

ren Untersuchungen zu diesem Themenkomplex [7, 14]. Tabelle 6.2 enthält eine vereinfachte Darstellung der nach ICD 9 [5] gestellten Diagnosen.

Bei Patienten mit einer überwiegend organischen Ursache fanden sich am häufigsten leichte bis mäßig ausgeprägte hirnorganische Psychosyndrome, die beispielsweise durch Gedächtnisstörungen, Umständlichkeit oder Weitschweifigkeit im Gedankengang und Veränderung der Grundstimmung gekennzeichnet waren. Danach folgten reaktive Depressionen und Alkoholmißbrauch bzw. Alkoholabhängigkeit. Die Relevanz dieser Befunde für die Therapieplanung, speziell auch für die SKAT-Behandlung, ist evident. Patienten mit vorwiegend psychischen Faktoren wiesen vor allem Neurosen und Persönlichkeitsstörungen, seltener auch reaktive Depressionen auf.

6.5 Hinweise auf seelische Faktoren

In der praktischen Arbeit ist es nicht möglich und auch nicht erforderlich, alle Patienten einer umfassenden interdisziplinären, dabei teilweise auch invasiven Diagnostik zu unterziehen. Vielmehr gibt häufig schon die Anamnese Hinweise darauf, daß seelische Ursachen bei der erektilen Dysfunktion beteiligt sind. Dies gilt vor allem für Patienten mit einer stark wechselnden Symptomatik, die dann in typischer Weise berichten, daß bei sexueller Aktivität oder auch ohne spezielle Stimulation gelegentlich normale Erektionen auftreten.

Von diesen Patienten wird gar nicht so selten bei Nachfragen auch angegeben, daß ihnen gelegentlich Geschlechtsverkehr möglich ist. Sie neigen jedoch dazu, zunächst vor allem auf ihre Störung hinzuweisen bzw. ihre Angaben vage und ungenau zu halten. Bei konkreten Fragen des Untersuchers weichen sie aus. Gerade hier gilt es, behutsam und konsequent auf einer genaueren Darstellung und konkreten Beantwortung der Fragen zu bestehen.

Vielfach ist in diesen Fällen ein Gespräch mit der Partnerin sehr aufschlußreich. Der Patient ist in jedem Fall auch danach zu fragen, ob die Erektionsstörung nur bei bestimmten Partnerinnen auftritt oder gerade in bestimmten Situationen nicht, z. B. bei der Masturbation. Bei vielen dieser Patienten handelt es sich um hypochondrisch veranlagte Männer mit gleichzeitig übersteigerten Vorstellungen von sexueller Leistungsfähigkeit.

Auch wenn die Patienten schon im Laufe der Erstuntersuchung multiple Klagen über körperliche Funktionsstörungen bzw. Beeinträchtigungen des Befindens vorbringen, oft von unbestimmtem Charakter, wie z. B. bei diffusen Ängsten oder Schmerzzuständen, so kann dies den Verdacht auf psychische Ursachen der Erektionsstörung wecken. Allerdings ist in diesen Fällen eine sorgfältige organische Abklärung nicht zu vernachlässigen.

6.6 Psychische Ursachen einer erektilen Dysfunktion

Die Kenntnis der häufigsten seelischen Ursachen von Erektionsstörungen ist notwendig, um eine Vorstellung davon zu besitzen, welche Lebensbereiche im

Gespräch mit dem Ratsuchenden besonders zu beachten sind. Zu nennen sind vor allem „sexuelle Mythen" [15] oder „phallische Irrtümer" [11], Ängste und Partnerkonflikte. „Phallische Irrtümer" bestehen in übersteigerten Vorstellungen und Erwartungen hinsichtlich der sogenannten sexuellen Leistungsfähigkeit, hinsichtlich Koitusfrequenz und des synchronen Erreichens des Orgasmus, sogar hinsichtlich der Penisgröße. Sie spielen vor allem bei jüngeren Männern mit mangelnder Selbstsicherheit eine gewisse Rolle und können trotz ausführlicher Beratungen gelegentlich recht resistent sein.

Funktionelle Sexualstörungen können unter psychodynamischem Aspekt der Abwehr von Ängsten dienen. Nach Arentewicz und Schmidt [1] werden Triebängste, Beziehungsängste, Ängste in Zusammenhang mit der Geschlechtsidentität und Gewissensängste unterschieden.

Ängste vor den eigenen triebhaften Wünschen sollen auf Störungen in der frühkindlichen Entwicklung zurückgehen. Versagungen in der oralen Phase können demnach zu einem Gefühl des „Zu-kurz-gekommen-Seins" führen und später eine Angst vor unausweichlichen Frustrationen in sexuellen Situationen verursachen. Die Sexualstörung „vermeidet" diese „Frustrationen". Störungen in der analen Phase der psychosexuellen Entwicklung können dazu führen, daß sich Ängste entwickeln, die Kontrolle über Körper und Emotionen zu verlieren, sowie Ekelreaktionen, Schmutzängste oder auch Ängste vor fantasierter Gewalttätigkeit. Werden solche Ängste im Rahmen einer Beziehung aktiviert, können sie zu sexuellen Funktionsstörungen führen. Nach psychoanalytischer Auffassung spielen jedoch die in der phallischen Phase entstandenen Kastrationsängste, die auf reale oder auch fantasierte Drohungen von seiten des Vaters zurückgehen und häufig mit Schuldgefühlen verbunden sind, eine zentrale Bedeutung für die Ätiologie von Erektionsstörungen.

Beziehungsängste, wie die Angst vor einer zu engen Bindung mit der Furcht vor Selbstaufgabe und totaler Abhängigkeit, oder übersteigerte Ängste vor Partnerverlust, gehen auf frühkindliche Erfahrungen mit den ersten Bezugspersonen, den Eltern, zurück. Dabei können sowohl frühe Trennung und andere negative Erfahrungen wie auch zu intensive Bindungen zur Ausbildung von Beziehungsängsten führen und später zu sexuellen Funktionsstörungen beitragen.

Männer mit einer unsicheren Geschlechtsidentität haben die tiefsitzende Befürchtung, kein vollwertiger Mann zu sein, sie fühlen sich wenig liebens- und begehrenswert, befürchten oft, sexuell zu versagen. Die Bedeutung dieses Faktors wird besonders dann deutlich, wenn sexuelle Störungen in Lebenskrisen auftreten, die das Selbstwertgefühl erschüttern und damit die Geschlechtsidentität direkt oder indirekt bedrohen: im Alter, nach körperlichen, die Konstitution schwächenden Krankheiten, mit dem Verlust der körperlichen Attraktivität, aber auch nach beruflichem Mißerfolg.

Gewissensängste, die auf die Tabuisierung des Sexuellen in der kindlichen Entwicklung zurückgehen, spielen nur noch selten eine Rolle.

Sexualprobleme und Schwierigkeiten in der Partnerschaft bedingen sich oft gegenseitig. Bei sexuellen Funktionsstörungen gibt es keinen unbeteiligten Partner. Die Partnerkonflikte können offen oder verdeckt sein. Ist der Konflikt bewußt, kann der Zusammenhang zur sexuellen Funktionsstörung im Gespräch oft leicht aufgezeigt werden. Verdeckte Konflikte werden häufig erst im Laufe einer längerdauernden Betreuung und unter Einbeziehung des Partners deutlich.

Arentewicz und Schmidt [1] unterscheiden 4 häufige Konstellationen in gestörten Partnerschaften. Bei der „Delegation" hat der vermeintlich Gesunde ein „Interesse" an der Störung seines Partners, er braucht sie, um eigene Schwierigkeiten zu überdecken. Das Verhalten des Partners beim sexuellen Kontakt kann ein Hinweis hierauf sein. Durch „sexuelle Sabotage", wie z. B. abweisende Haltung beim Versuch sexueller Kontakte oder bei Initiative in ungeeigneten Momenten oder Abbruch von Stimulation, die selbst begonnen worden war, wird die Störung des Partners unterhalten.

Die sexuelle Funktionsstörung kann auch ein stillschweigendes unbewußtes „Arrangement" sein, das beiden Partnern und ihrer Beziehung nutzt. Dies ist beispielsweise der Fall, wenn die Partnerin eines Mannes mit Erektionsstörungen unter Vaginismus leidet.

Bei der „Wendung gegen den Partner" wird durch die sexuelle Funktionsstörung untergründige Feindseligkeit ausgedrückt, oder es werden Dominanzkonflikte ausgetragen. Dies findet sich jedoch eher bei Frauen und spielt bei der erektilen Dysfunktion eine untergeordnete Rolle.

Bei dem „Ambivalenzmanagement" geht es um das Problem der Nähe und Distanz. Durch die sexuelle Störung kann bei zu großer, eventuell als bedrohlich erlebter Nähe wieder mehr Distanz hergestellt werden. Der Einfluß dieses Faktors zeigt sich vor allem in Situationen, die mit einer Verringerung der Distanz einhergehen. Die Funktionsstörung manifestiert sich z. B. nach dem Zusammenziehen des Paares oder nach der Heirat.

Die pathogenetische Endstrecke jeglicher Ätiologie der erektilen Dysfunktion ist der Selbstverstärkungsmechanismus [12]. Selbst wenn das erste Auftreten der Erektionsstörung zufällig ist, führt es so gut wie immer zu Erwartungsangst oder zur Angst vor erneutem Versagen. Wie rasch solche Ängste auftreten und wie intensiv sie sind, ist von der jeweiligen Persönlichkeit abhängig. Erwartungs- und Versagensangst stören im weiteren Verlauf auch die grundsätzlich intakte sexuelle Funktion, was zu ihrer weiteren Verstärkung beiträgt. Dieser Teufelskreis wird noch intensiviert durch ängstliche Selbstbeobachtung, Minderwertigkeitsgefühle, häufig auch durch eine fordernde und abweisende Haltung der Partnerin. Schließlich kommt es zu einem zunehmenden Vermeiden sexueller Situationen und zu einem sekundären Libidoverlust.

Im konkreten Fall sind in der Regel mehrere der genannten Ursachen am Auftreten von Erektionsstörungen beteiligt.

6.7 Psychische Krankheit und erektile Dysfunktion

Es ist bekannt, daß einige psychische Erkrankungen häufig mit sexuellen Funktionsstörungen einhergehen. Bei der endogenen Depression sind im Zusammenhang mit der traurigen Verstimmung, der Antriebshemmung und den vegetativen Störungen oft auch ein Rückgang der Libido und Erektionsstörungen zu beobachten. In dem eigenen Kollektiv wurde aber nur bei einem Patienten eine endogene Depression festgestellt. Dies steht wohl damit im Zusammenhang, daß die meisten Patienten wegen der quälenden depressiven Verstimmung um ärztliche Hilfe nachsuchen. Nur wenn die sexuellen Störungen im Vordergrund des Beschwerdebilds stehen, wie es bei der sogenannten larvierten Depression möglich sein kann, können differentialdiagnostische Probleme auftreten. Auch dann lassen sich jedoch so gut wie immer durch gezielte Exploration oder im Rahmen einer Verlaufsbeobachtung die Grundsymptome einer Depression nachweisen.

Bei schizophrenen Psychosen können ebenfalls Erektionsstörungen auftreten. Auch diese Patienten konsultieren nach unserer Erfahrung selten deswegen den Arzt. In der Regel besteht gleichzeitig eine Abnahme des sexuellen Verlangens, die durch den sozialen Rückzug der Kranken, durch Autismus und Kontaktstörungen noch verstärkt wird.

Die größten Probleme bereitet es immer wieder, eine Alkohol- oder Medikamentenabhängigkeit als Mitursache einer erektilen Dysfunktion zu erkennen. Dabei sind diese praktisch von großer Bedeutung, wie auch Tabelle 6.2 nachweist. Das Suchtverhalten wird jedoch normalerweise von den Patienten verheimlicht und geleugnet. Hier ist man auf Hinweise aus Zusatzuntersuchungen (z. B. Laborwerte, EEG) und auf Angaben Dritter angewiesen. Im Zweifelsfall ist es sicher auch einmal berechtigt, eine toxikologische Untersuchung zu veranlassen. Nicht unerwähnt bleiben darf, daß Psychopharmaka in einigen Fällen zu Potenzstörungen führen können. Dabei sind vor allem Neuroleptika, aber auch Antidepressiva der unterschiedlichen chemischen Klassen zu nennen.

6.8 Abschließende Bemerkungen zur klinisch-psychiatrischen Diagnostik

Wie bereits erwähnt, kann nicht jeder Patient einer umfassenden interdisziplinären Abklärung unterzogen werden. In der Praxis hat sich ein gestuftes Vorgehen bewährt. Aus klinisch-psychiatrischer Sicht kann dabei die Bedeutung einer eingehenden Anamnese nicht hoch genug eingeschätzt werden. Auch eine frühzeitige Einbeziehung der Partnerin in die Diagnostik und Therapieplanung ist anzustreben. Hierdurch kann gelegentlich eine aufwendige Diagnostik vermieden werden. Vor invasiven Maßnahmen ist in manchen Fällen durchaus ein Therapieversuch, z. B. in Form mehrerer Beratungsgespräche, zu erwägen. Bevor eine SKAT-Behandlung eingeleitet wird, sollte nicht nur die Akzeptanz durch den Patienten, sondern auch die Einstellung der Partnerin abgeklärt werden. Hierdurch könnte die noch erstaunlich große Ausfallsrate von 40% und mehr im Laufe einer SKAT-Therapie reduziert werden [6].

Literatur

1. Arentewicz G, Schmidt G (Hrsg) (1980) Sexuell gestörte Beziehungen. Konzept und Technik der Paartherapie. Springer, Berlin Heidelberg New York
2. Benkert O (1977) Sexuelle Impotenz. Springer, Berlin Heidelberg New York
3. Caspari D, Bellaire W, Derouet H (1989) Patienten mit Erektionsstörungen: Häufigkeit und Relevanz psychopathologischer Befunde. Psycho 15/5:414–415
4. Caspari D, Derouet H, Jäger H, Moll V, Wanke K (1990) Psychiatrische Aspekte der erektilen Dysfunktion. TW Urol Nephrol 1:270–274
5. Degkwitz R, Helmchen H, Kockott G, Mombour W (1980) Diagnosenschlüssel und Glossar psychiatrischer Krankheiten, 5. Aufl, korr nach der 9. Revision der ICD. Springer, Berlin Heidelberg New York
6. Derouet H, Caspari D, Münch M, Ziegler M (1991) Akzeptanz der Schwellkörperautoinjektionstherapie (SKAT) bei der Langzeitbehandlung der erektilen Dysfunktion. Urologe A 30:423–427
7. Derogatis R, Mayer JK, King KM (1981) Psychopathology in individuals with sexual dysfunction. Am J Psychiatry 138:757–763
8. Fahrenberg J, Hampel R, Selg H (1984) Das Freiburger-Persönlichkeits-Inventar (FPI), 4. rev Fassung. Hogrefe, Göttingen
9. Hertoft P (1986) Funktionelle Sexualstörungen und sexuelle Deviationen. In: Kisker KP, Lauter H, Meyer J-E, Müller C, Strömgren E (Hrsg) Psychiatrie der Gegenwart 1: Neurosen, psychosomatische Erkrankungen, Psychotherapie. Springer, Berlin Heidelberg New York, S 189–226
10. Koch C (1981) Fragebogen zur Abschätzung psychosomatischen Krankheitsgeschehens. Beltz, Weinheim
11. Kockott G (1988) Männliche Sexualität. Hippokrates, Stuttgart
12. Kockott G (1989) Diagnostik und Therapiemöglichkeiten bei seelischen Störungen als Ursache der Impotenz. Urologe A 28:248–252
13. Masters W, Johnson V (1970) Human sexual inadequacy. Little Brown, Boston
14. Mauri M, Petracca A, Cassano GB (1984) Impotence I: personality profiles and psychopathological features in 66 subjects referred to an andrology outpatient center. Compr Psychiatry 25:142–146
15. Zilbergeld B (1983) Männliche Sexualität. Forum für Verhaltenstherapie und psychosoziale Praxis 5. Steinbauer & Rau, München

Therapie

Allgemeine Überlegungen

Therapeutische Vorschläge bei Patienten mit erektiler Dysfunktion sollten erst dann gemacht werden, wenn nach einer diagnostischen Abklärung eine ätiologische Zuordnung möglich erscheint. Einer möglichen Koinzidenz organischer und psychischer Faktoren muß auch bei einer eindeutigen organischen Genese der geklagten Erektionsstörungen Rechnung getragen werden [2]. Nach „Klassifikation der Erektionsstörung" [6] wird ein individuelles Therapiekonzept entworfen. Wichtige therapeutische Schritte können dabei bereits vom niedergelassenen Allgemeinmediziner oder praktischen Arzt eingeleitet werden [3]. Hierzu gehört vor allem die Aufklärung und Information der Patienten, z. B. über die Beeinträchtigung der Erektion infolge notwendiger medizinischer Behandlungsmaßnahmen. Insbesondere potentielle Nebenwirkungen von Arzneimitteln auf das Sexualverhalten müssen bekannt sein und bei jeder medikamentösen Therapie berücksichtigt werden. Dabei kann durchaus die objektive Erfassung der Nebenwirkungen Schwierigkeiten bereiten, da nicht immer klar zu trennen ist, ob die geäußerten sexuellen Funktionsstörungen durch Medikamente oder durch die behandlungsbedürftige Grundkrankheit ausgelöst werden [6]. Die frühzeitige Einschaltung eines andrologisch erfahrenen Fachkollegen zur diagnostischen Erfassung organischer Faktoren kann vor dem Wechsel eines essentiellen Medikament sinnvoll sein. Insbesondere bei der hausärztlichen Betreuung gilt es zu berücksichtigen, daß infolge sexueller Tabuisierung oft nicht über die sexuelle Versagenssituation berichtet wird, sondern die sexuelle Problematik in physischen oder psychischen Beschwerden, wie muskuläre Verspannungen, Kopfschmerzen, Konzentrationsstörungen, Niedergeschlagenheit oder Gereiztheit, verkleidet sein kann [6]. So klagten von 30 mit dem Hochdruckmittel Methyldopa behandelten Patienten spontan nur 7%, bei gezieltem Befragen jedoch 54% über Störungen der Erektionsfähigkeit [1].

Ebenso kann eine die Erektion negativ beeinflussende Lebensweise, z. B. der Nikotinabusus, bereits vom Hausarzt aufgeklärt werden. Der Allgemeinzustand des Patienten, seine Grunderkrankungen und seine körperliche Leistungsfähigkeit sind wichtige Parameter, die in die Behandlungsstrategie des Andrologen einfließen müssen, insbesondere wenn operative Behandlungskonzepte verfolgt werden. Andererseits muß berücksichtigt werden, daß trotz zunehmender Verfeinerung der diagnostischen Möglichkeiten, insbesondere im Bereich der Gefäßdiagnostik, nie überprüft wurde, welche pathologischen Befunde bei Patientenkollektiven nachgewiesen werden können, die nicht über Erektionsstörungen klagen [8]. Persönliche Erfahrungen auf gefäßchirurgischen Stationen zeigten, daß auch pathologische Veränderungen der A. iliaca interna in der Angiographie nachgewiesen werden können, ohne daß die Patienten eine Einschränkung der erektilen Funktion angaben.

Kann die organische Abklärung keinen gravierenden pathologischen Befund objektivieren, sollte aus urologischer Sicht eher eine minimal invasive, nicht primär operativ-orientierte Haltung im Vordergrund stehen. Einer spontanen Remissionsrate, die in Größenordnungen bis zu 30% bei unselektioniertem Krankengut liegen kann, muß Rechnung getragen werden, um den Patienten nicht ohne ausreichenden Grund den Risiken einer Therapie auszusetzen [7].

Der nachfolgende Überblick (Kap. 7–12) stellt die derzeitigen therapeutischen Möglichkeiten vor, ohne daß eine Wertung getroffen werden kann, welche Lösung im individuellen Fall die richtige aus der Palette der Therapieansätze darstellt. Er soll zudem eine Orientierungshilfe zur besseren Information von Arzt und Patient bieten, wobei abschließende Wertungen wegen des Fehlens von Langzeitbeobachtungen gerade bei neueren Therapieformen derzeit noch nicht in ausreichendem Maße möglich sind.

Literatur

1. Alexander WD, Evans JI (1975) Brit Med J 2:501
2. Caspari D, Derouet H, Jäger H, Moll V, Wanke K (1989) Psychiatrische Aspekte der erektilen Dysfunktion. TW Urol Nephrol 1:270–274
3. Derouet H, Caspari D, Mast GJ, Alloussi S, Moll V (1988) Diagnostik und Therapie der erektilen Dysfunktion. Therapiewoche 38:1624–1629
4. Herrath D v (1987) Impotenz durch Medikamente. Arzneimittelbrief 21/1
5. Hertoft P (1986) Funktionelle Sexualstörungen und sexuelle Deviationen. In: Kisker KP, Lauter H, Meyer JE, Müller C, Strömgren E (Hrsg) Psychiatrie der Gegenwart 1. Neurosen, psychosomatische Erkrankungen, Psychotherapie. Springer, Berlin Heidelberg New York Tokyo, S 189–226
6. Jantos C, Herrmann D, Krauß E, Krause W, Weidner W (1988) Klassifikation der Erektionsstörung – Ein multifaktorieller Analysenversuch. Beitr Urol 5:148–155
7. Seagraves RT, Camic P, Ivanoff J (1985) Spontaneous remission in erectile dysfunction: a partial replication. Behav Res Ther 23:203–204
8. Sigusch V (1990) 20 Jahre Sexualmedizin und Sexualberatung. Eine Bestandsaufnahme. Med Welt 41:206–211

7 Medikamentöse Therapie

7.1 Pharmakologische, nichthormonelle Therapie

Aphrodisiaka oder Sexualtonika kennzeichnen von alters her das Bestreben des Menschen, auf medikamentösem Weg eine Steigerung der sexuellen Appetenz und Potenz zu erreichen. Im Altertum und im Mittelalter schrieb man der Mandragorawurzel oder Alraune eine potenzsteigernde Wirkung zu. Als Geheimrezepte zur Förderung der Potenz galten auch Champignon und Trüffel – eine Entdeckung, die französischen Benediktinermönchen im Mittelalter zugeschrieben wird. Bei vielen dieser auch aus der Volksmedizin bekannten Stoffe (z. B. Sellerie, Artischocken, Brennessel, Ginseng) ist die Wirkung eher im mystischen Bereich zu suchen. Da die orale Gabe wirksamer Pharmaka die wünschenswerteste Therapieform der erektilen Dysfunktion ist, soll auf das therapeutische Potential der zur Verfügung stehenden Substanzen eingegangen werden.

7.1.1 Yohimbin

Das aus der in Indien und Afrika wachsenden Yohimberrinde gewonnene Alkaloid Yohimbin erzeugt durch periphere Hemmung der Sympathikusfasern (Blockierung von α-Rezeptoren) eine Erweiterung der Arterien der Haut, des Darmkanals, der Nieren und der Genitalorgane unter gleichzeitigem Absinken des Blutdrucks [1]. Die sympathikolytische Wirkung soll auch zur Erweiterung der Blutgefäße im penilen Bereich führen, jedoch wurden hierzu bisher keine Meßdaten publiziert. Außerdem wird dem Präparat eine Erregbarkeitssteigerung der spinalen Zentren der Genitalorgane im Rückenmark zugeschrieben [1]. Die von anderen Arbeitsgruppen beschriebene Verbesserung der sexuellen Appetenz (Libidosteigerung) läßt darüber hinaus zentralnervöse Wirkungen vermuten [21]. Die pharmakologisch nachgewiesene Blockade zentraler α_2-Rezeptoren wird dabei als entscheidend für die günstige Beeinflussung der Erektionsfähigkeit angesehen. Als Dosis (Tabelle 7.1) werden 3mal 5 mg bis 3mal 10 mg empfohlen, zunächst für 4 bis 8 Wochen, um eine Medikamentenwirkung beurteilen zu können. Nebenwirkungen werden als gering beschrieben. Wegen der blutdrucksenkenden Wirkung muß mit dem Auftreten von Schwindel, Erbrechen und Kopfschmerzen bei Patienten mit hypotoner Blutdrucklage gerechnet werden. Diese Nebenwirkungen können jedoch im allge-

Tabelle 7.1. Yohimbinhaltige Medikamente

Präparat	Empfohlene Dosierung
Yohimbin „Spiegel"	3mal 1 – 2 Tbl./die (1 Tbl. = 5 mg Yohimbin)
Yocon-Glenwood	3mal 1 – 2 Tbl./die (1 Tbl. = 5 mg Yohimbin)
Kombinationen: Repursan M (mit Koffein, Vit. E, Zink)	3mal 1 bis 3mal 3 Drg./die (1 Drg. = 3 mg Yohimbin)
Ichtho-Himbin-Zäpfchen (mit Benzylnicotinat, Atropinsulfat)	1mal 1 Zäpfchen/die (1 Zäpfchen = 10 mg Yohim- bin)
Testasa (mit Vit. E, Koffein)	1 – 0 – 2 Tbl./die (1 Tbl. = 5 mg Yohimbin)
Puamin (mit Nikotinsäure, Vit. E)	2mal 1 Drg./die (1 Drg. = 3 mg Yohimbin)
Kombinationen mit Hormonen: Pluriviron (mit Mesterolon)	2- bis 3mal 1 Drg./ die (1 Drg. = 5 mg Yohimbin)
Testiforton (mit Methyltestosteron, Strychnin, Koffein, Vit. E)	3mal 2 Drg./die (1 Drg. = 2,5 mg Yohimbin)
Hormovitastan (Vit. E, Nicotinamid, Koffein, Methyltestosteron)	2- bis 3mal 1 Kaps./die (1 Kaps. = 2,5 mg Yohimbin)

meinen durch Dosisanpassung oder Medikamenteneinnahme zu den Mahlzeiten leicht beherrscht werden. Angst- und Verwirrtheitszustände unter Yohimbinmedikation wurden als seltene Nebenwirkung im amerikanischen Schrifttum genannt.

Obwohl auch beim Yohimbin keine wissenschaftlich fundierten Langzeitstudien vorliegen, berichteten bis zu 60% der Patienten zumindest über eine teilweise Verbesserung ihrer erektilen Funktion [7]. Eine plazebokontrollierte Studie von Morales et al. [11] konnte mit 3mal 6 mg Yohimbin/die bei organischer Impotenz ein volles Ansprechen in 21,3% (Plazebo 13,8%), ein teilweises Ansprechen in ebenfalls 21,3% (Plazebo 13,8%) erreichen. Statistisch signifikant waren diese Ergebnisse allerdings nicht. Dieselben Autoren konnten jedoch bei psychogener Verursachung von Erektionsstörungen eine statistisch signifikante Vollremission in 31% (Plazebo 5,3%) und einen Teilerfolg in ebenfalls 31% (Plazebo 5,3%) der Fälle mit der gleichen Dosierung erzielen. Robinette u. Moffat [17] hatten mit der Yohimbintherapie ebenfalls eine Mißerfolgsrate von 72% [14]. Dagegen berichteten Margolis et al. [9] in einer Studie

Tabelle 7.2. Wirksamkeit einer oralen Therapie mit Yohimbinhydrochlorid. (Literaturübersicht im Text nichterwähnter Autoren)

Autor	Pat.zahl	Ätiologie	Med.dosis [mg]	Erfolg [%]	Plazebo [%]
Sonda 1990 [19]	215	Organ./psych.	21,6	38	15
Susset 1989 [20]	82	Keine Angabe	43,2	34	3,7
Reid 1987 [15]	48	Psychogen	18	46	16
Riley 1989 [16]	61	Organ./psych.	16,2	36,7	12,9

an 10000 Patienten über gute bis exzellente Erfolge einer Kombination von Yohimbin und Methyltestosteron in bis zu 62% der Fälle. Eine Erholung der erektilen Funktion wurde auch bei nach Herztransplantation impotenten Männern durch intramuskuläre Applikation von Pasuma beschrieben [23], einer Kombination von Yohimbin, Methyltestosteron, Vitamin E, Strychnin und Koffein. Eine Übersicht über Erfolge einer oralen Therapie mit Yohimbinderivaten gibt Tabelle 7.2 wieder.

7.1.2 Vasodilatatoren

Derzeit sind einige muskulotrope Vasodilatatoren auf dem Markt verfügbar, die bei Gefäßsklerose eine Arteriendilatation und damit eine Verbesserung des Blutflusses und der Mikrozirkulation versprechen. Als Indikation dieser Präparate werden periphere und zentrale Durchblutungsstörungen genannt. Diese Substanzen böten sich damit auch zur Therapie arteriell bedingter Erektionsstörungen an. Insbesondere Nikotinsäurederivate in Kombination mit Yohimbin/Vitamin E (Puamin, 2mal 1 Drg./die) werden auch unter dieser Indikation eingesetzt. Das Sexualtonikum Emasex Rektalkapseln (2- bis 3mal 1 Kaps./die) enthält neben Nikotinsäurebenzylester das Sympathomimetikum Bamethansulfat (Kontraindikationen: tachykarde Rhythmusstörungen, Thyreotoxikose), Rutin, Vitamin E und den wäßrigen Auszug aus den Testes junger Stiere. Wissenschaftliche kontrollierte Untersuchungen über die Wirksamkeit solcher Mixturen fehlen jedoch. Als mögliche Nebenwirkungen sind Hauterscheinungen (Pruritus, Urtikaria, Exantheme, Flush), Leberfunktionsstörungen, verminderte Glukosetoleranz, Hyperazidität (Magenulkus!) und Blutdruckabfall zu beachten.

7.1.3 Topische Nitroglyzerinapplikation

Eine Sonderform der Applikation von Vasodilatatoren ist die lokale Applikation von Nitroglyzerin als Spray oder Pflaster (Nitroderm TTS 10). Wird das leicht durch die Haut resorbierbare Nitroglyzerin lokal am Penis angewandt, führt es zu einer meßbaren Steigerung der penilen arteriellen Durchblutung bereits 10 min nach der Anwendung [3]. Über initiale günstige Erfahrungen wurde bei lokaler Applikation eines Nitrodermpflasters 2 h vor dem Geschlechtsverkehr berichtet [10]. Kopfschmerzen treten allerdings sehr häufig als Nebenwirkung auf. In einer amerikanischen Studie an 174 konsekutiven Patienten klagten 56% über Kopfschmerzen [3]. Da Nitroglyzerin auch rasch durch die Schleimhäute der Vagina resorbiert werden kann, empfiehlt sich die Anwendung eines Kondoms, um den Sexualpartner vor Kopfschmerzen zu bewahren.

Trotz meßbarer Durchblutungsförderung ist die klinische Versagerquote der Nitroglyzerintherapie groß [14], was auch eigene Erfahrungen bestätigen. Als Erklärung hierfür wird angeführt, daß die arterielle Gefäßdilatation durch einen Verlust der lokalen Venookklusion und einer damit fehlenden Gliedsteife ausgeglichen wird [3]. Ein direkter Vergleich der topischen Applikation von 20 mg Nitroglyzerin gegenüber der intrakavernösen Injektion von 30 mg Papaverin/0,5 mg Phentolamin sowie 20 µg Prostaglandin E_1 bei 24 Patienten bestätigte die Unterlegenheit der Nitroglyzerinapplikation gegenüber der intrakavernösen Injektion von glattmuskelrelaxierenden Pharmaka [18]. Bei der Nitroglyzerintherapie zeigten nur 8,3% der Patienten eine adäquate Erektion, während auf das Papaverin-Phentolamin-Gemisch 79,2% und auf das Prostaglandin E_1 62,5% mit einer adäquaten Erektion reagierten [18].

7.1.4 Tokopherol (Vitamin E)

Die biochemische Funktion von Vitamin E ist nicht vollständig geklärt. Wahrscheinlich wirkt Vitamin E als Oxydationsschutz für ungesättigte Fettsäuren und Vitamin A sowie bei der Stabilisierung von Biomembranen, z. B. in Lysosomen [2]. Die Wirkung dieses fettlöslichen Vitamins (Dosierung 300 mg/die), das auch zur Therapie von Fertilitätsstörungen und zur Induratio penis plastica empfohlen wird, ist nicht nachvollziehbar. Neben einem Sedativum (Acecarbromal) und Quebrachorinde, welche atemanaleptisch wirkt, ist Vitamin E (33 mg) in Afrodor 2000 enthalten, welches bei Libidoverminderung und nervösen Störungen der Sexualsphäre häufig verordnet wird.

7.1.5 Pirazetam (Normabrain)

Auch diese Substanz ist unter dem Begriff durchblutungsfördernde Medikamente einzureihen. Klinisch wird diese Substanz hauptsächlich zur Therapie des hirnorganischen Psychosyndroms und der zerebrovaskulären Insuffizienz eingesetzt. Autoradiographische Untersuchungen zur Verteilung von ^{14}C-Pirazetam im Affengehirn zeigten, daß der Wirkstoff in der Rinde des Groß- und Kleinhirns bevorzugt angereichert wird [13]. Mögliche gonadotrope Wirkungen werden diskutiert [22]. In einer kürzlich erschienenen Studie [4] wurden positive Effekte auf die Erektionsfähigkeit bei psychogener und neurogener

Ursache beschrieben (Dosierung 3mal 400 mg Pirazetam). Eine weitere Doppelblindstudie sowie eine offene klinische Studie beschrieben einen günstigen pharmakodynamischen Aspekt bei Libido- und Potenzstörungen, wenn diese durch eine vorzeitige altersbedingte Involution ohne Androgenmangel bedingt seien [5]. Eine additive Wirkung in der Kombination mit dem Androgen Mesterolon wurde beschrieben [5]. Zentralnervöse und gastrointestinale Nebenwirkungen im allgemeinen geringerer Art sind möglich.

7.1.6 Kalziumantagonisten

Auch bei dieser Substanzgruppe, die seit neuem eine Säule der medikamentösen Hypertonustherapie darstellt, können unter anderem vasodilatatorische Wirkungen nachgewiesen werden. Wegen des speziellen Wirkmechanismus sollen sie jedoch nicht unter den muskulotropen Vasodilatatoren subsumiert werden. Das Flunarizin (Sibelium, Dosierung 2mal 1 Kaps./die) ist wegen seiner Lipophilie gut hirngängig und wird zur Therapie der zerebrovaskulären Insuffizienz eingesetzt. Auch nach Gabe von Nitrendipin (Bayotensin, Dosierung 1mal 1 Tbl./die) wurden Verbesserungen der Erektion bei der Behandlung von Hypertonikern beobachtet. Aus der Grundlagenforschung ist bekannt, daß die Kontraktionsfähigkeit der glatten kavernösen Schwellkörpermuskulatur vom extrazellulären Kalzium abhängt [6]. Es liegt eine Sensitivität von intrakavernösen α-Rezeptoren $(\alpha_2 > \alpha_1)$ gegenüber Kalziumantagonisten in der Weise vor, daß Kalziumantagonisten einen inhibitorischen Effekt auf die Kontraktionen der glatten Schwellkörpermuskulatur zeigen, die durch α-Agonisten, z. B. Phenylephrin oder Clonidin, ausgelöst wurden [6]. Auch diese Beobachtungen werden weitere Untersuchungen nach sich ziehen müssen, bevor allgemeingültige Empfehlungen gegeben werden können.

Um die Erektionsfähigkeit zu erhalten, wären diese Substanzen bei der Hypertonusbehandlung aus theoretischen Überlegungen heraus gegenüber vielen anderen Substanzgruppen, z. B. β-Blockern, zu bevorzugen. Müller et al. [12] konnten jedoch in kasuistischen Beobachtungen feststellen, daß durch Wegnahme des Kalziumantagonisten Nifedipin impotente Patienten wieder potent wurden. Insbesondere beim älteren Patienten müssen mögliche Nebenwirkungen von Kalziumantagonisten auf das Reizleitungssystem des Herzens beachtet werden, was die breite Einsetzbarkeit sehr einschränken dürfte.

7.1.7 Strychnin

Diese durch Hemmung inhibitorischer Neurone auf Rückenmarksebene stimulierend wirkende Substanz ist in Kombinationspräparaten enthalten (z. B. Testiforton). Als Kontraindikation gelten schwere Leberfunktionsstörungen.

7.1.8 Zink (Unizink, Zinkorotat)

Im Verlauf eines Zinkmangels, welcher klinisch sehr schwer zu objektivieren ist, wurden auch Erektions- und Fertilitätsstörungen beschrieben [8]. Zinkmangelzustände werden insbesondere bei intestinaler Malabsorption, bei chronischer Niereninsuffizienz, bei Leberschäden und durch medikamentöse Induktion (Kortikoide!) gefunden. Die erfolgreiche Behandlung von Erektionsstörungen bei dialysepflichtiger Niereninsuffizienz durch Zinksubstitution wurde beschrieben. Hier bleibt es dem Einzelfall vorbehalten, ob ein oraler Therapieversuch ins Auge gefaßt wird. Zink ist neben Vitamin E als Zusatz in dem yohimbinhaltigen Medikament Repursan M (Dosierung bis 3mal 3 Drg./die) enthalten.

Zusammenfassung

Obwohl eine ausreichende Zahl wissenschaftlich untermauerter Studien fehlt, sollte der oralen nichthormonellen Pharmakotherapie im Sinne einer medikamentösen Vorschaltphase ihre Berechtigung zuerkannt werden, wenn die klinischen Untersuchungen keine schweren pathologischen Befunde der Organe oder psychiatrische Erkrankungen aufdecken können. Dieses Vorgehen kann unter Umständen auch bei Erfolglosigkeit die Bereitschaft des Patienten fördern, invasivere Therapieverfahren als Dauertherapie zu akzeptieren.

Literatur

1. Braun H (1979) Arzneipflanzen-Lexikon. Fischer, Stuttgart
2. Gross R, Schölmerich P (1977) Lehrbuch der Inneren Medizin. Schattauer, Stuttgart
3. Heaton JPW, Morales A, Owen J, Saunders FW, Fenemore J (1990) Topical glycerylnitrate causes measurable penile arterial dilation in impotent men. J Urol 143:729−731
4. Hidalgo GA, Delaunoy RV (1990) Medical treatment of impotence with piracetam. Int J Impotence Res [Suppl 2]:269−270
5. Hofmann N (1978) Piracetam − ein Pharmakon bei nachlassender Potenz? Med Welt 29:1096−1099
6. Kimura K et al (1990) Alpha receptor and prostaglandin receptor operated calcium channels in human corpus cavernosum. Int J Impotence Res [Suppl 1] 2:17−19
7. Leslie SW Impotence: Current diagnosis and treatment. Guide, Lorain/Ohio
8. Lindeman RD, Mills BJ (1980) Zinc homeostasis in health and disease. Mineral Electrolyte Metab 3:223−236
9. Margolis R, Prieto P, Stein L, Chinn S (1971) Statistical summary of 10000 male cases using afrodex in treatment of impotence. Curr Ther Res 13:616−620
10. Meyhoff HH, Rosenkilde P, Bödker A (1990) Clinical management of impotence with penile transiderm-nitro-plaster. Eur Urol 18/1:401
11. Morales A, Condra MS, Owen JE, Fenemore J, Surridge DH (1988) Oral and transcutaneous pharmacologic agents in the treatment of impotence. Urol Clin North Am 15/1:87−93
12. Müller SC, El-Damanhoury H, Rüth J, Lue TF (1991) Hypertension and impotence. Eur Urol 19:29−34

13. Ostrowski J, Keil M (1978) Autoradiographie Untersuchungen zur Verteilung von ^{14}C-Piracetam im Affengehirn. Drug Res 28/1:1, 29−35
14. Owen JA et al (1989) Topical nitroglycerine: a potential treatment for impotence. J Urol 141:546
15. Reid K et al (1987) Double-blind trial of Yohimbine in treatment of psychogenic impotence. Lancet 22. 8. 87:421−423
16. Riley AJ et al (1989) Double-blind trial of Yohimbine hydrochloride in the treatment of erection inadequacy. Sex Mart Therap 4/1:17−26
17. Robinette MA, Moffat MJ (1986) Intracorporal injection of papaverine and phentolamine in the management of impotence. Br J Urol 58:692−695
18. Roy JB, Petrone RL, Ibrahin T (1990) A clinical trial of the intracorporal injection of papaverine/phentolamine vs PGE1 vs topical nitroglycerin ointment in the treatment of erectile dysfunction. Int J Impotency Res 2/2:305−306
19. Sonda LP, Mazo R, Chancellor MB (1990) The role of Yohimbine for the treatment of erectile impotence. J Sex Mart Therap 16/1:15−21
20. Susset JG et al (1989) Effect of Yohimbine hydrochloride on erectile impotence: a double-blind study. J Urol 141:1360−1363
21. Weidner W, Krause W, Jantos C (1988) Therapie bei erektiler Dysfunktion. Beitr Urol 5:156−167
22. Werth G (1982) Piracetam hat auch gonadotrope Eigenschaften. Med Klin 77:22
23. Wolpowitz A, Barnard CN (1978) Impotence after heart transplantation. SA Med 53:693

7.2 Pharmakologische, hormonelle Therapie

7.2.1 Hormonsubstitution

Eine Beeinträchtigung der erektilen Funktion durch Testosteronmangel ist erst bei Serumtestosteronwerten unter 3 ng/ml zu erwarten. Dann ist eine Substitutionstherapie mit Androgenen bei unauffälligem Gefäßbefund zu erwägen. Eine hypergonadotrope Stoffwechsellage (FSH, LH erhöht) belegt dabei über den hormonellen Regelkreis das primäre, testikuläre Hormondefizit. Der therapeutische Nutzen einer Testosteronsubsitution bei erektiler Dysfunktion und Hypogonadismus konnte in Doppelblindstudien belegt werden. Die in der Praxis oft durchgeführten sogenannten probatorischen Behandlungen sind im allgemeinen von geringem Nutzen. Die bei Behandlungsbeginn gelegentlich günstigen Reaktionen verlieren sich im Verlauf von wenigen Wochen und sind im Sinne eines Plazeboeffekts zu verstehen. Benkert et al konnten bereits 1979 nachweisen, daß bei fehlendem Testosterondefizit der Therapieeffekt von Testosterongaben einer Plazebogabe nicht überlegen ist [5]. Trotzdem wird vereinzelt auch über Erfolge der Testosteronbehandlung im Climacterium virile ohne Vorliegen eines Testosterondefizits berichtet [14]. Unter der Behandlung könnten sich mangelndes Leistungsvermögen, Libido und Potenz bessern, was auf den psychotropen Effekt der Androgene zurückgeführt wird [10, 14]. Hypogonadale Männer neigen zu Stimmungsschwankungen, Antriebsmandel und Depressionen (endokrines Psychosyndrom nach Bleuler). Diese Symptome sind durch Androgenzufuhr zu beheben.

Für eine Substitutionstherapie des männlichen Hypogonadismus stehen verschiedene Androgendarreichungsformen zur Verfügung. Bei der *parentera-*

len Applikation werden Testosteronester verwendet, die intramuskulär injiziert werden müssen. Beim Testosteronpropionat (Testoviron) wird die Gabe von 250 mg alle 2, 3 oder 4 Wochen (je nach Testosteronspiegel) zur Substitution vorgeschlagen. Bei der i. m.-Anwendung kann als Richtlinie für die Substitutionsdosis die Testosteronmenge gelten, die der Produktionsrate eines normalen erwachsenen Mannes entspricht. Dies sind ca. 7 mg täglich [14]. Bei den Depotpräparaten muß berücksichtigt werden, daß in der Phase unmittelbar nach der Injektion hohe Testosteronspiegel erreicht werden, in der 2. und 3. Woche nach der Injektion allerdings die Konzentrationen meist schon im subnormalen Bereich liegen. Die subjektiven Angaben des Patienten und die klinische Symptomatik sind bei dieser Therapie für die zu wählenden Injektionsabstände verläßlicher als häufige Laborkontrollen.

Zur *oralen Substitution* ist Testosteronundecanoat (Andriol, 80–160 mg/die) geeignet. Die von dem Präparat erhältlichen 40-mg-Tabletten sollten mehrmals täglich gegeben werden. Bei partiellem Androgenmangel kann auch Mesterolon (Proviron, 3mal 25 mg/die) eingesetzt werden. Das Präparat hat den Vorteil, daß bei den üblichen Dosierungen keine Suppression der hypophysären Gonadotropinsekretion eintritt und daher nicht mit der Unterdrückung einer partiell gestörten Androgenbildung zu rechnen ist. Da die partielle Umwandlung in Östrogene in der Leber bei dieser Substanz fehlt, ist sie auch bei Leberkrankheiten einsetzbar.

Beim sekundären hypogonadotropen Hypogonadismus ist der Therapie mit Gonadotropinen der Vorzug gegenüber der Testosterontherapie zu geben. Diagnostik und Therapie dieser Erkrankungen sollten durch einen endokrinologisch Versierten erfolgen. Es wird auf entsprechende Lehrbücher verwiesen.

An unerwünschten Wirkungen ist zu beachten, daß der antigonadotrope Effekt des Testosterons zu einer Regression des spermiogenetischen Epithels und der Leydig-Zellen bis zur hochgradigen Hodenatrophie bei längerdauernder Behandlung führen kann. Auch Nebenwirkungen auf die Leber (Cholestase) sind bei Langzeitbehandlung mit oralen Präparaten zu beachten. Die Stimulation eines manifesten Prostatakarzinoms durch Androgene ist gesichert. Das Vorliegen dieser Erkrankung stellt somit eine Kontraindikation dar. Ob die Aktivierung latenter Prostatakarzinome oder sogar die Induktion eines Prostatakarzinoms durch Androgengaben möglich ist, wird seit längerer Zeit diskutiert. Es ist bekannt, daß bei Frühkastration um das 40. Lebensjahr in der koptischen Sekte in höherem Lebensalter keine Prostatakarzinome auftraten. Daher sollte während einer Androgentherapie eine regelmäßige palpatorische Kontrolle der Prostata erfolgen. Da Steroidhormone über eine Salz- und Wasserretention zu einer zusätzlichen kardialen Belastung führen können, sollten auch keine Patienten mit klinisch manifester Herzinsuffizienz behandelt werden.

7.2.2 Therapie der Hyperprolaktinämie

Bei prolaktinproduzierenden Mikroadenomen des Hypophysenvorderlappens, die im allgemeinen mit einer exzessiven Prolaktinerhöhung einhergehen, wird

die orale Gabe von 5 – 10 mg Bromocriptin (Pravidel) pro Tag für die Dauer
von 8 Wochen empfohlen [12]. Eine einschleichende Medikation sollte wegen
der vielen möglichen Nebenwirkungen erfolgen (Beginn mit höchstens 2,5 mg
abends, dann wochenweise steigern). Nach 2monatiger Behandlung sind die
Prolaktinspiegel im allgemeinen soweit erniedrigt, daß eine Erholung der erektilen Funktion möglich ist. Beim Makroprolaktinom kann unter Umständen
eine neurochirurgische Intervention notwendig sein [11].

Bei möglicher medikamentös ausgelöster Hyperprolaktinämie (z. B. Cimetidin) sollte durch Absetzung des Medikaments versucht werden, ob eine Erholung der erektilen Funktion möglich ist. Anderenfalls müßte nach begleitenden
organisch-pathologischen Befunden geforscht werden.

Bei der mit Hyperprolaktinämie und Impotenz einhergehenden terminalen
Niereninsuffizienz stehen kontroverse Meinungen einander gegenüber. Bommer et al. [6] sahen einen positiven Effekt von 2,5 mg Bromocriptin 2mal/die
auf die erektile Funktion, wobei in dieser Gruppe ausgeprägte Hypotensionen
ein Absetzen des Medikaments in über 50% der Fälle erforderlich machten.
Leonhard et al. [12] sahen als einzige Therapiemöglichkeit die Nierentrans-
plantation. Allerdings wird bei 20% – 40% der Patienten mit funktionierenden
Nierentransplantaten eine erektile Dysfunktion beobachtet [7]. Arterielle Störungen (Verschluß der A. iliaca interna) als Ursache erektiler Funktionsstörungen konnten im eigenen Krankengut gefunden werden, wobei in diesen Fällen
die Störungen bereits präoperativ bestanden. Vaskuläre und hormonelle Faktoren sowie eine Erniedrigung des Serumzinkspiegels wurden von Bommer et al.
[6] als mögliche ätiologische Faktoren der erektilen Dysfunktion bei terminaler
Niereninsuffizienz herausgestellt. Antoniou et al. [3] konnten bei 4 von 8 hä-
modialysierten Patienten mit erniedrigtem Plasmazinkspiegel eine Verbesserung der erektilen Funktion durch Zinkzusatz zur Dialyseflüssigkeit erreichen.

Bei idiopathischer Hyperprolaktinämie, die im allgemeinen mit einer relativ geringen Erhöhung des Prolaktinspiegels und ohne Veränderungen des Serumtestosterons einhergeht, sind die geringsten Erfolge von einer Therapie mit
Prolaktinhemmern zu erwarten [12]. Vor einer vorschnellen medikamentösen
Therapie sollte immer nach anderen ätiologischen Faktoren gesucht werden.
Bei Fehlen einer Hyperprolaktinämie ist Bromocriptin zur Behandlung von Erektionsstörungen der Plazebogabe nicht überlegen, wie Ambrosi et al. [1] in
einer Doppelblindstudie zeigen konnten. Hypersexualität ist als Komplikation
dopaminerg wirksamer Pharmaka wie Bromocriptin bei der Behandlung des
Morbus Parkinson beschrieben worden und kann durch süchtigen Mißbrauch
dieser Substanzen die Patientenführung erschweren [16]. Eine Übersicht über
die derzeit eingesetzten, hormonell wirksamen Präparate gibt Tabelle 7.3 wieder.

7.2.3 Serotoninantagonisten

Da die Sexualfunktion verschiedener Tierspezies durch dopaminerg-stimulato-
risch und serotoninerg-inhibitorisch wirkende Mechanismen kontrolliert zu

Tabelle 7.3. Hormonpräparate

Präparat	Dosierung
Testosteronsubstitution: Testosteronundeconat (Andriol)	1 – 3 Kaps./die (1 Kaps. = 40 mg)
Mesterolon (Proviron)	Beginn 3 Tbl./die, dann 1 – 2 Tbl./die (1 Tbl. = 25 mg)
Testosteronpropionat (Testosteronpropionat „Eifelfango")	2 – 3mal 10 – 50 mg/Woche i.m.
Testosteronpropionat (Testoviron)	250 mg i.m. alle 2, 3 oder 4 Wochen
Prolaktinhemmer: Bromocriptinmesilat (Pravidel)	Beginn mit 1/2 Tbl. abends (1 Tbl. = 5 mg), wochenweise steigern um 1/2 Tbl. bis 3mal 1 Tbl./die

werden scheint, bot sich theoretisch der Einsatz von Serotoninantagonisten zur Therapie von Erektionsstörungen an [9]. Der Appetitzügler Fenfluramin, welcher zu einer Erhöhung der Serotoninsekretion führt, führte bei 85% der damit behandelten Frauen zum Libidoverlust [13]. Die Serotoninantagonisten Methysergid (Deseril) und Metergoline wurden daher bei 31 impotenten Männern ohne ätiologische Abklärung getestet und als unwirksam zur Verbesserung der erektilen Funktion beurteilt [2]. Inhibitorische Wirkungen auf das Serotoninsystem werden auch verschiedenen Antidepressiva zugeschrieben. Bei der Behandlung depressiver Männer mit Trazodon (Thromban, Dosierung 200 mg/die, einschleichend) wurde das Auftreten von Priapismen unter der Therapie beobachtet und der Medikamentenwirkung zugeschrieben [15]. Kasuistische Besserungen erektiler Dysfunktionen unter diesem Medikament wurden beschrieben. Zu einer allgemeinen Therapieempfehlung haben diese Beobachtungen bisher jedoch nicht führen können. Die Entwicklung einer retroperitonealen Fibrose oder myokardialen Fibroelastose, wie sie vom Methysergid bekannt ist, dürfte zur Vorsicht bei Dauergabe von Serotoninantagonisten mahnen [13]. Neben den zentralen Wirkungen des Serotonins werden auch periphere Wirkungen therapeutisch ausgenutzt. Bei Patienten mit arteriosklerotischen Gefäßveränderungen wirkt Serotonin verstärkt vasokonstriktorisch. Der neue Serotoninantagonist Ketanserin unterdrückt diese Reaktion und kann als effektives Antihypertonikum eingesetzt werden [8]. Ob diese günstige Reaktion auch zur konservativen Therapie der arteriellen erektilen Dysfunktion eingesetzt werden kann, läßt sich derzeit noch nicht beurteilen. Initiale kasuistische günstige Beobachtungen konnten auch im eigenen Krankengut gesehen werden, sie bedürfen jedoch einer Abklärung in Doppelblindstudien.

Zusammenfassung

Eine Therapie mit hormonell wirksamen Pharmaka ist selten bei erektiler Dysfunktion indiziert. Der Angriffspunkt der Substanzen liegt im Zerebrum, im Schwellkörper selbst sind kaum Rezeptoren für Hormone nachweisbar [10]. Beim unkritischen Einsatz von Hormonen muß beachtet werden, daß durch die psychotropen Effekte mit nachfolgender Libidoerhöhung bei organischen Erkrankungen des Schwellkörpers der Leidensdruck des Patienten durch die fehlende Verbesserung der Erektionsfähigkeit verstärkt werden kann.

Literatur

1. Ambrosi B, Bara R, Weber G, Elli R, Faglia G (1977) Study on the effects of bromocriptine on sexual impotence. Clin Endrocrinol (Oxf) 7:417–421
2. Ambrosi B, Travaglini P, Elli R, Faglia G (1979) Effects of serotonin antagonists in sexually impotent men. Andrologia 11/6:475–477
3. Antoniu LD, Sudhakar T, Shalhoub RJ, Smith JC (1977) Reversal of uraemic impotence by zinc. Lancet 2:895–897
4. Benkert O (1980) Pharmacotherapy of sexual impotence in the male. Mod Probl Pharmacopsych 15:158–173
5. Benkert O, Witt W, Adam W, Leitz A (1979) Effects of testosterone undeconate on sexual potency and the hypothalamic pituitary gonadal axis of impotent males. Arch Sex Behav 8:471
6. Bommer J, Ritz E, Del Pozo E, Bommer G (1979) Improved sexual function in male haemodialysis patients on bromocryptine. Lancet 2:496–497
7. Brannen GE et al (1980) Impotence after kidney transplantation. Urology 15/2:138–146
8. Doyle F (1990) Vortrag, 12. Kongreß der europäischen Gesellschaft für Kardiologie, Stockholm
9. Gessa GL, Tagliamonte A (1974) Role of brain monoamines in male sexual behavior. Life Sci 14:425–436
10. Godec GJ, Bates H, Labrosse K (1985) Testosterone receptors in corpora cavernosa of penis. Urology 3:237–239
11. Leicht E (1990) Die GnRh-Pumpe: Indikation, Wirkungsweise, Therapieergebnisse. Vortrag, 2. Andrologisches Symposium, Homburg/Saar
12. Leonhard Michael P, Nickel CJ, Morales A (1989) Hyperprolactinemia and impotence: Why, when and how to investigate. J Urol 142:992–994
13. Pinder G et al (1975) Fenfluramine: a review of its pharmacologic properties and therapeutic efficacy in obesity. Drugs 10:5, 6
14. Schmidt H (1984) Arzneimitteltherapie heute, Bd 2. Aesopus
15. Tordjman G (1988) Treatment of inhibited sexual desire in the woman. In: Sexology. Springer, Berlin Heidelberg New York Tokyo, pp 239–245
16. Vogel HP, Schiffter R (1983) Hypersexuality – a complication of dopaminergic therapy in Parkinsons disease. Pharmacopsychiatry 16:107–110
17. Wellhöner HH (1976) Pharmakologie und Toxikologie. Springer, Berlin Heidelberg New York, S 172–173

8 Externe Erektionshilfen

Begriffsbestimmung

Unter externen Erektionshilfen versteht man konservative, äußerlich zu applizierende Hilfsmittel, die nur zur Durchführung des Geschlechtsverkehrs temporär angewendet und nach dem Geschlechtsverkehr wieder entfernt werden. Erektionsring und Vakuumsaugpumpe stehen mit unterschiedlichem Indikationsbereich als nichtoperative Alternativen den Patienten zur Verfügung, bei denen eine kausale Therapie nicht möglich ist und die semiinvasive Therapieverfahren wie die Schwellkörperautoinjektionstherapie oder operative Verfahren ablehnen bzw. bei denen letztere mit Risiken verbunden sind.

8.1 Erektionsring

Das Prinzip der Drosselung des venösen Abstroms zur Verbesserung der Gliedsteife war bereits im Mittelalter bekannt, wo Florentinerinnen die Erektion ihrer alternden Männer durch Umklammerung der Peniswurzel mit Daumen und Zeigefinger verbesserten.

Bei dem Erektionsring (Abb. 8.1) handelt es sich um einen elastischen Ringschlauch, in den ein Ventil eingearbeitet ist. Dieser Ring wird vor dem Geschlechtsverkehr an die Wurzel des erschlafften Penis plaziert, wo er nach Möglichkeit straff anliegen sollte. Mit einer Spritze wird nun 5–10 ml Luft über das Ventil in den Schlauch – ähnlich der Blockung eines Blasenkatheters – insuffliert und damit der Druck im Schlauch erhöht. Da die Innenseite des Rings eine geringere Wandstärke aufweist, wird beim Aufblasen vor allem ein Druck zum Zentrum hin ausgeübt, wobei aufgrund der wenig dehnbaren äußeren Wandung nur eine geringe Verbreiterung des Rings entsteht und damit keine wesentliche Verkürzung der freien Penislänge stattfindet [10]. Vier Ringgrößen (S, M, L, XL) stehen zur Verfügung. Die individuell richtige Größe bestimmt der Therapeut anhand einer von der Vertriebsfirma zur Verfügung gestellten Ringschablone[1].

Da das Funktionsprinzip dieses Rings eine Drosselung des venösen Abstroms darstellt, was experimentell durch kavernosographische (Abb. 8.2) und

---

[1] Vertrieb durch Firma Uromed Kurt Drews GmbH, Gewerbering 8, W-2000 Oststeinbek.

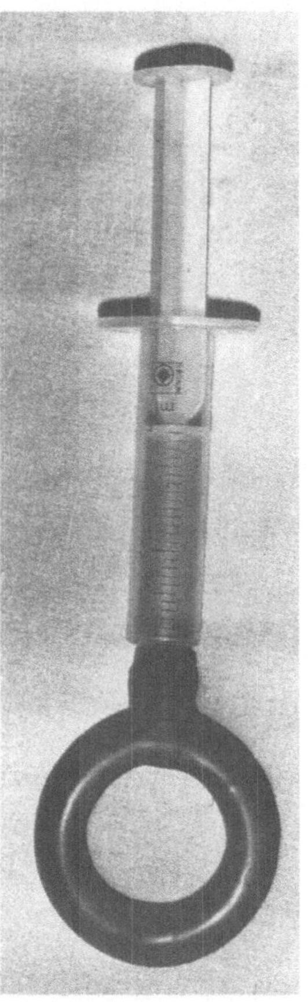

Abb. 8.1. Erektionsring aus Silikonschlauch. Die Kompression wird durch Luftfüllung über ein Ventil mittels Spritze erreicht

dopplersonographische Studien belegt wurde [11], setzt er eine intakte arterielle Blutzufuhr voraus, um als Monotherapie wirksam sein zu können. Auswirkungen auf den arteriellen Bluteinstrom liegen dabei durch die Drosselwirkung nicht vor [11]. Die Indikation zum Einsatz des Erektionsrings ist die venöse Insuffizienz. Steffens et al. [10] konnten allerdings zeigen, daß nur 10% der Männer mit dieser Erkrankung von einer Monotherapie profitierten, in 90% der Fälle war eine Kombination mit der SKAT erforderlich. Bei Kombination mit der SKAT können auch Patienten mit begleitender Arteriopathie in dieses Behandlungskonzept einbezogen werden. Nachteilig für den Erektionsring ist die relativ komplizierte Handhabung des Ringventils sowie Materialinstabilitäten mit Hernienbildung und damit Unbrauchbarkeit nach mehrmaliger Anwendung bei einem Teil der Patienten. Die initial euphorischen Berichte über die gute Akzeptanz konnten bei längerfristiger Beobachtung nicht bestätigt werden. Die meisten Patienten akzeptieren diese Möglichkeit als Dauerlösung nicht, auch wurde über Schmerzen beim Geschlechtsverkehr berichtet [1]. Bei Kombination mit der SKAT wird das Verfahren sehr umständlich, was sich negativ auf die Akzeptanz auswirkt.

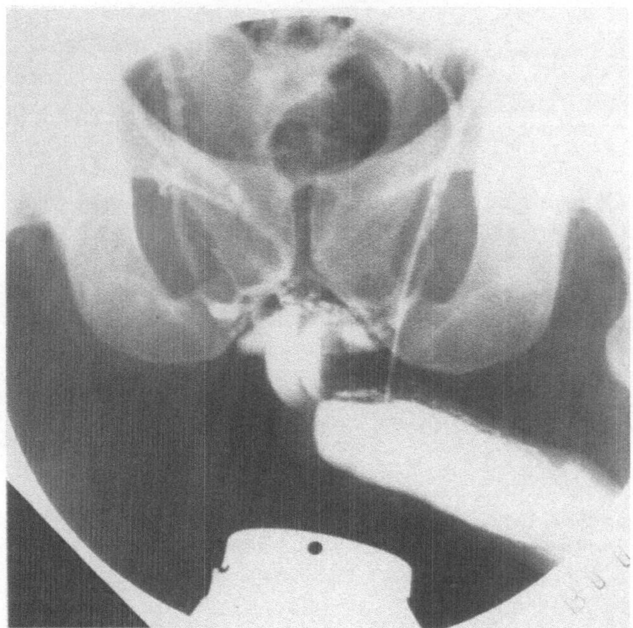

Abb. 8.2. Pharmakokavernosogramm mit Drosselung des venösen Abstroms bei Ringkompression der Penisbasis

Da der Erektionsring als Monotherapie jedoch ein nichtbelastendes und komplikationsloses Verfahren darstellt, wird er einen Stellenwert als konservative Alternative zur Therapie der venösen Insuffizienz behalten, zumal die Langzeitergebnisse venenchirurgischer Eingriffe nicht voll überzeugen konnten [10]. Der Erektionsring kann daher als Vorschaltphase im Rahmen eines Stufenprogramms zur Therapie der venösen Okklusionsstörung versucht werden. Bis zu kavernosographischen Erhaltungsflußwerten von 180 ml/min in der Pharmakokavernosographie konnte der Ring als Monotherapie erfolgreich eingesetzt werden.

8.2 Vakuumsaugpumpe (Erektionshilfesystem = EHS)

Das Erektionshilfesystem[2] (Abb. 8.3) setzt sich aus einem Plastikzylinder, einer über einen Plastikschlauch verbundenen Vakuumpumpe und 1–2 Spannungsringen zusammen. Durch manuelle Bedienung der Pumpe wird im Zylinder ein Vakuum erzeugt (Abb. 8.4), welches über eine Füllung der kavernösen Räume eine Erektion mit für den Geschlechtsverkehr ausreichender Rigidität erzeugt (Abb. 8.5). Durch Abstreifen eines zuvor auf dem Boden des Zylinders

---

[2] Vertrieb in der BRD durch Ing.-Büro Heise, Berghoferstr., W-4600 Dortmund.

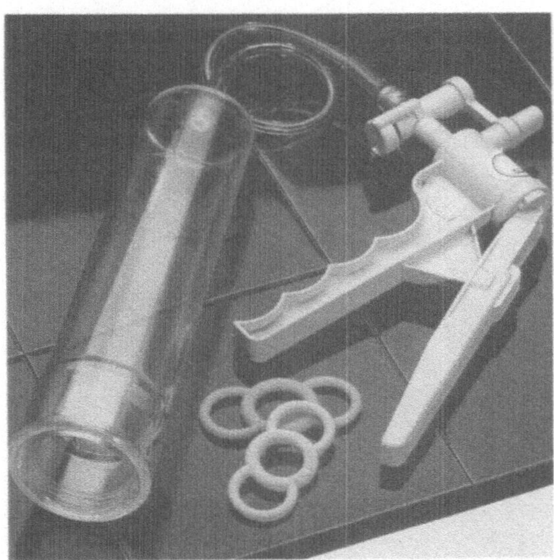

Abb. 8.3. Einzelteile des Erektionshilfesystems

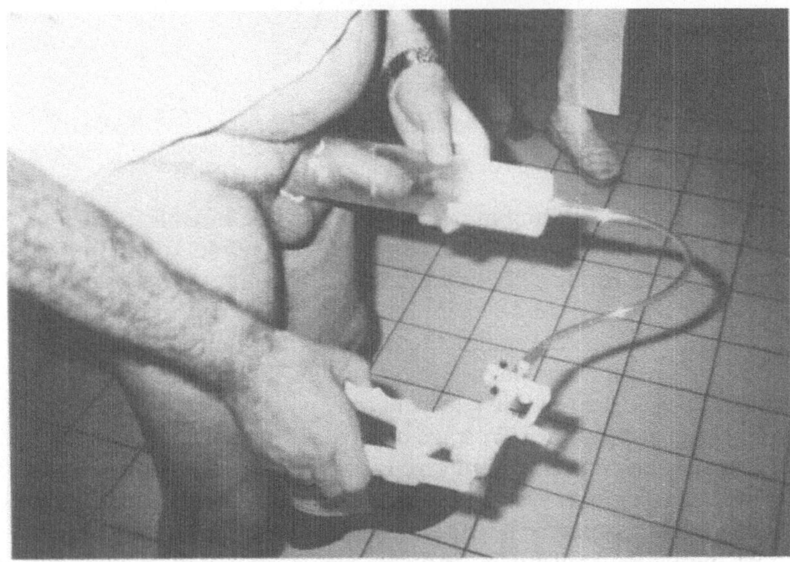

Abb. 8.4. Durch manuelle Bedienung der Vakuumpumpe mit einer Hand und Anpressen des Plastikzylinders mit der anderen wird die Erektion erzeugt. Dabei ist die Applikation im Stehen wegen des dabei erhöhten Drucks in den Beckenvenen zu bevorzugen

applizierten Spannungsrings wird die Aufrechterhaltung der Erektion nach Entfernung des Plastikzylinders möglich. Der Spannungsring umfaßt die Penisbasis während des Geschlechtsverkehrs und sollte nach 30 min wieder entfernt werden. In Einzelfällen kann die Applikation von 2 oder sogar 3 Spannungsringen notwendig sein, um eine ausreichende Rigidität aufrechtzuerhal-

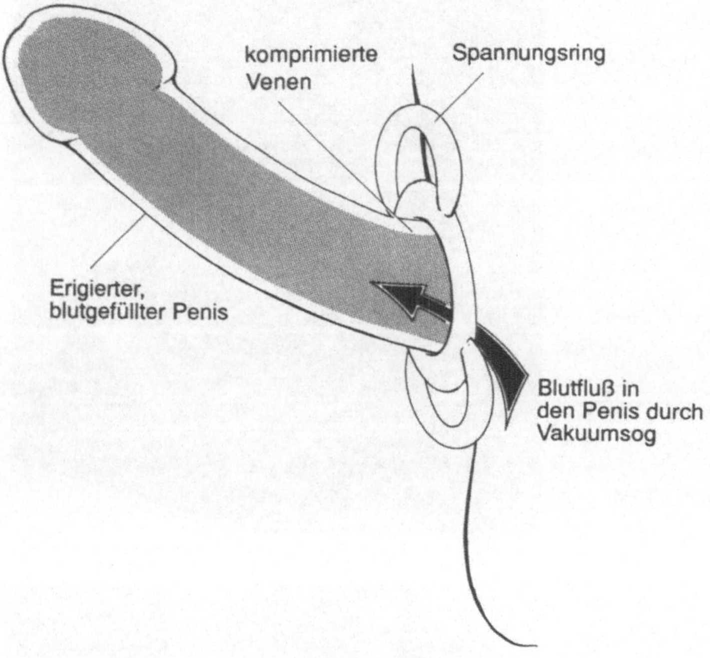

Abb. 8.5. Funktionsprinzip der Vakuumpumpe

ten. Vor der Anwendung muß der Penis und die Innenfläche des Zylinders mit Gleitmittel eingerieben werden, um eine Aspiration von Penishaut an der Innenseite des Zylinders bei Erzeugung des Vakuums zu vermeiden. Dies würde bei anschwellendem und sich im Zylinder vorwärts schiebendem Glied Schmerzen erzeugen. Die Anwendung des Systems empfiehlt sich im Stehen wegen des in dieser Position erhöhten Drucks in den Beckenvenen.

Das EHS ist prinzipiell zur Therapie aller Formen der erektilen Dysfunktion geeignet. Bei einer Umfrage unter 1517 Benutzern in den USA waren 92% in der Lage, eine Erektion zu erzeugen, die ausreichend zur Durchführung des Geschlechtsverkehrs war [16]. Nachteil dieser Studie war jedoch die unzureichende prätherapeutische Abklärung der Patienten, so daß keine Aussagen über die Patientengruppen getroffen werden konnten, die von diesem System profitierten. Über den erfolgreichen Einsatz des EHS wurde auch bei Diabetikern [14] und Querschnittsgelähmten [4] berichtet. Sogar bei 10 von 14 Patienten, denen eine Penisprothese entfernt werden mußte, konnte das System bei nicht zu ausgedehnter Schwellkörpervernarbung erfolgreich eingesetzt werden [6]. Bei unzureichender Erektion kann unter Umständen die Kombination mit der SKAT [2, 5] die Erektionsqualität verbessern und auch bei Patienten mit stärkergradigem venösem Leck erfolgreich eingesetzt werden.

Ein nachteiliger Effekt des EHS ist das Abnehmen der Erektion nach Beginn des Geschlechtsverkehrs bei einem Teil der Patienten, insbesondere bei de-

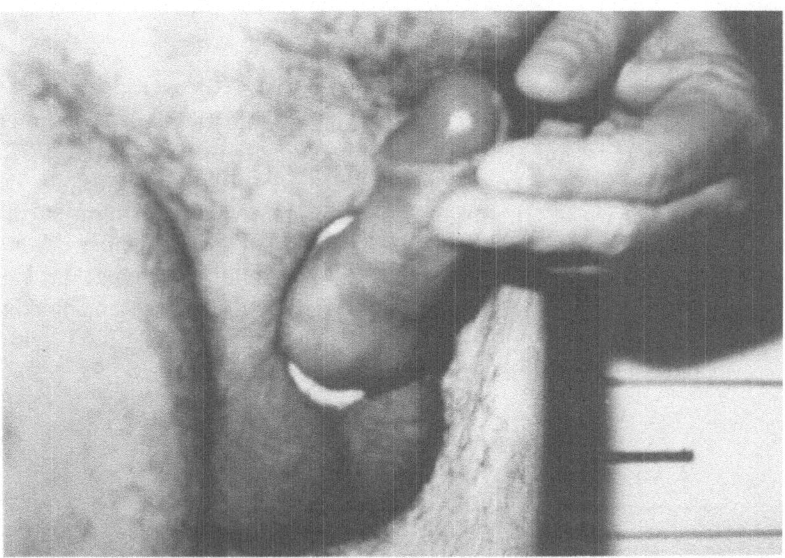

Abb. 8.6. Unangenehme Wulstbildung an der Penisbasis durch Aspiration von Skrotalhaut bei einem Mißverhältnis von Penisdurchmesser zu Innendurchmesser des Plastikzylinders

nen mit venösem Leck [1]. Auch die weiterhin bestehende Beweglichkeit der Penisbasis unterhalb des Spannungsrings kann als unangenehm empfunden werden. Durch Herabsetzung der Hauttemperatur kann die relative Kälte des Penis die Partnerin stören. Wie beim Erektionsring ist das Auftreten einer retrograden Ejakulation möglich, über die aufgeklärt werden sollte. Die Möglichkeit ischämischer Schädigungen des Schwellkörpergewebes ist prinzipiell gegeben und kann durch den zeitlich auf 30 min limitierten Einsatz vermieden werden [3]. Quetschungen sowie oberflächliche Hämatome wurden ebenfalls publiziert, konnten im eigenen Krankengut bisher nur sehr selten und meist bei Kombination mit der SKAT beobachtet werden. In seltenen Fällen − wahrscheinlich bei Degeneration der elastischen Elemente des fibrösen Stützskeletts des Schwellkörpers − kann die Vakuumanwendung auch zu intrakavernosalen Schmerzen führen. Bei einem Mißverhältnis zwischen Penisdurchmesser und Durchmesser des Vakuumzylinders kann es zur schmerzhaften Aspiration der Skrotalhaut kommen (Abb. 8.6), was durch Wahl eines entsprechenden Adapterstücks vermieden werden kann.

Als Kontraindikationen des Systems gelten Neigung zu Priapismus (z. B. bei Sichelzellenanämie) sowie extreme Gliedkrümmungen (z. B. bei Induratio penis plastica). Bei Antikoagulation durch Cumarinderivate kann das System nur unter strengster Überwachung und Vorbehalt empfohlen werden. Petechien konnten auch bei einem Patienten unter Aspirinmedikation gesehen werden. Auch bei dieser Medikation sollte der Patient strenger überwacht werden, ohne daß sie als Kontraindikation per se zu werten ist.

8.3 Akzeptanz des EHS

Die in der Literatur beschriebenen Zufriedenheitsraten mit dem EHS liegen zwischen 68% [8] und 92% [13]. Mit einer Ausfallsrate von 19% innerhalb der ersten 6 Monate ist zu rechnen [11]. Im eigenen Krankengut (Abb. 8.7) war die Akzeptanz bei SKAT-Respondern (26%) deutlich niedriger als bei SKAT-Non-Respondern (44%). Insgesamt wurden die in der Literatur publizierten Akzeptanzquoten deutlich unterschritten. Eine Übersicht über die in der Literatur publizierten Akzeptanzanalysen gibt Tabelle 8.1 wieder. Hat sich ein Patient allerdings für die Vakuumpumpe als Dauertherapie entschieden, ist die Abbruchrate mit etwa 20% deutlich niedriger als bei der SKAT, wie Turner et al. [13] bei Vergleichskollektiven zeigen konnten.

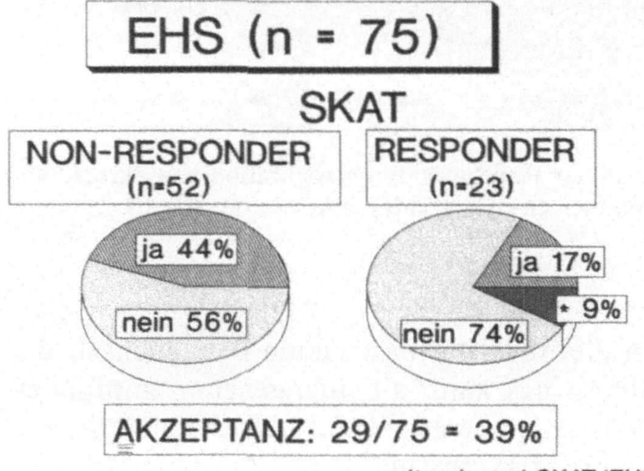

Abb. 8.7. Akzeptanz des EHS im eigenen Krankengut

Tabelle 8.1. Akzeptanz des EHS. Literaturübersicht

Autor	Gesamtakzeptanz	Non-Resp.	Resp.
Derouet 1991 [1]	39% 29/75 Pat.	44% 23/52 Pat.	26% 6/17 Pat.
Nadig et al. 1985 [7]	80% 24/30 Pat.		
Park et al. 1990 [8]	88,7% 55/62 Pat.		
Sidi et al. 1990 [9]	68% 68/100 Pat.		
Witherington 1988 [15]	92% 799/868 Pat.		
Witherington 1989 [16]	92% 1396/1517 Pat.		

Zusammenfassung

Der Erektionsring stellt ein komplikationsloses, nichtoperatives Verfahren zur Behandlung der venösen Insuffizienz dar, der aber häufig mit der SKAT kombiniert werden muß und nur von einer sehr limitierten Patientenzahl akzeptiert wird. Vakuumsaugpumpen sind eine für alle Formen der erektilen Dysfunktion geeignete konservative Therapiealternative. Wegen der breiten Einsetzbarkeit stellen sie neben der SKAT eine der wichtigsten Therapieformen der organischen erektilen Dysfunktion dar.

Literatur

1. Derouet H (1990) Erektionshilfesystem (EHS) − nicht-operative Alternative zur Penisprothese. Aktuel Urol 21:194−197
2. Derouet H, Khorsandian C, Mast GJ, Ziegler M (1990) Vacuum constrictor device as another non-operative treatment approach in venogenic erectile dysfunction. Eur Urol 18:S 1
3. Katz GP, Halcott TH, Mulligan T, Zasler ND (1990) The effect of vacuum devices on penile hemodynamics. J Urol 143:55−56
4. Lloyd EE, Toth LL, Inder P (1989) Vacuum tumescence: an option for spinal cord injured males with erectile dysfunction. SCI Nursing 5.6/2:25−28
5. Marmar JL, Debenedictis TJ, Praiss DE (1988) The use of a vacuum constrictor device to augment a partial erection following an intracavernous injection. J Urol 140:975−979
6. Moul JW, Mcleod DG (1989) Negative pressure devices in the explanted penile prosthesis population. J Urol 142:729−731
7. Nadig PW, Ware JC, Blumoff R (1986) Noninvasive device to produce and maintain an erection like state. Urology 27/2:126−131
8. Park NC, Min KS, Cha YI, Yoon JB (1990) Clinic experience of vacuum tumescence enhancement therapy for impotence. Int J Impotence Res 2/S1:181−186
9. Sidi AA, Becher EF, Zhang G, Lewis JH (1990) Patient acceptance of and satisfaction with an external negative pressure device for impotence. J Urol 144:1154−1156
10. Steffens J, Derouet H, Moll V, Ziegler M (1989) Erektionsring − Nichtoperative therapeutische Alternative bei venogener Impotenz. Urolog B 29:158−161
11. Steffens J, Derouet H, Ziegler M (1989) The erection ring − a new treatment approach in venogenic erectile dysfunction. In: Rübben H et al (eds) Investigative urology, vol 3. Springer, Berlin Heidelberg New York Tokyo, pp 60−66
12. Turner LA, Althof S, Levine SB, Resnick MI (1990) Treating erectile dysfunction with external vacuum devices: impact upon sexual, psychological and martial functioning. J Urol 144:79−82
13. Turner LA, Althof S, Levine SB, Bodner DR, Kursh ED, Resnick MI (1990) Comparison of the effectiveness of two treatments for erectile dysfunction: self injection therapy versus external vacuum pump devices. Int J Impotence Res 2/S1:289−290
14. Wiles PG (1988) Successful non-invasive management of erectile impotence in diabetic men. Br Med J 296:161−162
15. Witherington R (1988) Suction device therapy in the management of erectile impotence. Urol Clin North Am 15/1:123−128
16. Witherington R (1989) Vacuum constriction device for management of erectile impotence. J Urol 141:320−322

9 Schwellkörperautoinjektionstherapie (SKAT)

9.1 Indikation

Die Schwellkörperautoinjektionstherapie (SKAT) ist derzeit die am breitesten einsetzbare und effektivste Behandlungsform der erektilen Dysfunktion. Während der diagnostische Einsatz vasoaktiver Substanzen zum festen Repertoire der Abklärung einer organischen erektilen Dysfunktion gehört, muß dennoch vor dem unkritischen Einsatz vasoaktiver Substanzen zur Therapie von Erektionsstörungen gewarnt werden. Sowohl allgemeinmedizinische als auch psychisch-intellektuelle Voraussetzungen stellen unabdingbare Voraussetzungen dar, bevor dem Patienten diese Therapieform angeboten und über mögliche Risiken und Nachteile aufgeklärt werden sollte (Tabelle 9.1). Die derzeit noch unbefriedigend geklärte rechtliche Situation hierzulande wie auch in den USA, bei der man sich noch nicht zu einer Freigabe der Medikamente zur intrakavernösen Injektion trotz Vorliegen einer großen Zahl von Studien entschließen konnte, zwingt zudem den Therapeuten zu einer Maximalaufklärung hinsichtlich eventuell denkbarer Folgen. Eine geradezu groteske Situation hat sich hieraus in den USA entwickelt. Der Hersteller von Papaverin, dem am häufigsten eingesetzten Medikament, fügt im Beipackzettel des Präparats aus Gründen der persönlichen Absicherung an, daß Papaverin nicht zur Schwellkörperinjektion verwendet werden sollte. Der in der urologischen Universitätsklinik Hom-

Tabelle 9.1. SKAT-Kontraindikationen (Homburg/Saar, 1991)

1. Kognitive Kontraindikationen

   Manifeste Suchterkrankung
   Schweres hirnorganisches Psychosyndrom
   Gestörte geistige Entwicklung
   Psychose
   Sexuelle Deviation

2. Organische Kontraindikationen

   Gerinnungsstörung mit Blutungsrisiko
   Potentielles Priapismusrisiko (Sichelzellenanämie, Polyzythämie)
   Dekompensierte respiratorische Insuffizienz
   Dekompensierte Herzinsuffizienz
   Zustand nach frischem Myokardinfarkt (3 Monate)

burg/Saar den Patienten vorgelegte Bogen zum Einverständnis mit der SKAT
als Dauertherapie ist in Abb. 9.1 dargestellt.

```
          E I N W I L L I G U N G S E R K L Ä R U N G

          zur Durchführung einer medizinischen Maßnahme




Name, Vorname:        ............................

Geburtsdatum:         ............................


--------------------------------------------------------

Vorgesehene Maßnahme:  - Schwellkörperinjektionstherapie


--------------------------------------------------------


I. Aufklärung über die Art des Eingriffs in die körperliche
   Unversehrtheit:


   Am ............... wurde ich in einem persönlichen Gespräch von
   .................. über Arzt, Zweck und Hergang des Eingriffs
   in mir verständlicher Weise aufgeklärt. Dabei wurden mir die
   möglichen Risiken erläutert, die mit dem Eingriff verbunden
   sind.

   Über das erforderliche Verhalten vor und nach dieser Maßnahme
   wurde ich eingehend unterrichtet und auf möglicherweise zu
   erwartende körperliche und seelische Schwierigkeiten in der
   Zeit danach hingewiesen. Hierbei kam meine persönliche
   Situation ausreichend zur Sprache.
```

Abb. 9.1. Einverständnisbogen, der zur Absicherung des Therapeuten vom Patienten vor Beginn einer SKAT-Behandlung unterschrieben werden muß

Das Aufklärungsgespräch beinhaltete folgende Punkte:

1. <u>Injektionstechnik</u>

2. <u>Mögliche Risiken</u>

   <u>Gelegentlich:</u> Verlängerte Erektionszeit (Gefahr des kompletten
   Erektionsverlustes); Brennschmerz während der Injektion; Blutung, Hämatome; Fehlinjektionen.

   <u>Selten:</u> Schwindel, Schweißausbruch, Kreislaufzusammenbruch;
   Ejakulationsstörungen; allergische Reaktionen.

   <u>In Einzelfällen:</u> Veränderung der Leberwerte;Toleranzentwicklung.

3. <u>Mögliche Spätschäden</u>

   <u>Gelentlich:</u> Fibrose/Narben

   <u>In Einzelfällen:</u> Abknickung/Verbiegung des Penis; Impotenz

4. <u>Entwicklungsstand der Methode</u>

   Da es sich um eine relativ neue Methode handelt, kann auch das
   Auftreten weiterer nicht aufgeführter Nebenwirkungen nicht mit
   letzter Sicherheit ausgeschlossen werden.

II.<u>Erklärung</u>

   Mir ist bewußt, daß eine Erfolgsgarantie oder die Garantie, daß
   keine Nebenwirkungen auftreten, nicht gegeben werden kann; dennoch erkläre ich mich mit der Durchführung der oben näher bezeichneten Maßnahme nach Art, Umfang und Methode einverstanden.
   Ich hatte ausreichend Zeit und Gelegenheit meine Entscheidung
   zu überdenken und habe keine weiteren Fragen mehr, nachdem die
   von mir gestellten vollständig und verständlich beantwortet
   wurden.

Prinzipiell kann die SKAT jedem Patienten angeboten werden, der auf vasoaktive Substanzen anspricht und bei dem andere kausale Therapieansatz-

Folgende Passage vom Patienten handschriftlich einsetzen lassen:

Ich bin über Art, Erfolgsaussichten und mögliche Folgen des Eingriffes in ausreichendem Maße und verständlich informiert worden. Ich weiß, daß ich meine Einwilligung jederzeit zurücknehmen kann.

Ich bin mit dem vorgeschlagenen Eingriff einverstanden.

Ort, Datum   Unterschrift des   Unterschrift des die
                aufklärenden Arztes   Maßnahme durchführenden
                                           Arztes

                Unterschrift des   Unterschrift des(r) Zeugen
                Patienten   (nur in bes. Ausnahmen,
                                           z.B. Dolmetscher)

punkte nicht gegeben sind. Bei venöser Okklusionsstörung ist eine Kombination der SKAT mit einem Erektionsring oder einer Vakuumpumpe möglich. Bei rein psychogener Ätiologie wird der supportive Einsatz der SKAT zurückhaltend und nach Rücksprache mit dem behandelnden Psychiater gestellt.

9.2 Injektionstechnik

Liegt die schriftliche Einverständniserklärung des Patienten vor und ist die individuelle Erhaltungsdosis ermittelt, erfolgt unter Anweisung des Arztes das Erlernen der Injektionstechnik. Besondere Beachtung findet dabei zunächst

die sterile Handhabung des Injektionsmaterials (Nadel, Spritze, Ampulle).
Dem Patienten wird empfohlen, vor jeder Injektion den Genitalbereich mit
Seife zu waschen und die Punktionsstelle am Schwellkörper großflächig abzu-
sprühen oder mit einem Alkoholtupfer abzureiben. Der Patient sollte darauf
hingewiesen werden, daß eine Punktion oberflächlich sichtbarer Hautgefäße
zu vermeiden ist. Wird keine Injektion mit Fertigspritzen durchgeführt, haben
sich Einmalinsulinspritzen mit einem Kanülendurchmesser von 36—40 mm bewährt. Damit sind Flüssigkeitsmengen bis zu 80 IE oder 2 ml injizierbar. Nach
luftblasenfreiem Auffüllen der Spritze durch Beklopfen in senkrechter Lage
wird der Schwellkörper nahe der Peniswurzel von lateral im rechten Winkel
punktiert. Die Nadel sollte etwa 1 cm in den Schwellkörper eindringen, die Injektion muß jetzt sehr leicht und schmerzfrei ablaufen. Besonders beim Erlernen der Technik hat sich die Kompression des dorsalen Gefäß-Nerven-Bündels
mit dem Daumen der freien Hand unter gleichzeitiger Kompression der Urethra mit dem Zeigefinger bewährt, insbesondere wenn gleichzeitig das Corpus
cavernosum durch Zug gestreckt wird (Abb. 9.2). Hierdurch springt der zu
punktierende Schwellkörper wulstartig hervor und die Gefahr von Fehlpunktionen ist deutlich verringert. Der Patient wird auf die Möglichkeit insuffizien-
ter Subkutanpunktionen hingewiesen. Ist die Injektion erfolgt, sollte die Einstichstelle noch etwa 3 min bis zum Sistieren der Blutung mit einem Tupfer
komprimiert werden. Bei Einnahme von Antikoagulantien kann diese Zeit
deutlich verlängert sein. Auch wenn die Injektion nicht den gewünschten Er-

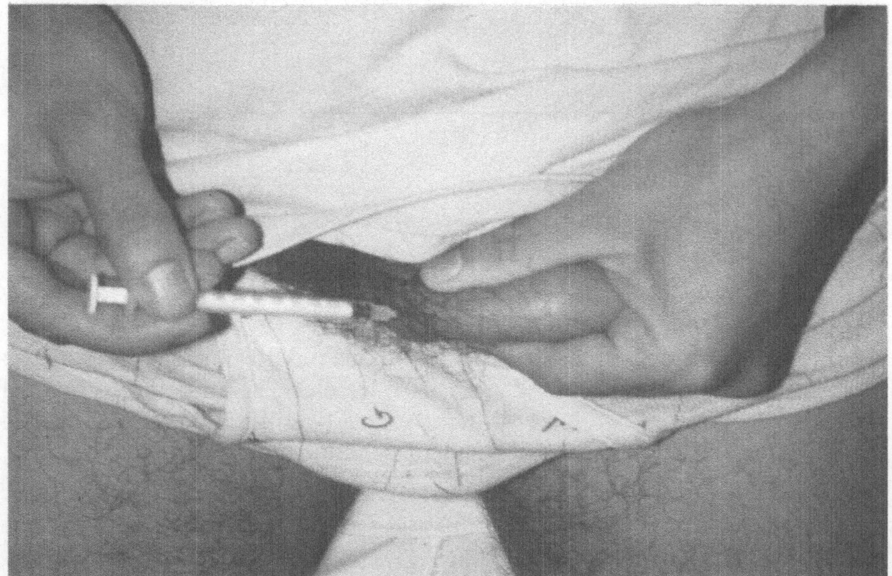

Abb. 9.2. Technik der Autoinjektion: Streckung des Penis durch Zug nach vorn, Kompression von dorsalem Gefäß-Nerven-Bündel durch Daumen und Kompression der Urethra
durch Zeigefinger. Die Penishaut sollte vor der Injektion dem Schwellkörper glatt anliegen

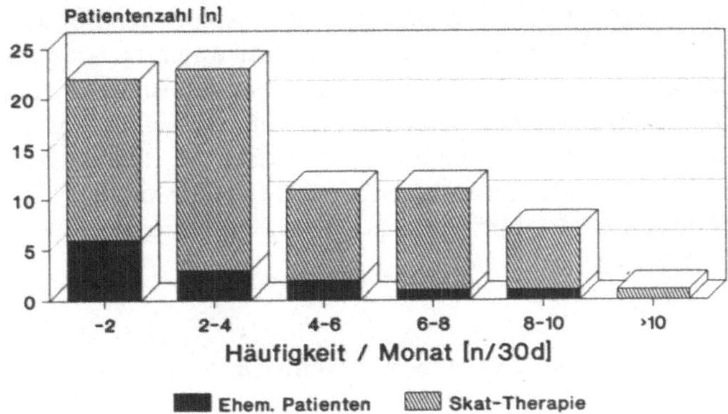

Abb. 9.3. Anwendungshäufigkeit der SKAT (n = 89)

folg gezeigt hat, darf sie nicht vor Ablauf von 24 h wegen der Gefahr des Auftretens prolongierter Erektionen wiederholt werden. Auch dürfen keine Dosiserhöhungen vom Patienten eigenmächtig ohne Rücksprache mit dem Therapeuten vorgenommen werden. Gemäß der Ulmer Arbeitsgruppe [3] wird empfohlen, die SKAT nicht häufiger als 2mal/Woche anzuwenden. Dem Patienten wird zudem ein Wechsel der Injektionsstelle vorgeschlagen, um die lokale Schwellkörpertraumatisierung möglichst gering zu halten. Die Anwendungshäufigkeit bei einer retrospektiven Analyse von 89 Patienten im eigenen Krankengut gibt Abb. 9.3 wieder.

9.3 Verwendete Substanzen

Derzeit konkurrieren 3 Schwellkörperinjektionssubstanzen miteinander: das Papaverinmonopräparat, die Papaverin-Phentolamin-Kombination und das seit 1986 in der Therapie verwendete Prostaglandin E_1. Die Vorzüge der jeweiligen Substanzen wegen ihrer Wirkung, aber auch ihre Nebenwirkungen, sind derzeit Schwerpunkt laufender Diskussionen.

9.3.1 Papaverinmonosubstanz (Paveron)

Die längsten Erfahrungen mit der Papaverinmonosubstanz dürfte im deutschen Raum die Arbeitsgruppe um Weidner et al. [17] besitzen, die 129 Patienten mit einer mittleren Verlaufskontrolle von 32 Monaten überblicken. Papaverin wird dabei in Dosen zwischen 7,5 – 80 mg eingesetzt. Einzelne Arbeitsgruppen applizierten bis zu 160 mg. Die mittlere Dosis wird mit 42 mg bei einer mittleren Erektionsdauer von 49 min angegeben. Als Initialdosis wird bei jüngeren Patienten mit Verdacht auf eine psychogene Störung oder bei neurogener Ursache 10 mg empfohlen, ansonsten 20 mg. Mit Papaverin können bei

26% – 61% der Patienten mit Erektionsstörungen ohne ätiologische Differenzierung vollständige Erektionen medikamentös ausgelöst werden. Als Kontraindikationen der Wirksubstanz werden schwere Herzrhythmusstörungen, Obstipation infolge Darmatonie, Engwinkelglaukom, Prostataadenom mit Restharnbildung, mechanische Stenosen im Bereich des Magen-Darm-Kanals und Megakolon genannt. Neben Jantos u. Weidner [17] zogen auch Watters et al. [39] das Monopräparat in der Therapie wegen einer geringeren Gefahr von Dosierungsfehlern vor.

9.3.2 Papaverin-Phentolamin-Gemisch

Durch Kombination des Papaverins mit dem reversiblen α-Rezeptorblocker Phentolamin konnte eine additive Wirkung gegenüber der Monosubstanz erreicht werden, wie auch in Doppelblindstudien gezeigt wurde [21]. Seit den ersten Publikationen von Zorgniotti u. Lefleur 1985 und Sidi et al. [30] in den USA sowie Stief et al. im deutschen Raum hat diese Kombination weltweit breite Anwendung gefunden. Die Kombination ist derzeit in der BRD noch nicht im Handel verfügbar und muß den Patienten rezeptiert werden (Tabelle 9.2). Durch Sterilfiltration stellt der Apotheker dann die Lösung her. In 1 ml sind 15 mg Papaverin und 0,5 mg Phentolamin erhalten. Die eingesetzten Dosen liegen zwischen 0,1 und 3 ml Lösung. Die Kombination kann noch bei etwa 10% der Papaverin-Non-Responder Erektionen auslösen. Die eingesetzten therapeutischen Dosen und die Wirkungsdauer bei 121 Patienten geben Abb. 9.4 und 9.5 wieder. Angesichts des additiven Effekts eines Kombinationspräparats und der damit verbundenen Reduktion des Papaverins, welches lokale Reaktionen auslösen kann, folgerte die Forschergruppe um Zentgraf, Ludwig u. Ziegler [45], daß die Papaverin-Phentolamin-Mischung vorzuziehen sind. Ebenso entschieden sich Stief u. Wetterauer wegen der besseren Ansprechbarkeit, dem physiologisch adaptierten pH-Wert (Kombination pH 4,5; Monopräparat pH 2,7) und der somit angeblich reduzierten lokalen Nebenwirkungen für die Kombination aus Papaverin und Phentolamin und gegen Papaverin allein. Dagegen folgerten Juenemann et al. [20] aus Blutgasanalysen keine Vorteile der

Tabelle 9.2. Rezept über eine Papaverin-Phentolamin-Mischung in der Urologischen Klinik Homburg/Saar

Substanzen	Menge
Papaverinhydrochlorid	15 mg
Phentolaminmesileat	0,5 mg
oder Regitin-50-Lsg.	0,05 mg
Glukosemonohydrat	40 mg
Aqua ad injectabilia	ad. 1 ml

Je 4 ml Lösung in Augentropfenflaschen steril filtrieren
Bei Rückfragen: 06841/16-2216

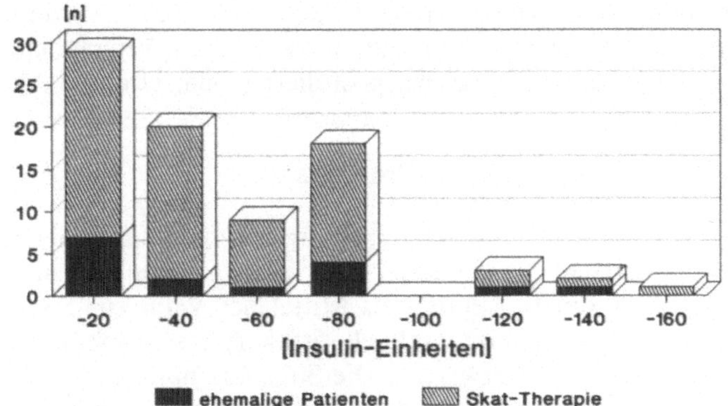

Abb. 9.4. Dosen bei SKAT-Behandlung mit einem Papaverin-Phentolamin-Gemisch (n = 66), 1 ml = 40 IE

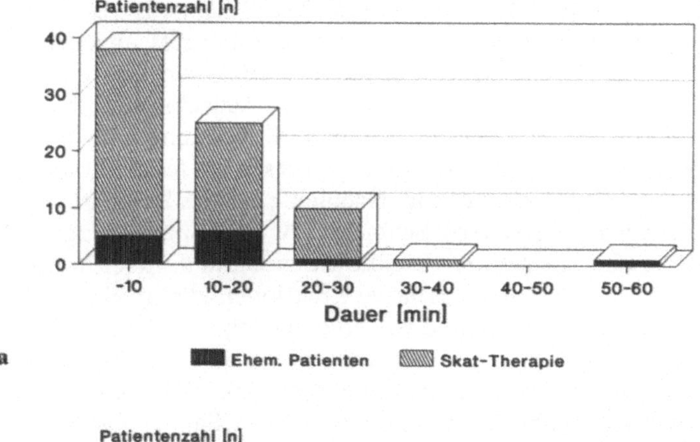

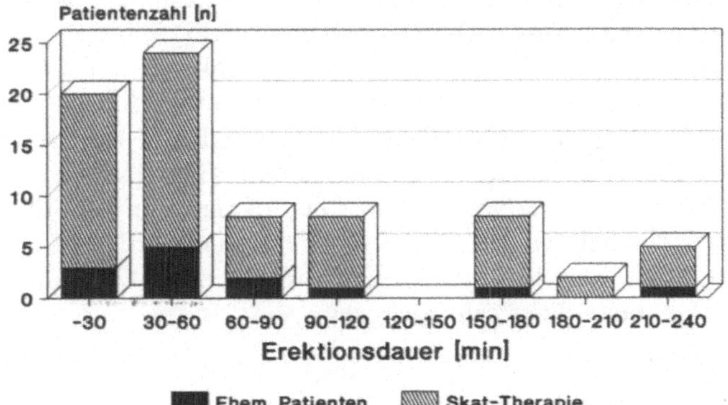

Abb. 9.5 a, b. Wirkungsdauer einer Papaverin-Phentolamin-Mischung bei Nachuntersuchung eines Klientels von SKAT-Patienten (n = 66). **a** Dauer bis zur Erektion, **b** Erektionsdauer

Kombination gegenüber dem Papaverin allein. An anderer Stelle wird vom gleichen Autor allerdings eine bessere lokale Verträglichkeit der Kombination im Vergleich zu Papaverin postuliert (1988, Urologe A).

9.3.3 Prostaglandin E_1 (Prostavasin)

Wegen der lokalen Metabolisierung und dem damit deutlich geringeren Risiko des Auftretens prolongierter Erektionen wird in neuester Zeit zunehmend das Prostaglandin E_1 (PGE_1) als Mittel der Wahl zur SKAT-Therapie angesehen [26]. PGE_1 wird relativ schnell intrakorporal abgebaut und läßt somit weniger Nebenwirkungen erwarten. Die Substanz besitzt insgesamt eine stärkere Wirkungspotenz gegenüber dem Papaverin oder der Kombination mit Papaverin/Phentolamin, wobei allerdings umgekehrt, wenn auch in geringerem Prozentsatz, das Ansprechen von PGE_1-Versagern auf die Kombination bekannt ist [26]. Roy et al. konnten dagegen bei Vergleichsinjektionen an 24 Patienten mit 79,2% eine höhere Ansprechrate für die Papaverin-Phentolamin-Kombination (Dosis 30 mg Papaverin, 0,5 mg Phentolamin) gegenüber dem PGE_1 (Dosis 20 µg) mit 62,5% finden [28]. Die Gesamtansprechrate wird zwischen 72% und 89% eines unselektionierten Krankenguts angegeben. Es werden in der Therapie Dosen von 5 – 20 µg, von einzelnen Gruppen bis 40 µg eingesetzt. PGE_1 ist in Deutschland nur als Trockensubstanz erhältlich, die unmittelbar vor Benutzung aufgelöst werden muß. Während beim Papaverin-Phentolamin-Mischung die Haltbarkeit nachgewiesen ist, fehlen Erkenntnisse über die Haltbarkeit der PGE_1-Lösung. Nachteilig für das PGE_1 ist der von 10% – 30% der Patienten angegebene Schmerz bzw. ein Spannungsgefühl im Penis. Beides kann über die gesamte Erektionsphase und darüber hinaus anhalten. Der relativ hohe Anteil schmerzhafter Erektionen, der im eigenen Krankengut bei 17% lag, kann den Patienten von einer Therapie mit diesem Medikament abhalten. Dies deckt sich mit Untersuchungen von Wetterauer et al. [43], die einen intraindividuellen Vergleich unter Gabe von PGE_1 und Papaverin-Phentolamin-Gemisch durchführten und eine höhere Patientenakzeptanz für das Gemisch erreichen konnten. Juenemann u. Alken [19] ließen die Frage nach der besten Substanz zur intrakavernösen Pharmakotherapie offen, vor allem auch im Hinblick auf das Fehlen größerer und längerfristiger Studien über PGE_1. Bei Non-Respondern der Papaverin-Phentolamin-Kombination, bei Patienten mit Tachyphylaxie nach Gabe der Kombination (1 Patient im eigenen Krankengut, 2% bei Padma-Nathan [14]), bei lokalen Fibrosen unter Papaverin sowie bei rezidivierenden prolongierten Erektionen wird PGE_1 jedoch Mittel der Wahl werden. Der geringere Anteil prolongierter Erektionen macht es zudem für ambulante Tests sehr geeignet.

9.3.4 Mischlösungen

Bei SKAT-Non-Respondern sowohl auf Papaverin-Phentolamin-Gemisch als auch auf Prostaglandin E_1 konnte mit Mischlösungen von Papaverin/Phen-

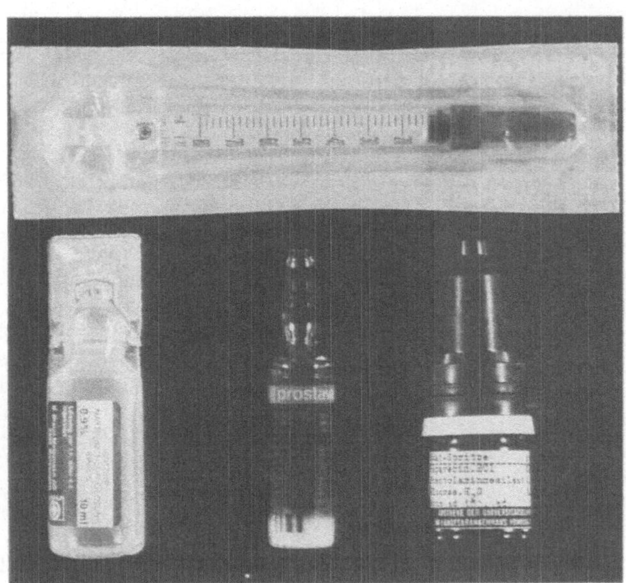

Abb. 9.6. Herstellung einer Prostaglandin-E$_1$-Papaverin-Phentolamin-Mischung: 1 Amp. Prostaglandin E$_1$ wird mit 1 ml physiologischer NaCl-Lösung aufgelöst, der Rest der 2-ml-Insulinspritze wird mit Papaverin-Phentolamin-Gemisch aufgefüllt. Die Lösung wird unmittelbar vor Gebrauch angesetzt

Tabelle 9.3. Rezeptur einer CGRP-Spritze (2 ml)

Cyclic calcitonin gene-related human peptide (CGRP) in einer Stammlösung		
Humanalbumin	20%ig	10 ml
Physiologische Kochsalzlösung	0,9%ig	ad. 100 ml

tolamin/PGE$_1$ (Dosierung 15 mg Papaverin, 0,5 mg Phentolamin, 20 µg Prostaglandin E$_1$ in 2 ml Lösung, Abb. 9.6) sowie von CGRP/PGE$_1$ (Dosierung 10 µg CGRP/20 µg PGE$_1$ in 2 ml Lösung, Tabelle 9.3 u. 9.4) noch teilweise Erfolge erzielt werden. In die Dauertherapie wurden im eigenen Krankengut meist Patienten mit der Papaverin-Phentolamin-Prostaglandin-E$_1$-Mischung übernommen, die sich im Direktvergleich bezüglich der erektionsauslösenden Wirkung dem CGRP bis auf wenige Ausnahmen überlegen zeigte [9]. Eine mögliche Potenzierung von Nebenwirkungen gilt es zu beachten (Abb. 9.7). Das CGRP sollte zudem als organische Substanz tiefgekühlt gelagert werden, ansonsten sind Wirkungsverluste möglich. Dies schränkt die Einsetzbarkeit als Dauertherapeutikum ein. Weitere Substanzen werden derzeit auf ihre Eignung zur intrakavernösen Injektion überprüft. Erfahrungen liegen mit Thymoxamin (Moxysylat) und Linsidomin (SIN-1) vor. Eine Wertung über ihren Einsatz erscheint derzeit noch nicht möglich.

Tabelle 9.4. Definition der prolongierten Erektion (Literatur)

Grenzwert zur prolongierten Erektion [h]	Autoren (Jahreszahl in Klammern)
Nach 1	Lue et al. (1985) [23]
Nach 2	Padma-Nathan et al. (1987) [24]
Nach 3	Block et al. (1987) [4], Derouet et al. (1988) [7], Epple (1989) [11], Vanscheidt (1989) [37], Ishii et al. (1989) [15]
Nach 3,5	Kiely et al. (1987) [22]
Nach 4	Williams (1987), Wespes u. Schulman (1987) [42], Juenemann et al. (1987) [18], Strachan u. Pryor (1987) [35], Virag (1985) [38], Jantos et al. (1988) [17], Steffens et al. (1988) [32], Fouda et al. (1989) [12], Earle et al. (1990) [10]
Nach 5	Wehnert et al. (1988) [40]
Nach 6	Halsted et al. (1986) [14], Stief et al. (1987) [34], Girdley et al. (1988) [13], Darewicz et al. (1989) [6a], Porst u. Van Ahlen (1989) [27], Weiske u. Zentgraf (1989) [41]
Nach 8	Sidi u. Chen (1987) [29], Trapp (1989) [36]
Nach 12	Brindley (1986) [5]

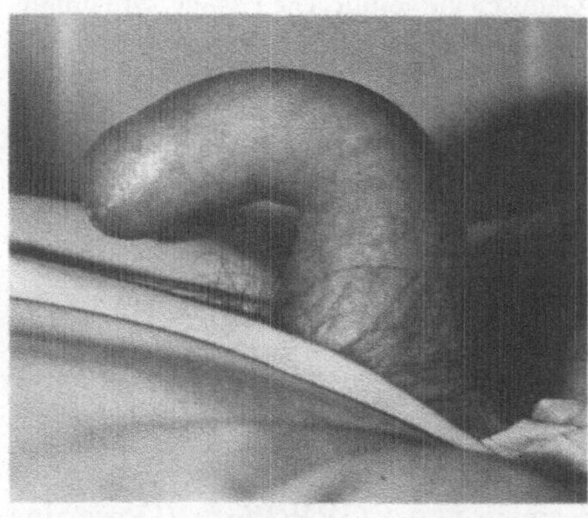

Abb. 9.7. 65jähriger Patient mit arterieller Durchblutungsstörung. Entwicklung einer grotesken Penisdeviation nach dorsal nach 10 Injektionen einer Papaverin-Phentolamin-Prostaglandin-E_1-Mischung

9.4 Komplikationen

Hilfreich zur Klärung der Pathomechanismen von Nebenwirkungen und Komplikationen unter SKAT waren tierexperimentelle Beobachtungen des Penisgewebes nach chronischer SKAT-Behandlung [1] und tierexperimentelle Arbeiten von Juenemann et al. [20], die die Blutgase während der pharmakoninduzierten Erektion analysierten. Es sind daher eine Reihe von Nebenwirkungen zu beachten, teilweise aufgrund klinischer Beobachtungen, teilweise aufgrund theoretischer Überlegungen.

Als ernsthafteste Komplikation wird derzeit das Auftreten einer prolongierten Erektion angesehen. Dabei wird die Definition einer prolongierten Erektion in der Literatur durchaus unterschiedlich beschrieben (Tabelle 9.4). Bei Einsatz von Papaverin/Phentolamin lag in der Diagnostik die Quote im eigenen Krankengut bei 4,1%, bei Prostaglandin-E_1-Gabe tritt nur in Einzelfällen diese Komplikation auf. In der Literatur wird die Häufigkeit prolongierter Erektionen für Papaverin mit 3% – 19%, für das Papaverin-Phentolamin-Gemisch mit 0,7% – 16% angegeben [19]. Da eine Schwellkörperischämie nach 4 – 6 h Erektionsdauer anhand von Blutgasanalysen (Hyperkapnie, Azidose, Hypoxämie) nachweisbar ist, wird in der Urologischen Klinik Homburg den Patienten nach 3 h vollständiger Rigidität empfohlen, umgehend die Klinik aufzusuchen. Bis zur 6-h-Grenze werden dabei adrenerg wirkende Pharmaka intrakavernös appliziert. Im Gegensatz zu dem früher applizierten Metaraminol (Dosen 1 – 2 mg, eventuell mehrfache Applikation unter Intensivüberwachung) wird heute vorwiegend Etilefrin (Effortil) verwendet, welches zu deutlich geringeren Blutdrucksteigerungen führt als die Vorgängersubstanz, bei deren Gabe sogar Todesfälle beschrieben wurden. Ein Schema über die Therapie prolongierter Erektionen, die bei Etilefringabe meist ambulant durchgeführt werden kann, gibt Tabelle 9.5 wieder. Die prolongierte Erektion ist heute nicht mehr als schwerwiegende Komplikation anzusehen, da sie bei rechtzeitiger Therapie leicht beherrscht werden kann. Eine Priapismusoperation war im eigenen Krankengut nie erforderlich, lediglich in 4 Fällen mit über 6 h bestehender Erektion wurde die Punktion eines Schwellkörpers mit einer 1,2-mm-Butterflykanüle mit Aspiration von 50 – 80 ml Blut vorgenommen (Abb. 9.8). Irreversible Veränderungen am Schwellkörper konnten nach mehr als 24 h dauerndem Priapismus histologisch nachgewiesen werden [31].

Eine ernstzunehmendere Komplikation sind fibrotische Veränderungen am Schwellkörper bei der Verwendung von Papaverin. Bekannt ist die Fibrose der Tunica albuginea, deren Entstehung entweder durch multiple Verletzungen der Tunica albuginea durch die Nadel oder auf lokal toxische Irritationen des Tunikagewebes durch das Medikment (niedriger pH-Wert des Papaverins?) zurückzuführen ist. Auch ein fibröser Umbau von Hämatomen durch Verletzung von Gefäßen wird diskutiert. Die Veränderungen können im Bereich der Tunica albuginea (Abb. 9.9), aber auch intrakavernosal nachgewiesen werden.

Abozeid et al. [1] konnten am Tiermodell durch wiederholte Papaverininjektionen an der Injektionsstelle Fibrosen erzeugen – deshalb wird ein Wech-

Tabelle 9.5. Behandlung der prolongierten Erektion (Homburg/Saar, 1991)

– RR-Kontrolle, bei RR > 180 mmHg	10 mg Adalat per os
– Bis 6 h	5 – 10 mg Etilefrin (Effortil) intrakavernös
– Länger als 6 h (insbesondere fehlender Flow in der A. profunda penis)	Schwellkörperpunktion Fakultativ Astrup Aspiration von 50 – 80 ml Blut über Butter- flykanüle 5 mg Etilefrin intrakavernös
– RR-Kontrolle bis 30 min nach Etilefrininjektion	
– Ein intravenöses Antihypertensivum (z. B. Nepresol) sollte für eine eventuelle Blutdruckkrise zur Verfügung stehen	

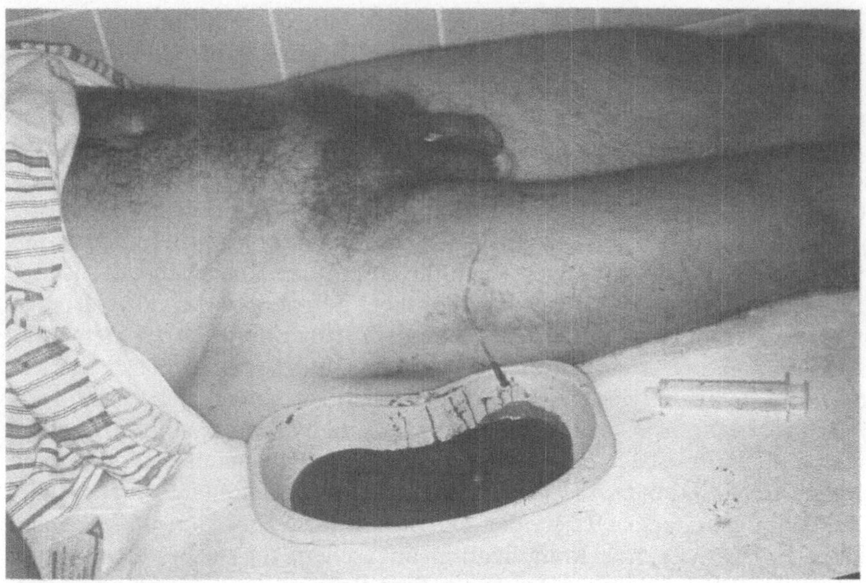

Abb. 9.8. Schwellkörperpunktion mit Aspiration von Blut (tropft von selbst ab) nach prolongierter Erektion von 17 h. Nachteilige Folgen für den Patienten entstanden nicht

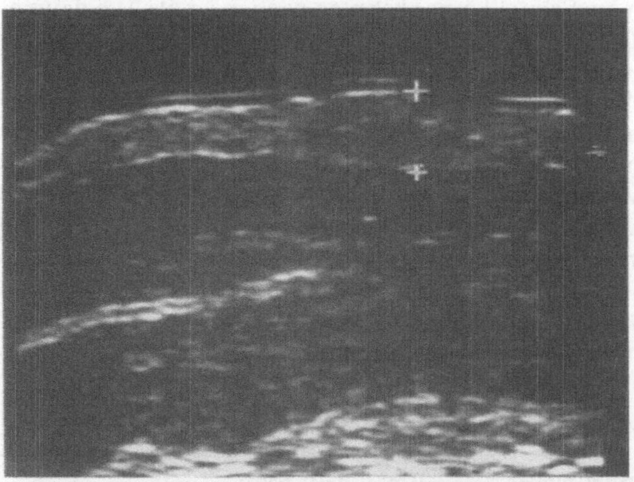

Abb. 9.9. Lokale Verdickung der Tunica albuginea bei der SKAT-Behandlung (Sonographie)

sel der Injektionsstelle empfohlen − sowie eine Hypertrophie der glatten kavernösen Muskulatur im Bereich nichtinjizierter Areale, eventuell als Antwort auf die langanhaltenden hohen intrakavernösen Drücke durch SKAT. Im eigenen Krankengut lag die Rate für Fibrosen bei 6,1 %. Dies deckt sich in etwa mit der Arbeit von Juenemann/Alken [19], die die Arbeiten mehrerer Autoren verglichen und bei 1573 Patienten eine Fibroserate von 5,4% feststellten. Auch nach mehrfachen Prostaglandininjektionen wurden bisher seltener Fibrosen beschrieben, während bei Papaverin neben lokalen Veränderungen im Bereich der Injektionsstelle auch ausgedehnte Schwellkörperveränderungen bekannt wurden.

Subkutane Einblutungen an der Injektionsstelle treten häufiger auf, erfordern im allgemeinen aber keine spezielle Therapie. Intrakavernöse Einblutungen sind eine Rarität. Eine eitrige Kavernitis wurde beschrieben, konnte jedoch selbst noch nie beobachtet werden und dürfte bei Beachtung steriler Kautelen nicht auftreten. Fehlpunktionen in die Harnröhre sind ebenfalls beschrieben, ohne daß hieraus schwerwiegende Komplikationen resultierten. Systemische Nebenwirkungen, in erster Linie Blutdruckabfall mit Schweißausbruch und Gesichtsflush, wurden vereinzelt beim Papaverin, besonders bei Vorliegen einer venösen Okklusionsstörung, angegeben, spielen insgesamt aber keine wesentliche Rolle. Bei der Dauertherapie mit dem potentiell hepatotoxischen Papaverin wurden Veränderungen der Leberwerte beschrieben. Diese Substanz sollte daher bei bereits vorhandenem Leberschaden nicht eingesetzt werden. Beim PGE_1 wurden keine systemischen Nebenwirkungen angegeben. Schmerzen bei und nach der Injektion aber auch während der Erektion sowie Parästhesien in der Glans wurden vor allem vom Papaverin bekannt. Eine Abnahme der Wirksamkeit mit Tachyphylaxie und Toleranzentwicklung wurde in seltenen Fällen bekannt, ist jedoch nur als unangenehmer Begleiteffekt einzustufen.

9.5 Hilfsmittel zur Autoinjektion

Vorbehalte gegenüber der manuellen Selbstinjektion machen die Suche nach alternativen Applikationsmöglichkeiten vasoaktiver Substanzen aktuell. Bereits 1987 wurden Erfahrungen mit einem automatischen Injektor vorgestellt [8]. Die klinischen Erfahrungen mit diesem aus der Diabetestherapie übernommenen Gerät (Abb. 9.10) konnten zeigen, daß eine wertvolle Bereicherung für Patienten gefunden wurde, die für die SKAT-Therapie prinzipiell geeignet waren, sich aber nicht imstande fühlten, diese selbst durchzuführen. Als Hauptgrund wurden Schmerzen bei der manuellen Injektion und Furcht vor der Nadel angegeben. Die Injektion durch das Gerät, welches auf den Schwellkörper aufgesetzt wird, erfolgt vollautomatisch nach Einschießen der Nadel. Nachteilig an dem eingesetzten Gerät waren noch die Größe und die limitierte Injektionsmenge (bis 1 ml). Bei Verdickungen der Tunica albuginea, z. B. durch eine Induratio penis plastica, können allerdings das Einschießen der Nadel unmöglich machen. Zusätzliche Komplikationen der vollautomatischen Injektion konnten bei richtiger Stichtiefenwahl (1 cm) auch bei Daueranwendung bisher nicht beobachtet werden. Durch Einsatz von Insulinpens zur Autoinjektion zeichnen sich neue interessante Entwicklungen zur Verbesserung der Autoinjektion ab. Diese Geräte in der Größe eines vergrößerten Kugelschreibers könnten allerdings erst nach Entwicklung entsprechender Patronen mit vasoaktiven

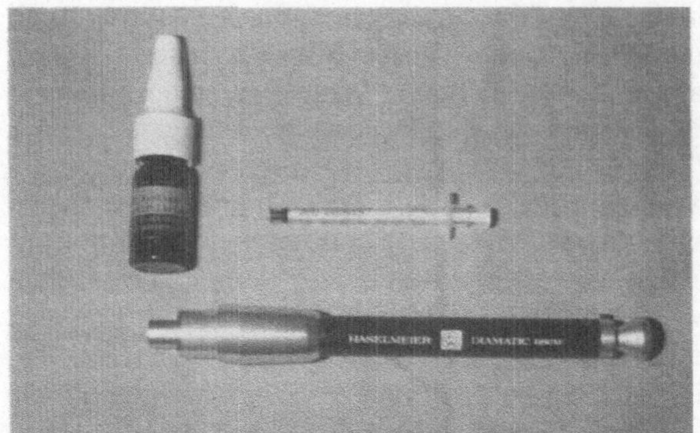

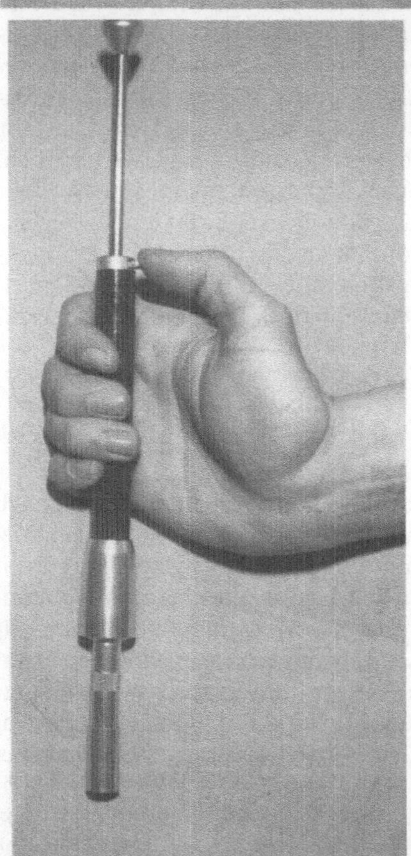

Abb. 9.10 a, b. Injektionsautomat zur Autoinjektion. **a** Injektionsautomat mit Einmalinsulinspritze und Lösung zur Schwellkörperinjektion, **b** Siehe Text

Substanzen eine komfortablere Form der Autoinjektion darstellen. Zudem bleibt dem Patienten der Einstich nicht erspart. Eigene Vorschläge zum „automatischen Pen" wurden bisher von der Industrie nicht aufgegriffen.

9.6 Akzeptanz der SKAT

Im Rahmen einer retrospektiven Studie konnte an 89 potentiellen SKAT-Patienten gezeigt werden, daß 23 Patienten schon vor Therapiebeginn den SKAT-Vorschlag ablehnten (Ablehnungsrate 25,8%) und 16 von 66 Patienten die SKAT zwischenzeitlich abbrachen (Abbruchrate 24,2%, Abb. 9.11). Hauptgrund für den Abbruch der Therapie war die mangelnde Effektivität der Behandlung, Hauptgrund für die primäre Ablehnung die Art der Methode. Eine Literaturübersicht über die SKAT-Akzeptanz gibt Tabelle 9.6 wieder. Dabei deckt sich die Ausfallrate über 40% im eigenen Patientengut durchaus mit den Ergebnissen amerikanischer Studien. Die kumulative Ausscheidungsrate ist der Anteil von Patienten − gemessen am Patientenkollektiv, denen eine SKAT vorgeschlagen wurde −, die die SKAT aber nicht durchführten, weil sie die Therapie ablehnten oder abbrachen. Diese Übersicht wie auch die eigenen Ergebnisse führen zu einer Dämpfung der ursprünglichen Euphorie über SKAT. Allerdings liegt bei Daueranwendern die Zufriedenheitsrate (Abb. 9.12) übereinstimmend mit anderen Autoren bei 90%. Zur Beurteilung der Akzeptanz einer Kombination der SKAT mit dem Erektionsring liegen noch keine Langzeitergebnisse vor. Im eigenen Krankengut beantworteten 13 Patienten, die mit diesem Vorschlag initial einverstanden waren, bei einer retrospektiven Analyse den ihnen zugeschickten Fragebogen. 7 von 13 Patienten (53,8%) führten die Kombination von SKAT mit Erektionsring durch. In Anbetracht der relativ schwierigen Handhabung des Rings und der Anforderungen, die die SKAT selbst mit sich bringt, muß diese Akzeptanzquote bei allerdings sehr limitiertem Krankengut als zufriedenstellend bewertet werden. Einzelne Patienten im eigenen Krankengut führen bei fehlender Operabilität oder Ablehnung einer operativen Therapie die Kombination der SKAT mit einer Vakuumpumpe zur

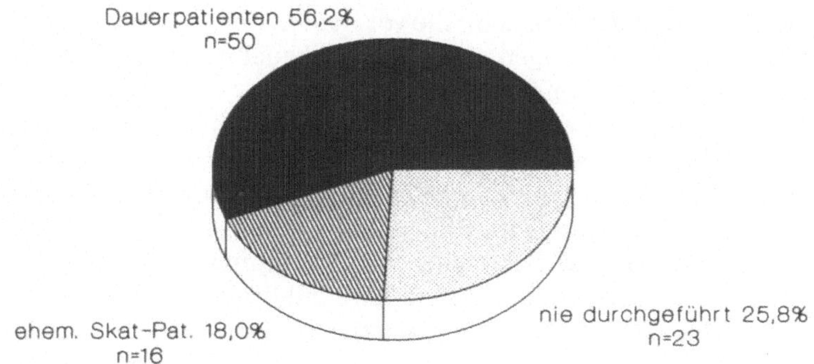

Abb. 9.11. Akzeptanz der SKAT (n = 89)

Tabelle 9.6. Literaturvergleich über die SKAT-Akzeptanz

Autor	Ablehnungsrate $x =$	Abbruchrate $y =$	Kumulative drop-out-Rate $z =$
Derouet 1990	$x = 25,8\%$ (23/89)	$y = 24,2\%$ (16/66)	$z = 43,8\%$ (39/89)
Althof 1989	$x = 33,6\%$ (44/131)	$y = 18,4\%$ (16/87)	$z = 45,8\%$ (60/131)
Sidi 1988	$x = 18,3\%$ (61/334)	$y = 33,8\%$ (87/257)	$z = 46,5\%$ (148/318)
Robinette 1986	$x = 18,5\%$ (25/135)	$y = 22,8\%$ 23/101	$z = 38,1\%$ (48/126)
Bähren 1989		$y = 5,1\%$ (8/156)	
Steffens 1988		$y = 0\%$ (0/50)	
Watters 1988		$y = 58,1\%$ (36/62)	

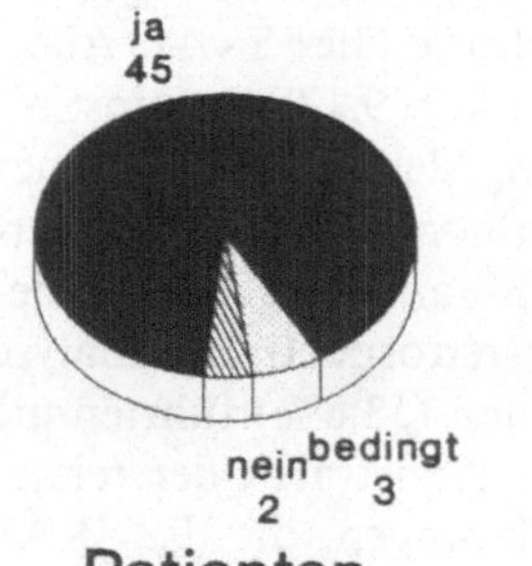

Abb. 9.12. Zufriedenheitsrate von SKAT-Daueranwendern

Verbesserung der Rigidität durch. Bei dieser Technik sollte auf eine 5minütige Kompression der Einstichstelle vor der Anwendung des Vakuums geachtet werden, da Nachblutungen aus dem Stichkanal durch die Sogwirkung des Vakuums auftreten können.

Mögliche therapeutische Effekte der SKAT konnten bei einer retrospektiven Studie im eigenen Krankengut bei 5% der als organisch impotent eingestuften Patienten gesehen werden. Bei diesen Patienten trat eine Spontanremission auf. Da keine Doppelblindstudie durchgeführt wurde, die diagnostische Abklärung gewisse Schwächen beinhaltet und bei der erektilen Dysfunktion Spontanremissionsraten bis zu 30% publiziert wurden, erscheint hier derzeit keine Aussage bezüglich des therapeutischen Potentials der SKAT möglich.

Zusammenfassung

Die Schwellkörperautoinjektionstherapie (SKAT) wird derzeit als die effektivste und sicherste Behandlungsform der organischen erektilen Dysfunktion angesehen. Die Nebenwirkungen, in erster Linie prolongierte Erektionen und fibrotische Veränderungen am Schwellkörper, stellen ein kalkulierbares Risiko dar. Die Abbruchrate dieser Therapieform ist relativ hoch. Demgegenüber beurteilt der größte Teil der Dauerpatienten die SKAT positiv.

Literatur

1. Abozeid M, Juenemann KP, Luo J, Lue TF, Yen TS, Tanagho EA (1987) Chronic papaverin treatment: the effect of repeated injections on the simian erectile response on penile tissue. J Urol 138:1263−1266
2. Althof SE, Turner LA, Levine SB, Risen C, Kursh E, Bodner D, Resnick M (1989) Why do so many people drop out from autoinjection therapy for impotence? J Sex Martial Ther 15:121−129
3. Bähren W, Scherb W, Gall H, Beckert R, Holzki G (1989) Effects of intracavernosal pharmacotherapy on self-esteem, performance, anxiety and partnership in patients with chronic erectile dysfunction. Eur Urol 16:175−180
4. Block T, Sturm W, Ernst G, Schmiedt E (1987) The intracavernous application of alpha-adrenergic drugs in the treatment of priapism. World J Urol 5:178−181
5. Brindley GS (1986) Maintenance treatment of erectile impotence by cavernousal unstriated muscle relaxant injection. Br J Psychiatry 149:210−215
6. Corriere JN, Fishman IJ, Benson GS, Carlton CE (1988) Development of fibrotic penile lesions secondary to the intracorporeal injection of vasoactive agents. J Urol 140:615−617
6a. Darewicz RL, Galek L (1989) Priapismusale Komplikation nach diagnostischem Papaverintest. Z Urol Nephrol 82:317−320
7. Derouet H, Caspari P, Mast GJ, Allousi S, Moll V (1988) Diagnostik und Therapie der erektilen Dysfunktion. Therapiewoche 38:1624−1629
8. Derouet H, Becht E, Steffens J (1989) Intracavernöse Injektion vasoaktiver Substanzen mittels Injektionsautomat. Urologe B 29:15−17
9. Derouet H, Giradot P, Ziegler M (1991) Comparision du melange papaverin-phentolamin-PGE$_1$ avec la solution CGRP-PGE$_1$ chez les malades non repondeurs a une injection simple: 85.eme congres francais d'urologie
10. Earle C, Keogh EJ, Wisniewski ZS, Tulloch AGS, Lord DJ, Watters GR, Glatthaar C (1990) Prostaglandin E1 therapy for impotence, comparison with papaverin. J Urol 143:57−59
11. Epple W (1989) Erektile Impotenz, Diagnostik und Möglichkeiten der Therapie für Allgemeinärzte und Spezialisten. Allgemeinarzt 16:1052−1056
12. Fouda H et al. (1989) Priapism: an avoidable complication of pharmacologically induced erection. J Urol 142:993−997
13. Girdley FM, Bruskewitz RC, Feyzi J, Graversen PH, Gasser TC (1988) Intracavernous self-injection for impotence: a long term therapeutic option? Experience in 78 cases. J Urol 140:972−974
14. Halsted DS, Weigel JW, Noble MJ, Mebust WK (1986) Papaverin-induced priapism: 2 case reports. J Urol 136:109−110
15. Ishii N et al (1989) Intracavernous injection of prostaglandine E1 for the treatment of erectile impotence. J Urol 141:323−325
16. Janosoko EO (1986) Intracavernous self-injection of papaverin and regitine for the treatment of organic impotence. NC Med J 47:305−307

17. Jantos C, Krause W, Kauss E, Weidner W (1988) Langzeiterfahrungen mit der Autoinjektionstherapie von Papaverin bei erektiler Dysfunktion. Urologe A 27:18−21
18. Juenemann KP, Fuhse J, Melchior H (1987) SKIT oder SKAT zur Therapie erektiler Dysfunktionen. Urologe B 27:250−253
19. Juenemann KP, Alken P (1989) Pharmacotherapy of erectile dysfunction: a review. Int J Impotence Res 1:71−93
20. Juenemann KP, Lue TF, Abozeid M, Tanagho EA (1986) Blood gas analysis in drug induced penile erection. Urol Int 41:207−211
21. Keogh EJ, Tulloch AGS, Earle CM et al (1989) Treatment of impotence by intrapenile injections. A comparison of papaverine versus papaverine and phentolamin: a double blind, crossover trial. J Urol 142:726−727
22. Kiely EY, Williams G, Goldie L (1987) Assessment of the immediate and long-term effects of pharmacologically induced penile erections in the treatment of psychogenic and organic impotence. Br J Urol 59:164−169
23. Lue TF, Hricak H, Mcerick, Tanagho EW (1985) Evaluation of arteriogenic impotence with intracoporeal injection of papaverine and the duplex ultrasound scanner. Semin Urol 3:43−48
24. Padma-Nathan H, Goldstein I, Payton T, Krane RJ (1987) Intracavernosal pharmacotherapy: the pharmacologic erection programme. World J Urol 5:160−165
25. Parewicz RL, Galek L (1989) Priapismus als Komplikation nach diagnostischem Papaverintest. Z Urol Nephrol 82:317−320
26. Porst H (1988) Stellenwert von PGE1 in der Diagnostik der erektilen Dysfunktion im Vergleich zu Papaverin und Papaverin/Phentolamin bei 61 Patienten. Urologe A 27:22−26
27. Porst H, Van Ahlen H (1989) Pharmakon-induzierte Priapismen − Ein Erfahrungsbericht über 101 Fälle. Urologe A 28:84−87
28. Roy JB, Petrone RL, Ibrahin T (1990) A clinical trial of the intracorporal injection of papaverine/phentolamine vs PGE_1 vs topical nitroglycerin ointment in the treatment of erectile dysfunction. Int J Impotence Res 2/2:305−306
29. Sidi AA, Chen KK (1987) Clinical experience with vasoactive intracavernous pharmacotherapy for treatment of impotence. World J Urol 5:156−159
30. Sidi AA, Reddy PK, Chen KK (1988) Patient acceptance of and satisfaction with vasoactive intracavernous pharmacotherapy for impotence. J Urol 140:293−294
31. Spycher MA, Hauri D (1986) The ultrastructure of the erectile tissue in priapism. J Urol 135:142−147
32. Steffens J, Postma HJ, Steffens L (1988) Ergebnisse und Akzeptanz der Schwellkörperinjektionstherapie (SKAT) bei organischer erektiler Dysfunktion. Urologe A 27:14−16
33. Stief CG (1990) Calcitonin-gene related peptide (CGRP)-a possible neurotransmitter for human penile erection and its therapeutical application in impotent patients. Int J Impotence Res 2/2:22−23
34. Stief C, Thon WF, Scherb W, Gall H, Bähren W (1987) 2 Jahre Erfahrungen mit der Schwellkörper-Autoinjektions-Therapie (SKAT). Urologe A 26:294−296
35. Strachan JR, Pryor JP (1987) Diagnostic intracorporal papaverine and erectile dysfunction. Br J Urol 59:264−266
36. Trapp JD (1989) Pharmacologic erection program for the treatment of male impotence. South Med J 80:426−427
37. Vanscheidt W (1989) Potenzstörungen − Was der Hausarzt wissen muß. Allgemeinarzt 16:158−160
38. Virag R (1985) About pharmacologically induced prolonged erection. Lancet I:519−520
39. Watters GR, Keogh EJ, Earle CM, Carati CJ, Wisniewski ZS, Tulloch AGS, Lord DJ (1988) Experience in the management of erectile dysfunction using the intracavernosal self-injection of vasoactive drugs. J Urol 140:1417−1419
40. Wehnert J, Kramer J, Weller J, Leike S (1988) Intracavernöse Injektion vasoaktiver Substanzen zur Behandlung der erektilen Dysfunktion. Z Urol Nephrol 81:73−78
41. Weiske WH, Zentgraf M (1989) Inzidenz und Bedeutung prolongierter Erektionen bei der intrakavernösen Anwendung von Papaverin und Phentolamin in der Praxis. Aktuel Urol 20:70−75

42. Wespes E, Schulman CC (1987) Vascular impotence. World J Urol 5:144–149
43. Wetterauer U, Koppermann U, Bischoff R, Sommerkamp H (1990) Intraindividueller Vergleich von Prostaglandin E_1 und einem Papaverin-Phentolamin-Gemisch zur Erektionsauslösung bei erektiler Dysfunktion. In: Abstrakt 51 des 11. Internationalen Symposiums, Ludwig Boltzmann Institut zur Erforschung der Infektionen und Geschwülste des Harntraktes und Urologische Abteilung der allgemeinen Poliklinik der Stadt Wien, 22.–24. 2. 1990
44. Williams G, Mulcahey MJ, Kiely EA (1987) Impotence: treatment by autoinjection of vasoactive drugs. Br Med J 295:595–596
45. Zentgraf M, Ludwig G, Ziegler M (1989) How safe is the treatment of impotence with intracavernous autoinjection? Eur Urol 16:165–171

10 Operative Therapie

10.1 Operative rekonstruktive Chirurgie

Rekonstruktive chirurgische Eingriffe am Schwellkörper bei erektiler Dysfunktion verfolgen das Ziel, bei vaskulärer Ursache eine ausreichende Blutzufuhr bei ungenügender arterieller Versorgung zu gewährleisten oder durch Unterbrechung pathologischer venöser Abstrombahnen die Aufrechterhaltung einer adäquaten Erektion zu ermöglichen. Kongenitale oder erworbene Penisdeviationen können auch zu Kohabitationsstörungen führen, sind jedoch nur in der Minderzahl mit einer Störung der Gefäßfunktion kombiniert. Die einzelnen, zum Teil derzeit noch kontrovers diskutierten Verfahren werden im folgenden vorgestellt, ohne daß eine abschließende Wertung bezüglich ihrer Indikation möglich ist. Ziel aller Verfahren ist jedoch die physiologische Wiederherstellung der erektilen Funktion ohne Einsatz von Hilfsmitteln, wenn auch der überwiegende Teil der Patienten nicht als potentielle Kandidaten angesehen werden kann (ca. 5% [12] aller Patienten). Zudem wird die Möglichkeit eines späteren operativ-prothetischen Vorgehens bei Erfolglosigkeit des rekonstruktiven Versuchs nicht beeinträchtigt.

10.1.1 Arterielle Revaskularisation

Iliakale Gefäßrekonstruktionen wurden zwar bei aortoiliakalen Bypassoperationen erfolgreich zur Wiederherstellung der erektilen Funktion eingesetzt [24], spielen jedoch bei meist die peripheren Gefäßäste befallender Arteriopathie eine geringe Rolle in der Revaskularisationschirurgie [24].

Derzeit wird bei den meisten operativen Verfahren, die auf eine Verbesserung des arteriellen Blutangebots zum Schwellkörper abzielen, die A. epigastrica inferior als Blutlieferant eingesetzt. Dieses Gefäß, das auch bei allgemeiner Angiosklerose nur selten Veränderungen zeigt [13], läßt sich durch einen Pararektalschnitt leicht unter dem M. rectus abdominis auffinden. Es wird unter sorgfältiger Versorgung aller Seitenäste bis in Nabelhöhe präpariert, dort abgesetzt, mit Heparin durchgespült sowie mit externer Papaverin- oder Lokalanästhetikumapplikation dilatiert (Abb. 10.1). Durch einen subkutanen Tunnel wird dann die Arterie zur Penisbasis verlagert und dort mit den Penisgefäßen anastomosiert, wobei der Operateur sich einer Lupenbrille oder mikrochirurgischer Techniken bedient (Abb. 10.2). Im deutschsprachigen Raum wird vor

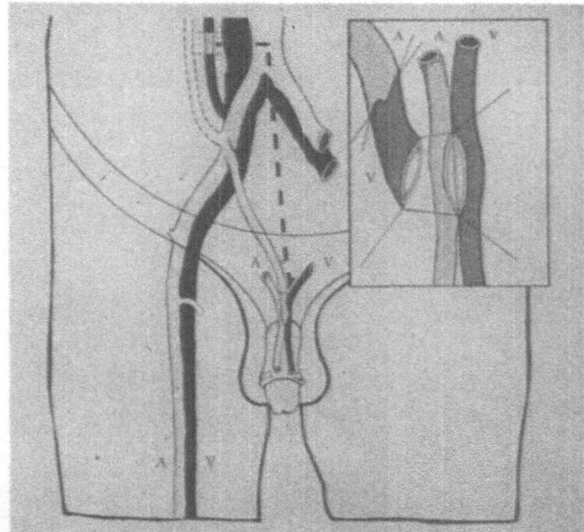

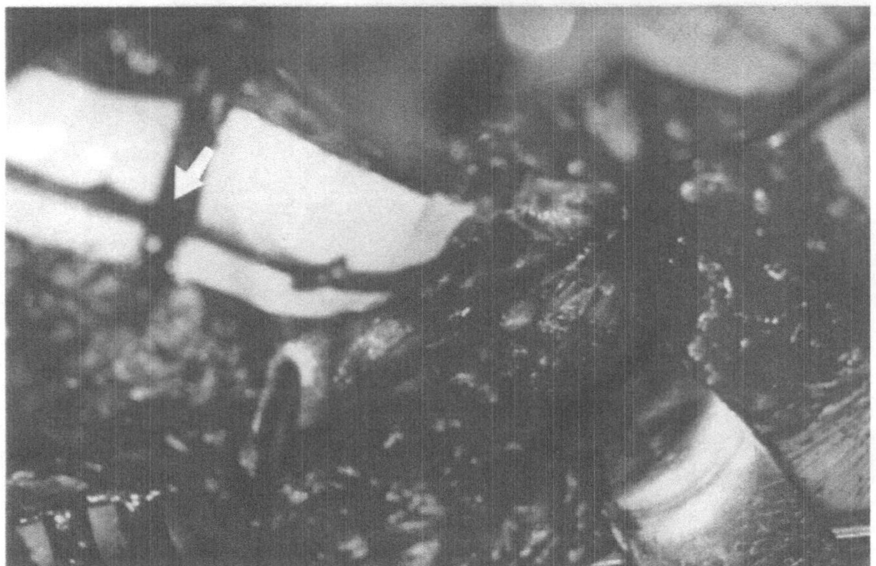

Abb. 10.1a, b. Mobilisation der A. epigastrica inferior zur Bypassoperation. **a** Prinzip der Hauri-Operation, **b** intraoperativer Befund (A. epigastrica inferior durch *Pfeil* markiert)

allem die Anastomosentechnik nach Hauri mit Modifikationen bevorzugt, bei der im Gebiet der Anastomose zwischen der A. epigastrica inferior und der A. dorsalis penis ein zusätzlicher arteriovenöser Shunt mit der V. dorsalis penis durchgeführt wird (Abb. 10.2). Ziel dieser Anastomosentechnik ist die Verringerung des Abflußwiderstands sowie die Verminderung des Thromboserisikos [9]. In der farbkodierten Duplexsonographie ist auch eine kräftige Arterialisierung der tiefen Dorsalvene nachweisbar (Abb. 10.3). Mit dieser Methode wurden die bisher besten Ergebnisse (81% Erfolgsquote) für ein Revaskularisa-

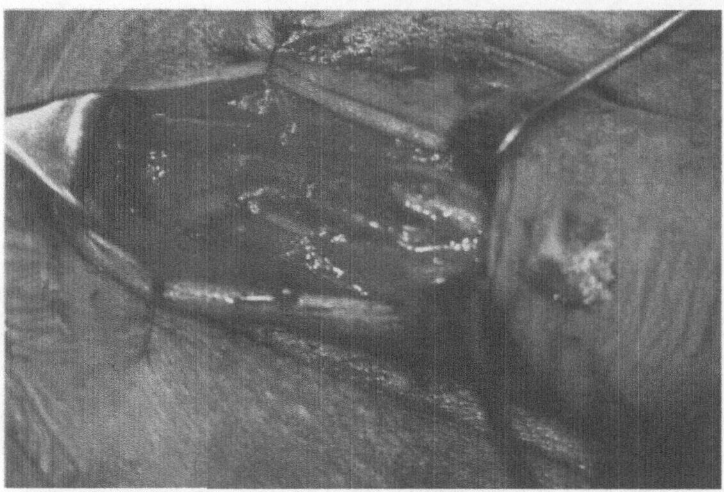

Abb. 10.2. Tripassanastomose nach Beendigung der mikrochirurgischen Phase

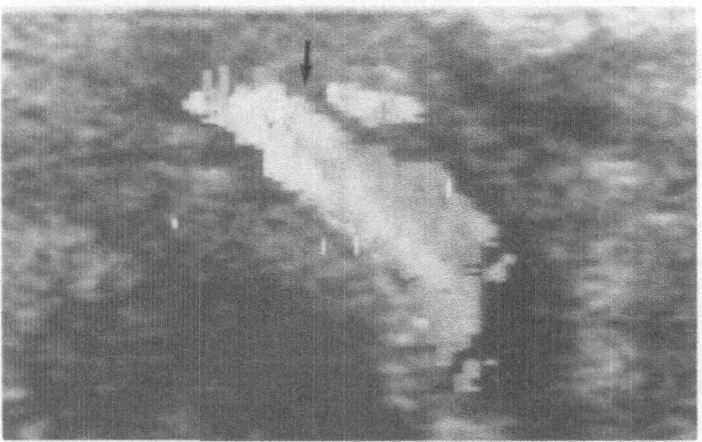

Abb. 10.3. Arterialisierung der tiefen Dorsalvene nach Hauri-Shunt (*Pfeil* markiert Einmündungsstelle der A. epigastrica inferior)

tionsverfahren publiziert [9]. Lediglich Crespo et al. [3] konnten mit einem autologen Venenbypass zwischen der A. femoralis und der A. dorsalis penis Erfolgsquoten bis 72,8% erreichen. Eine Modifikation der von Virag [24] initiierten Arterialisation der V. dorsalis penis profunda wird von Furlow-Fisher [6] mit einer Erfolgsquote von 68,4% durchgeführt.

Obwohl Erfolgsquoten mit verschiedenen Revaskularisationsverfahren beschrieben werden, besteht eine relativ hohe Mißerfolgsrate, die durch die postoperativen Komplikationsmöglichkeiten (Glanshyperämie, Anastomosenverschluß, Penisverkürzung durch Narbenzug, sensible Ausfälle, Penisödem) nicht erklärt werden kann. Dementsprechend ist bis heute die Indikation zu dieser Operation nicht eindeutig geklärt. Während Furlow et al. [6] die besten Chancen bei Patienten mit posttraumatischer Ursache bis zu einem Alter von 55 Jahren sehen, halten Crespo et al. [2] eine Arterialisierung sogar bei komplettem Gefäßverschluß beider Profundaarterien für indiziert. Letzteres wurde im eigenen Krankengut als nicht sinnvoll angesehen, da bei dieser Patientengruppe die Schädigung nicht auf den arteriellen Bereich isoliert ist, sondern bereits Schädigungen im kavernosalen Gewebe zu vermuten sind. Während Beckert et al. [2] nur SKAT-Responder revaskularisieren, führen Sohn et al. [20] diesem Verfahren vorwiegend SKAT-Non-Responder zu. Eine Modifikation der Hauri-Operation wird von Löbelenz et al. [17] erfolgreich bei SKAT-Non-Respondern eingesetzt.

Eine abschließende Wertung dieses Therapieverfahrens erscheint derzeit noch nicht möglich. Im eigenen Patientengut wurde die Operation meist bei SKAT-Non-Respondern ohne Okklusionsstörung erfolgreich durchgeführt. Die Indikation zu diesem Verfahren berücksichtigt im eigenen Krankengut neben dem Allgemeinzustand kavernosometrische und dopplersonographische Parameter, die derzeit noch Gegenstand wissenschaftlicher Diskussionen sind (Tabelle 10.1). Perioperativ wird eine Heparinisierung durchgeführt. Anschließend wird für 6 Monate eine Behandlung mit einem Thrombozytenaggregationshemmer (z. B. 500 mg Azetylsalizylsäure) durchgeführt, Hauri markumarisiert seine Patienten für 6 Monate. Die Revaskularisation bietet die Möglichkeit der natürlichen Herstellung der erektilen Funktion, wenn auch nach Leslie [12] nur etwa 5% der Patienten als potentielle Kandidaten anzusehen sind. Auch wird bei Erfolglosigkeit des Verfahrens nicht der Einsatz anderer Therapieverfahren, z. B. der Prothesenimplantation, behindert. Durch die Widersprüchlichkeit der Indikationsstellung, die teilweise pessimistischen Darstellungen der Operationsergebnisse [19] und der damit unsichere klinische Erfolg erscheint die generelle Anwendung dieser Methode jedoch noch nicht ausgereift und sollte Zentren vorbehalten bleiben, die besonderes Interesse an der Erforschung und Entwicklung der penilen Gefäßoperation haben.

Als „minimal invasive therapy" wurde auch die perkutane transluminale Angioplastie (PTA) zur Therapie arteriell bedingter Erektionsstörungen eingesetzt. Bei diesem Verfahren wird die Dilatation radiologisch nachweisbarer Stenosen im Bereich der Iliakalgefäße durchgeführt [5]. Die Indikation zu diesem

Tabelle 10.1. Derzeitiges eigenes Konzept zur rekonstruktiven Chirurgie bei vaskulärer erektiler Dysfunktion (SKAT-Non-Responder) unter Berücksichtigung dopplersonographischer und kavernosometrischer Meßdaten

	Arteriell	Nichtarteriell
Venös	Konservativ (EHS) oder Prothese Rekonstruktive OP nur bei jüngeren Patienten	Radikale Venenresektion
Nichtvenös	Epigastrikopenile Anastomose	Keine vaskuläre Störung

Tabelle 10.2. Erfolge (spontane Rückkehr der Erektionsfähigkeit) bei arterieller Revaskularisation

Autor	Zahl n	OP-Methode	Erfolg [%]
Furlow et al. 1990 [6]	95	V. dorsalis penis profunda (mod. Furlow-Fisher)	68,4
Schramek 1990 [18]	35	Hauri-Shunt	68,6
Crespo et al. 1990 [3]	390	Veneninterponate (femoropenil)	72,8
Hauri 1989 [9]	44	Hauri-Shunt	81
Austoni 1990 [1]	87	Doppelte A. dorsalis penis Anastomose	63
L'Hermite et al. 1990 [10]	91	Versch. Methoden	48 – 76
Zumbe 1990 [28]	45	Hauri-Shunt	71
Angioplastie (PTA): Delcour et al. 1990 [5]	24		25

Verfahren dürfte zudem weitaus enger zu stellen sein, da erfahrungsgemäß isolierte, dilatierbare Stenosen der A. iliaca interna als Ursache einer erektilen Dysfunktion relativ selten gefunden werden. Mit einer Erfolgsquote von 25% blieben Delcour et al. [5] weit hinter den Erfolgsquoten operativer Verfahren zurück. Eine Übersicht über die Erfolgsquoten arterieller Revaskularisationen gibt Tabelle 10.2 wieder.

10.1.2 Venöse Chirurgie

Die operative Korrektur des kavernosographisch lokalisierten venösen Lecks stellt eines der kontrovers diskutierten operativen Verfahren dar. Die Langzeitergebnisse der chirurgischen Korrektur radiologisch nachweisbarer pathologischer Venenabstrombahnen letztendlich unklarer Ätiologie konnten bisher nicht allgemein überzeugen. Bereits um die Jahrhundertwende berichtete Wooten über eine Verbesserung der Erektion durch Ligatur der V. dorsalis penis profunda [26]. Wegen der Vielzahl venöser Anastomosen mit der oberflächlichen Dorsalvene und dem Corpus spongiosum führt dieses Verfahren aber vielfach nur zu temporären Erfolgen, wie auch Stief et al. [23] mit einer Erfolgsquote von 42% sowie Sparwasser et al. mit einer Erfolgsquote von 24% zeigen konnten. Aggressivere Venenresektionen bezogen neben der Dorsalvene auch krurale Venen mit ein, konnten jedoch auch nur eine Erfolgschance von etwa 50% erreichen [16]. Ein spezielles Operationsverfahren stellt die Durchtrennung distaler Venenfisteln zum Corpus spongiosum dar, die Spongiosolyse, welche in Einzelfällen eine Verbesserung der Erektionsfähigkeit erreichen konnte [7]. Bei der Resektion der Dorsalvene und der Freilegung der Crura penis hat sich insbesondere der von Lewis [14] beschriebene vordere skrotale Zugangsweg bewährt, der neben der Venendissektion eine vollständige Mobi-

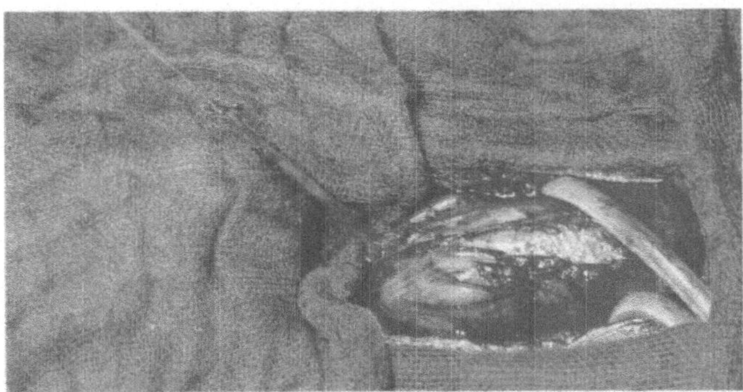

Abb. 10.4. Resektion der tiefen Dorsalvene (Vene markiert durch Faden, Krura des Penis durch Gummizügel angeschlungen)

lisierung der Crura penis zuläßt. Im eigenen Patientengut konnten mit einer radikalen Venendissektion (Resektion der V. dorsalis penis profunda, Ligatur kruraler Venen, beidseitige Einengung der distalen Corpora cavernosa und Ligatur des Plexus santorini von retrosymphysär) auch bei schwerer Okklusionsstörung ohne Begleitarteriopathie Erfolge erzielt werden (Kohabitationsfähigkeit ohne SKAT, Abb. 10.4 u. 10.5). Die Langzeitergebnisse des Verfahrens stehen jedoch noch aus. Voraussetzung einer erfolgreichen Venenchirurgie scheinen jedoch eine exakte Diagnostik mittels Kavernosometrie und der sichere Ausschluß einer Arteriopathie der Penisgefäße zu sein (Abb. 10.6).

Das von Wagenknecht et al. [25] in Einzelfällen erfolgreich eingesetzte Verfahren der beidseitigen Unterbindung der V. iliaca interna konnte bisher noch keine allgemeine Anerkennung finden. Postoperative Komplikationen schließen neben Ödembildung (temporär) Taubheitsgefühl im Bereich des Penis sowie Narbenkontrakturen ein. Eine interessante operative Variante zur Therapie der venösen Insuffizienz stellt die Implantation eines perikavernösen Goretex-Bands dar, welches vom perinealen Zugangsweg unter Aussparung der Urethra um beide Corpora cavernosa gelegt wird und damit zur Drosselung des venösen Abstroms führt [11]. Als Kontraindikationen der venösen Chirurgie werden von Lewis [14] Alter > 65 Jahre, Diabetes mellitus und primäre Impotenz genannt. Knoll et al. [11] sehen die besten Ergebnisse der resektorischen Verfahren bei leichter venöser Insuffizienz mit Erhaltungsflußwerten von 25 – 45 ml/min. Bei höheren Erhaltungsflußwerten sollte ihrer Meinung nach eine Arterialisation der Dorsalvene nach Virag [24] in der Modifikation nach Furlow-Fisher [6] vorgenommen werden. Insbesondere Hauri hat darauf hingewiesen, daß bei kombinierter arteriell-venöser Störung bei geringgradigem venösem Leck die Arterialisierung Vorrang haben muß [9]. Kombinierte arteriell-venöse Eingriffe wurden selten publiziert [8]. Da bei Vorliegen beider Störungen von einem begleitenden Gewebeschaden in den meisten Fällen auszugehen ist, sollte die Indikation zu vaskulär-rekonstruktiven Eingriffen eher zurückhaltend gestellt werden. Lediglich Hauri sieht in der Kombination eines

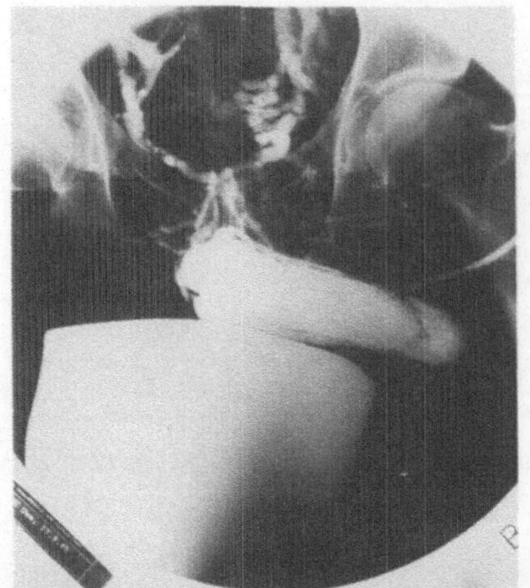

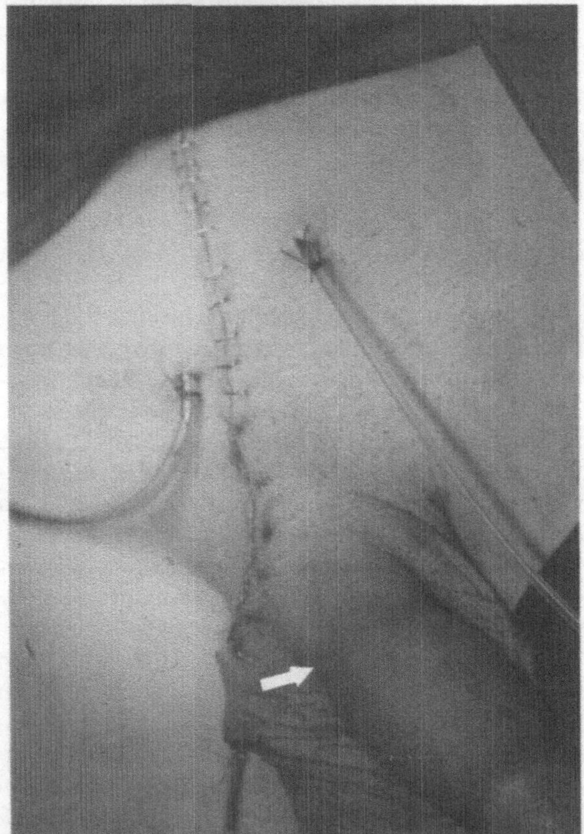

Abb. 10.5 a, b. Radikale Venenresektion bei einem 41jährigen Patienten ohne Arteriopathie
(a). Die basale Schwellkörpereinengung ist durch einen *Pfeil* markiert (b)

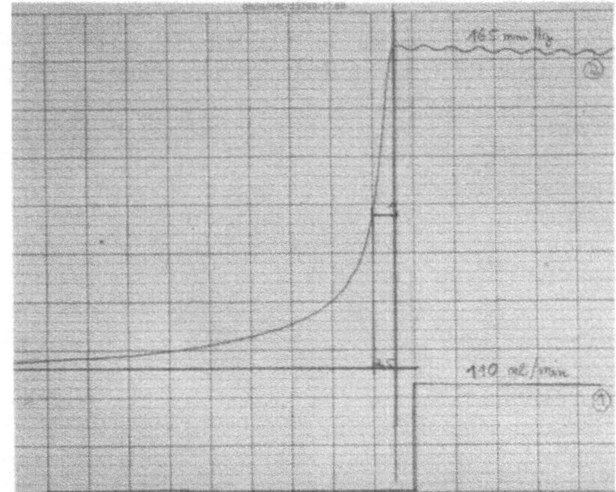

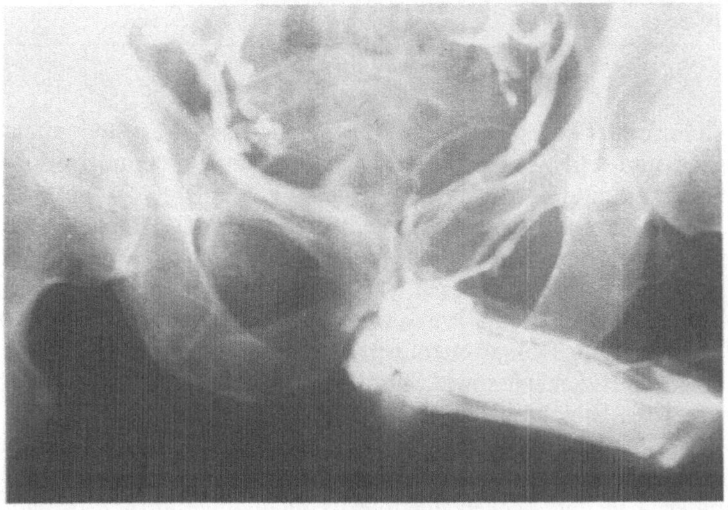

Abb. 10.6. a Kavernosometrie eines 46jährigen Patienten mit Hyperlipidämie ohne Arteriopathie: Erhaltungsfluß der Erektion 110 ml/min (1), intrakorporaler Druck 165 mmHg (2),
Halbwertszeit des intrakorporalen Druckabfalls 2,5 sec. **b** Kavernosographie desselben Patienten mit Dorsalveneninsuffizienz und glandulokavernösem Shunt. Die durchgeführte radikale Venenchirurgie führte zur vollen Wiederherstellung der Kohabitationsfähigkeit

AV-Shunts mit einem perikavernösen Goretex-Band noch eine realistische
Chance der Erholung der Erektionsfähigkeit.

Übereinstimmend scheinen nach derzeitiger Literaturmeinung schwere Formen der venösen Insuffizienz mit hohen Erhaltungsflußwerten, eine gleichzeitig vorliegende Arteriopathie oder eine schwere Grundkrankheit wie ein Diabetes mellitus eher wenig erfolgversprechend für einen venös-resektorischen Eingriff zu sein. Lue [16] sieht insbesondere bei fehlender oder schwacher Erektion auf die Kombination der SKAT mit der Vakuumpumpe die Indikation zur
primären Implantation einer Penisprothese gegeben, da dann von einer schwe-

Tabelle 10.3. Erfolge (spontane Rückkehr der Erektionsfähigkeit) venenchirurgischer Maßnahmen (*DVR* Resektion der V. dorsalis penis profunda, *DVL* Ligatur der V. dorsalis penis profunda, *CVL* Unterbindung kruraler Venen, *CPB* perikavernöses Goretexband)

Autor	Zahl n	OP-Methode	Erfolg [%]
Lue 1990 [16]	50	DVR + CVL	50
Lewis 1990 [14]	60	Versch. Methoden	30
Knoll et al. 1990 [11]	8	DVR	37
	33	DVR + VCL	58
Sparwasser 1990 [22]	116	DVL + Spongiosolyse	24
Stief et al. 1987 [23]	40	DVL	37,5
Wespes 1988 [27]	100	Versch. Methoden	46
L'Hermite et al. 1990 [10]	10	CPB	70
Embolisationen:			
Sidi 1990 [20]	10		30
Müller et al. 1990 [17]	18		28

ren Form der kavernösen Insuffizienz auszugehen ist. Bei gutem Allgemeinzustand und fehlender Arteriopathie sollte diese Therapieoption den Patienten jedoch zumindest angeboten werden.

Eine alternative Therapie stellt die retrograde Venenembolisation dar. Die mit diesem Verfahren vorliegenden Erfahrungen sind weitaus geringer. Heilungen werden von Müller et al. [17] in 28%, von Sidi et al. [20] in 30% der Fälle angegeben. Die Indikationen sind derzeit noch nicht abzuschätzen. Sidi et al. [20] halten nur Dorsalveneninsuffizienzen für geeignet. Krurale und oberflächliche Insuffizienzen sowie Shunts zum Corpus spongiosum eignen sich nicht für dieses Verfahren [20].

Wesentliche Komplikationen dieses Verfahrens wurden nicht bekannt. Trotzdem scheint insbesondere die antegrade Einbringung von Embolisationsmaterial in den Beckenvenenplexus nicht ungefährlich (mögliche unkontrollierte Verschleppung des eingebrachten Materials, z. B. der Spiralen). Eine Übersicht über die Erfolge venenchirurgischer Eingriffe ist in Tabelle 10.3 dargestellt. Das derzeitige eigene operative Konzept zur Therapie der vaskulären erektilen Dysfunktion ist in Tabelle 10.1 dargestellt.

Literatur

1. Augtoni E (1990) Long-term follow-up after double-epigastro-dorsal end-to-end anastomosis, orthoflow and antiflow. Int J Impotence Res 2/92:440−441
2. Beckert R, Hofmann J, Keuler FU, Altwein JE (1990) Hauri-operation for penile revascularisation − method, examination, indication. Int J Impotence Res 2/S2:362
3. Crespo EL, Soltanik EM, Bove DA, Farrell GR (1990) 13 years of Experience in microvascular surgery for pure arterial impotence. Int J Impotence Res 2/S2:395−396
4. Delcour C (1990) Percutaneous transluminal angioplasty for treatment of male impotence. Int J Impotence Res 2/52:368−369

5. Delcour C, Wery D, Grand C, Wespes E, Stryven J (1990) Percutaneous transluminal angioplasty for treatment of male impotence. Int J Impotence Res 2/S2:368–369

6. Furlow WL, Fisher J, Knoll DL, Benson RC (1990) Current status of penile revascularisation with deep dorsal vein arterialisation: experience with 95 patients. Int J Impotence Res 2/S2:348–349

7. Gilbert P, Stief C (1986) Spongiosolysis: a new surgical treatment of distal venous leakage. 4th International forum of andrology, Paris, 1986. Abstract 133

8. Goldstein I (1986) Arterial revascularisation procedures. Semin Urol 4:252–258

9. Hauri D (1989) Operative Möglichkeiten in der Therapie der vasculär bedingten erektilen Impotenz. Urologe A 5:260–264

10. L'Hermite JL, Six A, Chopin G (1990) Impotence by venous leakage: treatment by pericavernous perineal banding. Int J Impotence Res 2/S2:427–428

11. Knoll LD, Furlow WL, Benson RC (1990) Penile venous surgery for the management of cavernosal venous leakage: a comparison of two surgical approaches. Int J Impotence Res 2/S2:381–382

12. Leslie SW (1989) Impotence: current diagnosis and treatment. Booklet, certified by the American Board of Urology

13. Levine FJ, Goldstein I (1990) Vascular reconstructive surgery in the management of erectile dysfunction. Int J Impotence Res 2:59–78

14. Lewis RW (1990) Correlation of failure or success of surgery for veno-occlusive sexual dysfunction to preoperative assessment. Int J Impotence Res 2/S2:366–367

15. Löbelenz M, Juenemann KP, Siegsmund M, Rassweiler J, Alken P (1990) Penile revascularisation – surgical treatment of SKAT-Non-Responders and introduction of a modified, microsurgical technique. Int J Impotence Res 2/S2:401–402

16. Lue TF (1990) Impotence: a patient's goal-directed approach to treatment. World J Urol 8:67–74

17. Müller SC, Schild H, Fritz T, Hohenfellner R (1990) Percutane transpenile und retrograde Venenembolisation zur Therapie des venösen Lecks. In: Schmidbauer CP, Schramek P (Hrsg) 11. Int Symposium des Ludwig Boltzmann Instituts, Wien, Verlag d Wien Med Akad, Wien (Abstrakt 60)

18. Schramek P (1990) Ergebnisse der penilen Revaskularisation in mikrochirurgischer Technik. 11. Int Symp Ludwig Boltzmann Inst, Verlag d Wien Med Akad, Wien (Abstrakt 64)

19. Sharlip ID (1990) The role of vascular surgery in arteriogenic and combined arteriogenic and venogenic impotence. Sem Urol 2:129–137

20. Sidi AA (1990) Sclerotherapy and embolisation for the treatment of venous incompetence. Int J Impotence Res 2/S2:356–357

21. Sohn M, Sikora R, Bohndorf K, Jakse G (1990) Der Stellenwert der Revascularisationschirurgie bei erektiler Impotenz. In: Schmidbauer CP, Schramek P (Hrsg) 11. Int Sym des Ludwig Boltzmann Inst, Wien 1990 (Abstrakt 63)

22. Sparwasser C (1990) Langzeiterfahrungen der SKAT und Penisvenenchirurgie. In: Schmidbauer CP, Schramek P (Hrsg) 11. Int Symp Ludwig Boltzmann Inst Verlag Wien Med Akad, Wien (Abstrakt 59)

23. Stief CG, Thon WF, Gilber P (1987) Die dorsale Penisvenenligatur zur Therapie des venösen Lecks bei erektiler Dysfunktion. Aktuel Urol 18:237–239

24. Virag R (1982) Revascularisation of the penis. In: Benett AH (ed) Management of male impotence. Williams & Wilkins, Baltimore

25. Wagenknecht LV (1987) Ergebnisse eines neuen Operationsverfahrens bei erhöhter Venendrainage mit erektiler Impotenz. Verh Dtsch Ges Urol 39. Tag. Springer, Berlin Heidelberg New York, S 451–452

26. Wooten JS (1902) Ligation of the dorsal vein of the penis as a cure of atonic impotence. Texas Med J 18:325–328

27. Wespes (1989) Five years experience in the diagnosis and treatment of patients with caverno-venous leakage. 8th Congress Europ Assoc Urology, May 1988, p 120

28. Zumbe J (1990) Langzeiterfahrungen mit der Revaskularisation des Penis in der Modifikation nach Houri. 11. Int Symp Ludwig Boltzmann Inst Verlag d Wien Med Akad, Wien (Abstrakt 62)

10.1.3 Therapie kongenitaler und erworbener Penisdeviationen

V. Moll

Penisdeviationen können ihrer Ätiologie nach in kongenitale und erworbene eingeteilt werden.

Eine Deviation des erigierten Penis kann zu Kohabitationsstörungen führen, auch wenn keine Beeinträchtigung der erektilen Funktion vorliegt.

Bei Patienten mit kongenitaler Penisdeviation ist diese entweder eine eigenständige Entität oder eine Begleitmißbildung bei Vorliegen einer Hypospadie.

Die erworbene Form stellt gewöhnlich den Endzustand bei Induratio penis plastica (M. Peyronie, IPP) dar. Selten sind Narben nach vorausgegangenem Penistrauma oder Operationen die Ursache. Die Indikation zur operativen Korrektur einer Penisdeviation ist gegeben, wenn die Veränderung zu Beschwerden bei der Kohabitation oder zu einer Kohabitationsunfähigkeit geführt hat oder wenn bei präpubertären Patienten nach Erreichen der Geschlechtsreife solche Probleme zu erwarten sind. Im folgenden sollen die operativen Therapiekonzepte zur Korrektur der Penisdeviation vorgestellt werden. Ergänzend wird auch auf nichtoperative Behandlungsformen hingewiesen.

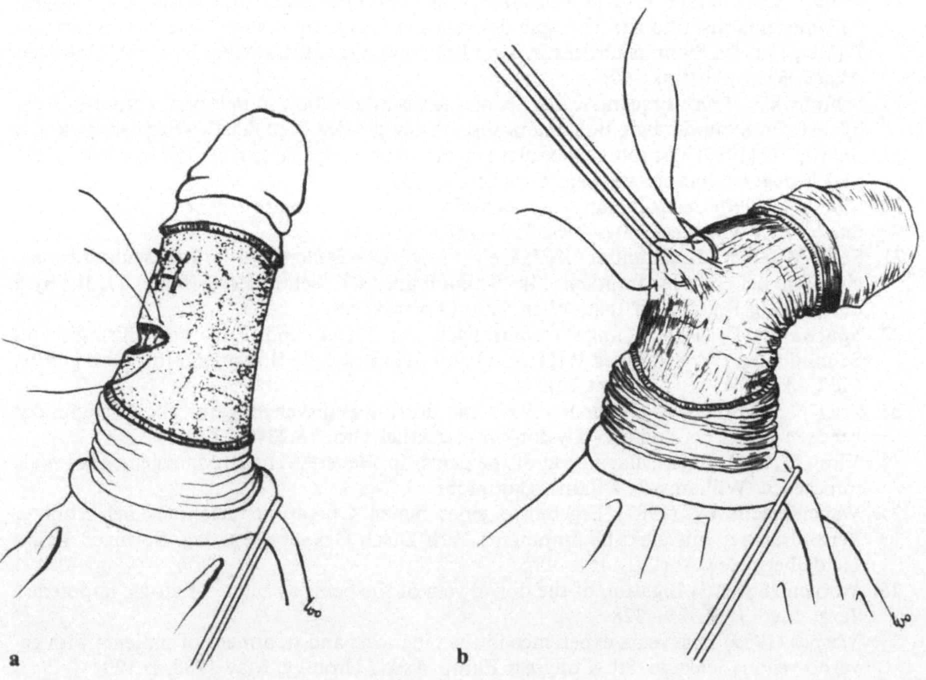

Abb. 10.7a, b. Korporoplastik nach Nesbit, Originalzugang (a). Modifikation nach Essed und Schroeder, modifizierter Zugang (b)

Raffplastiken

Das operative Prinzip besteht bei allen Raffplastiken in der Aufrichtung des Penis durch Raffung der Tunica albuginea auf der Konvexseite der Kurvatur.

Die bekannteste Methode ist die Korporoplastik nach Nesbit [12], bei der die Raffung mittels ovalärer Fensterung der Tunica albuginea und anschließender Vernähung des entstandenen Substanzdefekts erreicht wird (Abb. 10.7a).

Bei der modifizierten Technik nach Essed u. Schroeder [5] werden 2–3 parallel nebeneinander längsverlaufende Raffnähte gelegt, ohne die Tunica albuginea zuvor zu fenstern (Abb. 10.7b).

Der von Nesbit beschriebene Originalzugang (Zirkumzision und Stripping der Penisschafthaut, Abb. 10.7a) wurde im eigenen Vorgehen mit gleichem Erfolg durch einen weniger aufwendigen longitudinalen Penisschafthautschnitt auf der Konvexseite der Krümmung, also über der zu raffenden Tunikastelle ersetzt (Abb. 10.7b, [11]).

Beim Vorliegen einer Induratio penis plastica sollte darauf geachtet werden, daß der Prozeß sich in einer stabilen Phase befindet, da eine postoperative Progression des Grundleidens das Ergebnis meist zunichte macht. Bewährt hat sich hierzu eine präoperative Strahlentherapie mit schnellen Elektronen oder niederenergetischen Photonen (4 mV; Gegenfeldbestrahlung) mit 2 Gy/die bis zu einer Gesamtdosis von 30–36 Gy [10]. Die Operation sollte frühestens 3 Monate nach Abschluß der Bestrahlungen erfolgen.

Patchplastiken

Devine und Horton stellten 1974 [3] eine alternative Methode vor. Hierbei werden bei erworbenen Penisdeviationen die narbigen Bezirke bzw. Plaques der IPP reseziert und durch Dermal-Graft-Patches ersetzt. Andere Autoren setzten als Patches Lyodura oder Goretex ein.

Goldstein und Blumberg modifizierten 1988 [6] die Devine-Methode zum Einsatz bei kongenitalen Penisdeviationen, indem sie die resezierten Albugineaellipsen auf der kontralateralen Seite im Sinne eines „Autografts" einnähten.

Alternative Therapieansätze

In der Therapie der Induratio penis plastica gibt es verschiedene nichtoperative Therapieansätze. Eine der ersten Therapieformen war die orale Gabe von Vitamin E (3mal 100 mg/die über 3–6 Monate). In Deutschland am bekanntesten und verbreitetsten ist die orale Gabe von Kalium-para-Aminobenzoat (Potaba®, Fa. Glennwood, 4 mal 3 g Pulver/die für 3–6 Monate). Auch wurde eine lokale Injektion von Superoxiddismutase (= Orgotein, Peroxinorm®, Fa. Grünenthal, 4 mg wöchentlich, durchschnittlich 9 Sitzungen [15]) oder Steroiden in die Plaques propagiert. Wegen schwerster allergischer Nebenwirkungen wurde Orgotein in der Schweiz mittlerweile vom Markt genommen. Auf die Anwendung von Steroiden wurde wegen des Risikos der Abszeßbildung mittlerweile verzichtet. Neben einer Monostrahlentherapie (s. o.) wurde auch die Anwendung von gepulstem Ultraschall (Impulsaphon U, Fa. Hoyer) versucht.

Vereinzelt wurden Kombinationstherapien beschrieben (z. B. Orgoteininjektion und anschließende Ultraschallbehandlung mit kortisonhaltiger Creme statt Ultraschallgel).

Bei gleichzeitigem Vorliegen einer erektilen Dysfunktion und einer Penisdeviation bzw. Hinweisen auf eine Schädigung des kavernösen Gewebes gehört auch die primäre Versorgung des Patienten mit einer Penisprothese zum Behandlungskonzept.

Ergebnisse

In Abb. 10.8 zeigen Autofotographien eines Patienten den klinischen Befund einer kongenitalen Penisdeviation vor und nach einer Korporoplastik.

Im Literaturüberblick liegt die Erfolgsquote der Raffplastiken bei über 90%, ihre Komplikationsrate durchschnittlich bei 10%, wobei es sich ausnahmslos um harmlose Komplikationen handelt (Tabelle 10.4).

Wenngleich die Literaturzusammenstellungen in den Tabellen 10.4 und 10.5 keinen Anspruch auf Vollständigkeit erheben, scheinen Patchplastiken offenbar nicht so häufig eingesetzt zu werden wie Raffplastiken. Dies dürfte in der aufwendigeren Technik und der deutlich geringeren Erfolgsrate liegen. Die Angaben über Komplikationen bei Patchplastiken schwanken zwischen 0% und „sehr hoch".

Die Erfolgsraten der medikamentösen Therapien werden mit sehr großen Schwankungsbreiten angegeben, was durch Unterschiede in der Dosierung und bei technischen Details erklärt werden kann (z. B. Potaba: Erfolgsrate 0–85%!). Bei der Gabe von Vitamin E wird von einer Erfolgsrate von 50% berichtet (u.a. Horton, 1973 [7]), bei der Infiltration der Plaques mit Orgotein von einer von 60% [15].

In Anbetracht einer Spontanheilungsrate von etwa 50% erzielt keine der genannten medikamentösen Therapieformen ein besseres Ergebnis. Die alleinige Besserung von Beschwerden ohne objektivierbare Besserung der Plaques oder der Deviation könnte ausschließlich auf einem Plazeboeffekt beruhen.

Heilungen bzw. deutliche Befundbesserungen nach alleiniger Strahlentherapie wurden in 74% der Fälle angegeben [10].

Insgesamt erscheint ein konservativer Therapieversuch mit Strahlentherapie zwar gerechtfertigt, jedoch sind hohe Erfolgsraten nur mit der operativen Therapie zu erzielen.

Zusammenfassung

Kongenitale und erworbene Penisdeviationen stellen mögliche Kohabitationshindernisse dar.

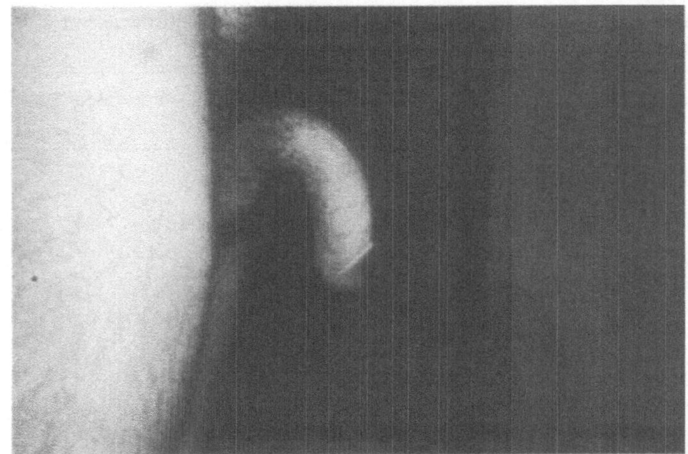

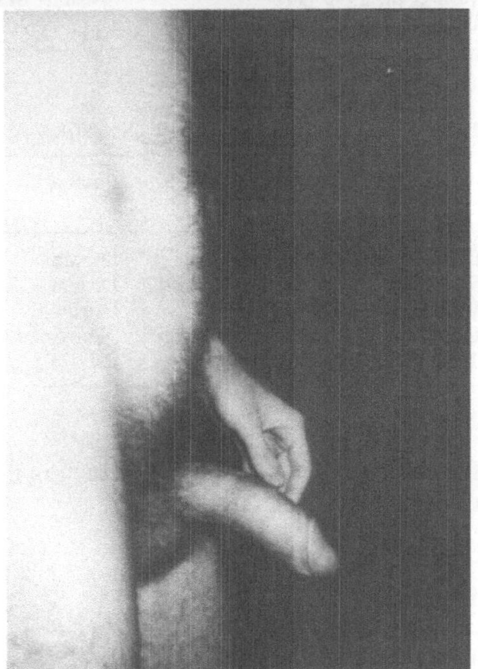

Abb. 10.8 a, b. Kongenitale Penisdeviation vor (a) und nach (b) Korporoplastik

Bei kongenitalen Veränderungen kommt ausschließlich eine operative Korrektur mit guter Erfolgschance in Betracht.

Bei erworbener Deviation stehen verschiedene medikamentöse Therapieansätze zur Verfügung, die neben einer Plazebowirkung keine über die Spontanheilungsrate hinausreichenden Erfolge bringen. Nur durch Strahlentherapie kann in etwa zwei Drittel der Fälle eine Besserung oder Heilung erzielt werden.

Tabelle 10.4. Ergebnisse nach Raffplastik wegen Penisdeviation (*S/E* Schroeder/Esset; *
Technik mit Modifikation)

Autor, Jahr	Methode	Patienten n	Erfolge [%]	Komplikation [%]
Brandl et al. 1985 [1]	Nesbit*	7	7	1
Kelami 1985	Nesbit	100	97	?
Delmas, 1988 [2]	Nesbit*	25	23	?
Watters et al. 1988 [18]	Nesbit	13	10	?
Libert et al. 1989 [9]	Nesbit	13	11	2
Papadopoulos et al. 1989 [13]	Nesbit	14	14	0
Porst, 1989 [14]	Nesbit	62	50	5
Yachia, 1990 [20]	Nesbit*	10	10	?
Shcheplev u. Schubert, 1986 [16]	S/E	54	48	?
Stojic et al. 1988 [17]	S/E	11	10	1
Erpenbach et al. 1989 [4]	S/E	27	27	6
Moll et al. 1990 [11]	Nesbit, S/E*	61	58	3
Total		397	365, 92%	18/180, 10%

Tabelle 10.5. Ergebnisse nach Patchplastik wegen Penisdeviation

Autor, Jahr	Patchart	Patienten n	Erfolge [%]	Komplikation [%]
Devine u. Horton 1974 [3]	Derma	9	9	0
Shcheplev u. Schubert 1986 [16]	Derma	15	3	?
Woodhouse 1986 [19]	Dura	12	9	1
Goldstein u. Blumberg 1988 [6]	Albuginea	3	3	0
Total		39	24, 61,5%	??

Die besten Ergebnisse werden jedoch in der Regel auch bei erworbenen Deviationen operativ erzielt.

Literatur

1. Brandl H, Marx FJ, Schmiedt E (1985) Korrektur der idiopathischen juvenilen Penisdeviation mit der modifizierten Nesbit-Operation. Urologe A 24:164–166
2. Delmas V, Boisrond L, Davody P, Moulonguet A (1988) Correction des déviations de la verge par l'opération de Nesbit. Ann Urol (Paris) 22:61–63
3. Devine CJ, Horton CE (1974) Surgical treatment of Peyronie's disease with a dermal graft. J Urol 111:44–49
4. Erpenbach K, Derschum W, Reis M, v Vietsch H (1989) Raffplastik bei Penisdeviation. Sexualmedizin 18:490–492
5. Essed E, Schroeder FH (1985) New surgical treatment for Peyronie disease. Urology 25:582–587
6. Goldstein M, Blumberg N (1988) Correction of severe penile curves with tunica albuginea autografts. J Urol 139:1269–1270
7. Horton CE, Devine CJ (1973) Peyronie's disease. Plast Reconstr Surg 52:503–510

8. Kelami A (1985) Congenital penile deviation and straightening of the penis using the Nesbit-Kelami technique. Urol Int 40:267–268
9. Libert MH, Steckelmacher P, Van Wayenbergh J (1989) Le traitement chirurgical des dysérections par coudure de la verge. Acta Urol Belg 57:853–861
10. Markowski B, Konstantinidis E, Ernst H (1981) Ergebnisse der perkutanen Strahlentherapie der Induratio penis plastica. Urologe B 21:22
11. Moll V, Heuser S, Jung P, Ziegler M (1990) Die Penisdeviation: Ätiologie – operative Therapie – Verlauf. Urologe A 29 [Suppl]: A63
12. Nesbit RM (1954) The surgical treatment of congenital chordee without hypospadias. J Urol 72:1178–1180
13. Papadopoulos I, Wirth B, Wand H (1989) Kongenitale Penisdeviation – Unsere Erfahrungen mit dem Verfahren nach Nesbit. Urologe B 29:27–28
14. Porst H (1989) Korporoplastik angeborener und erworbener Penisdeviationen. Technik und Ergebnisse bei 62 Patienten. Urologe A 28:168–171
15. Schneider HJ, Rugendorff EW, Röhrborn C (1985) Pathogenesis, diagnosis and therapy of induratio penis plastica (IPP). Int Urol Nephrol 17:235–244
16. Shcheplev PA, Schubert J (1986) Induratio penis plastica. Auswahlkriterien zum operativen Vorgehen und Einschätzung operativer Taktiken. Z Urol Nephrol 79:489–497
17. Stojic M, Ristic D, Stojic S, Marusic G (1988) Surgical treatment of M. Peyronie by the use of the modified Nesbit technique. Med Pregl 41:155–157
18. Watters GR, Wisniewski ZS, Earle CM, Keogh EJ, Lord DJ, Tulloch AG (1988) Experience with the Nesbit procedure in the treatment of penile curvature. Aust N Z J Surg 58:221–223
19. Woodhouse CRJ (1986) The management of erectile deformity in adults with exstrophy and epispadias. J Urol 135:932–935
20. Yachia D (1990) Modified corporoplasty for the treatment of penile curvature. J Urol 143:80–82

10.2 Innere Erektionshilfen (Penisprothesen)

J. STEFFENS

Die Geburtsstunde der Penisprothesenchirurgie schlug 1936 in Deutschland mit der ersten erfolgreichen posttraumatischen Penisrekonstruktion unter Verwendung von Rippenknorpelimplantaten durch Bogoras [4]. Die rationale Grundlage für diese Technik bildete die bereits von Aristoteles dokumentierte Beobachtung eines Penisknochens (Os penis) bei Fuchs und Wolf sowie anderen Säugetieren [3]. In der Folgezeit kam es nur zu einer langsamen Weiterentwicklung der Implantattechniken. Goodwin und Scott verwendeten 1952 extrakavernöse Acrylstents [10]. Es folgte der Einsatz intrakavernöser Propylenstäbe [1] und schließlich Silikonprothesen [14].

Anfang der 70er Jahre begann mit der Einführung der aufpumpbaren Scott-Prothese [18] und der halbstarren Small-Carrion-Prothese [19] eine neue Ära der modernen Penisprothesenchirurgie. Alle Penisprothesen basieren heute auf einem einheitlichen Prinzip: sie bestehen aus einem Prothesenpaar, welches jedes Corpus cavernosum vollständig ausfüllt [2, 7–9, 11–19]. Einige Implantate enthalten nur diese paarigen, intrakorporalen Komponenten; andere besitzen zusätzliche extrakorporale Bestandteile wie Pumpen und Reservoirs.

10.2.1 Prothesenfunktion

Penisprothesen führen nicht zu einer Wiederherstellung der normalen Erektion, sondern verhelfen zu einer künstlichen Gliedversteifung. Bis auf wenige
Ausnahmen entspricht die Qualität der artefiziellen Erektion nicht der einer
normalen. Wesentlich für einen zufriedenstellenden Koitus ist eine ausreichende längsaxiale Rigidität des Penis mit einem guten glandulären Halt. Keine
Prothese führt zu einer Erektion der Glans penis oder des Corpus spongiosum.
Die meisten Patienten berichten dementsprechend über eine verminderte Penislänge bei der artefiziellen Erektion nach Prothesenimplantation. Auch der
Umfang des Penis bei artefizieller Erektion ist nicht mit dem einer normalen
Gliedversteifung vergleichbar. Im Gegensatz zur normalen Erektion ist jedoch
nach korrekter Prothesenimplantation eine Spontanmiktion ungehindert mög-
lich.

Die Implantation einer Penisprothese führt nicht zu einer Wiederherstellung einer präoperativ fehlenden oder verminderten Libido. Eine präoperativ
verminderte Sensibilität des Gliedes wird durch eine Implantation nicht verbessert. Umgekehrt wird eine präoperativ normale Gefühlsempfindung auch postoperativ erhalten bleiben. Auch fehlender Orgasmus oder fehlende Ejakulation werden durch die Operation nicht wiederhergestellt. Umgekehrt werden diese Funktionen, wenn sie präoperativ bestehen, durch den Eingriff nicht beeinträchtigt.

Die Prothesenfunktion und ihre beschriebenen Auswirkungen und Folgen
sollten jedem Patienten und seinem Partner vor dem geplanten Eingriff aus-
führlich erklärt werden. Nur auf diese Weise lassen sich unrealistische Erwartungen verhindern und Enttäuschungen vermeiden.

10.2.2 Prothesentypen

Nichthydraulische Prothesen

Mit Ausnahme der mechanisch zu aktivierenden Omniphase-Prothese weisen
alle Implantate eine permanente, für den Koitus erforderliche längsaxiale Rigidität auf (Tabelle 10.6). Der Patient hat also immer ein artefiziell erigiertes

Tabelle 10.6. Nichthydraulische Penisprothesen

Semirigid	Small-Carrion
Um ein Gelenk drehbar	Flexi-Rod-II
Verformbar	AMS-Malleable-600
	Jonas-Silikon-Silber
	Mentor Malleable
Positionierbar	Duraphase
Mechanisch aktivierbar	Omniphase

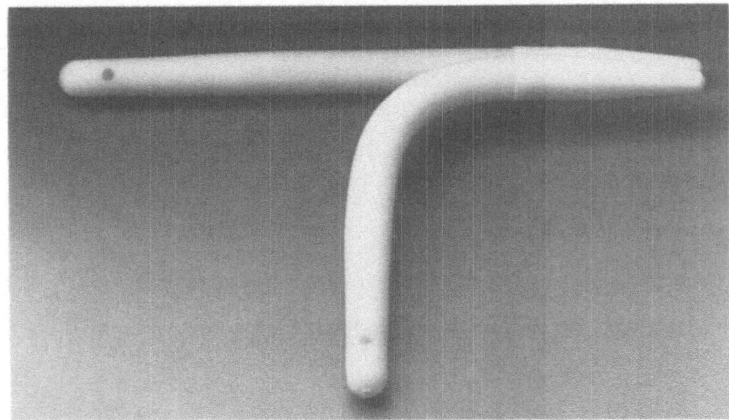

Abb. 10.9. AMS-Malleable-600

Glied, auch wenn er nicht kohabitationswillig ist. Die Omniphase-Prothese ist
die einzige gegenwärtig erhältliche nichthydraulische Prothese, die für den Koitus durch Aktivierung versteift wird und postkoital nach Deaktivierung etwas
an Rigidität abnimmt.

Die Small-Carrion-Prothese ist das klassische semirigide Implantat. Die um
ein Gelenk drehbare Flexi-Rod-II-Prothese ist im Bereich der Symphyse von ver-
minderter Steifheit, um eine physiologischere Abwärtsbewegung des Gliedes bei
der Miktion oder beim Tragen einer Badehose zu ermöglichen. Die verformba-
ren Penisprothesen zeichnen sich durch einen zentralen Metallstab aus. Hierdurch kann das Implantat beim Ankleiden, im Alltag und zur Miktion herunter-
gebogen und zum Koitus aufgerichtet werden (Abb. 10.9). Die Duraphase-Pro-
these hat ein zentrales Kabel, welches durch zahlreiche Polysulfonsegmente
läuft, die gelenkartig miteinander verbunden sind. Durch diesen Mechanismus
ist eine bessere Flexibilität und größere Bequemlichkeit zu erreichen.

Hydraulische Prothesen

Prinzipiell können 3 verschiedene Prothesentypen unterschieden werden (Tabelle 10.7). Einteilige Implantate werden häufig zwar „aufpumpbar" genannt,
jedoch ist diese Bezeichnung mißverständlich. Denn bei diesen einteiligen Prothesen wird Flüssigkeit von einer äußeren Kammer in einen inneren Zylinder
transportiert. Wenn dieser innere Hohlraum gefüllt ist, kommt es zur Rigidität
ohne Ausdehnung der Prothese selbst (Abb. 10.10). Das Ergebnis ist mit denen
der meisten semirigiden Prothesen vergleichbar. Nach Deaktivierung des Implantats nimmt die Rigidität ab. Die Größe des Penis ist im erschlafften und
erigierten Zustand jedoch unverändert. Im Vergleich zu den meisten nichthydraulischen Prothesen besteht allerdings der Vorteil einer fehlenden permanenten Versteifung.

Tabelle 10.7. Hydraulische Penisprothesen

Einteilig	AMS-Dynaflex
	AMS-Hydroflex
	Flexi-Flate
Zweiteilig	GFS-Inflatable
	Uni-Flate-1000
Dreiteilig	AMS-700-Ultrex
	Mentor Inflatable

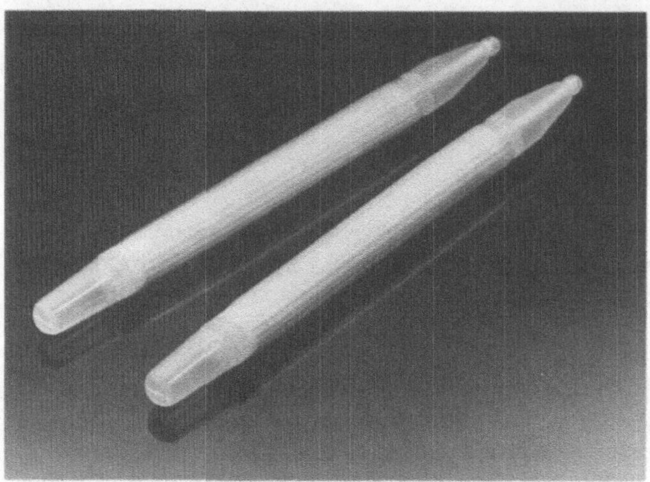

Abb. 10.10. AMS-Dynaflex

Die zweiteiligen Implantate enthalten ein Prothesenpaar, welches mit einer intraskrotal zu implantierenden Funktionseinheit verbunden wird, die die Aufgabe einer Pumpe und eines Reservoirs erfüllt.

Dreiteilige hydraulische Prothesen bestehen aus dem Prothesenpaar, welches mit einer skrotalen Pumpe verbunden ist, die Anschluß an ein retropubisch zu implantierendes Flüssigkeitsreservoir hat (Abb. 10.11). Aufgrund der Funktionstrennung von Pumpe und Reservoir sind die Skrotalpumpen der dreiteiligen Implantate kleiner als die der zweiteiligen Prothesen mit kombiniertem Pumpenreservoir. Die dreiteiligen Prothesen verdienen die Bezeichnung „aufpumpbar", da die Penisgröße nach Aktivierung zunimmt.

10.2.3 Prothesenwahl

Es gibt keine „beste Prothese" für alle Patienten. Deshalb sollte der Operateur die verschiedenen Typen kennen und bestimmte Prothesen jeder Hauptkategorie individuell anbieten können. Nichthydraulische Implantate gewährleisten

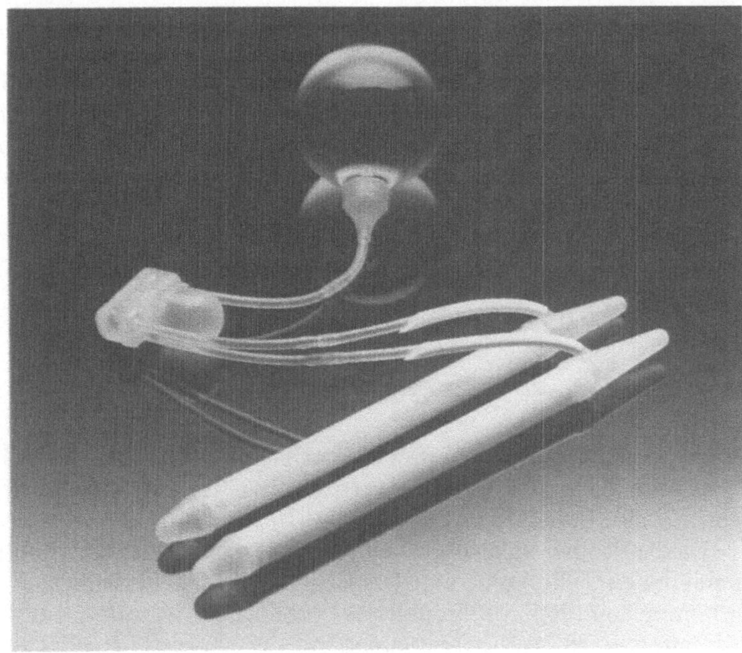

Abb. 10.11. AMS-700-Ultrex

vielen Patienten eine ausreichende axiale und für den Koitus ausreichende Versteifung. Diese Prothesen weisen meist eine geringe mechanische Komplikationsrate auf und sind relativ einfach zu implantieren. Bei Akzeptanz dieser Prothese durch Patient und Partner sollte sie eingesetzt werden. Besteht der Wunsch nach einem möglichst natürlichen Zustand im erschlafften und erigierten Zustand des Penis, so wird dieses Ziel durch eine hydraulische Penisprothese am besten erreicht. Diese Implantate weisen jedoch im Vergleich zu den nichthydraulischen Prothesen eine höhere Komplikationsrate aufgrund mechanischer Fehlerquellen auf. Der Patient sollte hierüber präoperativ informiert werden.

Beim Aufklärungsgespräch sind noch andere Faktoren zu berücksichtigen. Erkennt man Schwierigkeiten des Patienten bei der Aktivierung und Deaktivierung einer aufpumpbaren Modellprothese, so sollte ein einfacher starrer Prothesentyp gewählt werden. Auch Länge und Umfang des Penis sollten in die operationstaktischen Überlegungen miteinbezogen werden. So kann bei Patienten mit einem sehr langen Glied durch Implantation einer einteiligen, hydraulischen Prothese meist keine für den Koitus ausreichende Rigidität erzielt werden.

Beachtung finden sollten auch die Eigenschaften des Penisgewebes. Bei Erstimplantation bestehen relativ normale Schwellkörperverhältnisse und es kann jeder Prothesentyp verwendet werden. Bei Männern mit intrakorporaler Fibrose als Folge eines Priapismus oder einer entfernten infizierten Prothese kann die Implantation einer aufpumpbaren Prothese und Erzielung eines zufriedenstellenden Ergebnisses jedoch schwierig sein. Präoperativ sollte daher bei diesen Patienten mit schlechten Voraussetzungen eine Einwilligungserklärung eingeholt werden, die dem Operateur die Möglichkeit gestattet, bei unmöglicher oder unbefriedigender Implantation einer hydraulischen Prothese eine semirigide Prothese zu implantieren. Auch Männer mit erektiler Dysfunktion und gleichzeitiger Induratio penis plastica gehören in diese Kategorie.

Ferner sollte der Patient über die Kosten einer Penisprothese informiert werden. Meist ist der Preis des Implantats der Komplexität der Prothese proportional.

10.2.4 Indikationen

Während die Penisprothesenimplantation in den USA Therapie der ersten Wahl bei erektiler Dysfunktion verschiedener Genese ist, wird sie in Deutschland seltener durchgeführt.

Da die Prothesenchirurgie keine kausale, sondern eine symptomatische Behandlung darstellt, sollte der Versuch einer ursachenorientierten Therapie unternommen werden. Mißlingt dieses Vorhaben, so ist meist immer noch die Implantation einer Prothese möglich. Auf der anderen Seite zwingen einige Erkrankungen jedoch zu einer primären Prothesenimplantation.

Die Behandlung der erektilen Dysfunktion mittels Penisprothese ist bei globalen vaskulären Störungen indiziert. Bei arteriogener Läsion kann primär oder sekundär nach erfolgloser Revaskularisierung eine Prothese implantiert werden, falls externe Erektionshilfen (z. B. Vakuumsaugpumpe) oder die Schwellkörperautoinjektionstherapie (SKAT) abgelehnt werden. Bei venöser Schwellkörperinsuffizienz („leakage") kann primär oder sekundär nach erfolgloser Venenchirurgie (mit und ohne Arterialisierung der V. dorsalis penis profunda) eine Prothesenimplantation notwendig werden. Auch bei neurogener Impotenz bietet sich primär oder sekundär bei Ablehnung alternativer Therapieverfahren wie SKAT, Vakuumhilfe oder Neurostimulation eine Prothesenimplantation an. Bei psychogener Impotenz ist u. E. keine primäre Prothesenimplantation indiziert. Nach erfolgloser Korpoplastik bei Induratio penis plastica und Erektionsverlust sowie bei Schwellkörperfibrose nach Schwellkörperinjektionstherapie kann eine Prothese eingesetzt werden.

10.2.5 Operationstechnik

Während die Prothesenchirurgie in den USA häufig ambulant in Lokalanästhesie vorgenommen wird [12], erfolgt sie in Europa in Allgemein- oder rückenmarksnaher Leitungsanästhesie.

Prinzipiell sind verschiedene Zugangswege möglich (Tabelle 10.8). Für den Einsatz *nichthydraulischer Prothesen* wird meist die penoskrotale Inzision bevorzugt, da sie eine leichte Darstellung der Schwellkörper ermöglicht. Dabei ist

Tabelle 10.8. Zugangswege zur Penisprothesenimplantation

Dorsal subkoronar
Dorsale Penismitte
Ventrale Penismitte
Penoskrotal
Infrapubisch
Perineal

---

zwar eine Verletzung der unmittelbar in der Nähe liegenden Harnröhre möglich, aber leicht vermeidbar. Bei diesem Zugang befindet man sich in der Mitte eines jeden Schwellkörpers. Bei schwieriger Schwellkörperdilatation besteht hierdurch eine gute Kontrollmöglichkeit in beiden Richtungen. Ist eine Dilatation wegen einer intrakorporalen Fibrose nicht möglich, kann eine Schnittverlängerung entlang der ventralen Mittellinie des Penis erfolgen. Im Gegensatz zur penoskrotalen Inzision kann es bei einem dorsalen Zugang zu einer irreversiblen Schädigung des neurovaskulären Bündels kommen.

Es folgt eine Korporotomie in einer Ausdehnung von etwa 3 cm auf jeder Seite in Längs- oder Querrichtung neben der Harnröhre. Eine Schnittführung parallel zur Urethra erlaubt im Bedarfsfall die Entfernung fibrotischen Schwellkörpergewebes, um Platz für das Implantat zu schaffen. Üblicherweise bedarf es jedoch keiner Gewebeentfernung. Anschließend erfolgt eine schonende Dilatation beider Schwellkörper mit Hegar-Dilatatoren steigender Größe. Diese werden proximal bis zur Sitzbeintuberositas und distal bis zur Glans penis vorgenommen. Auf brüske Manipulationen sollte verzichtet werden, um Perforationen zu vermeiden. Nach der Dilatation schließt sich die Messung der Schwellkörperlänge an. Hieraus ergibt sich die zu implantierende Prothesengröße. Die Identifizierung der richtigen Prothesengröße ist wesentlich, um ein zufriedenstellendes Ergebnis zu erzielen. Zuerst sollte eine Dilatation bis zum 12-Charr.-Hegarstift auf beiden Seiten proximal und distal erfolgen. Ein 12-Charr.-Hegar-Dilatator wird anschließend in jedem Schwellkörper belassen und bis zum distalen Anteil des Korpus in die Nähe der Glans penis vorgeschoben, so daß die Dilatatoren parallel liegen. Hilfreich ist die Separation beider Hegar-Stifte durch entgegengesetztes Einführen des Daumens und des Zeigefingers zwischen die beiden Stifte. Eine leichte Trennung beider Finger durch Schwellkörpergewebe zeigt eine ausreichende Dilatation an. Es folgt das Einführen der Prothesenzylinder in jeden Schwellkörper. Bei zu kurzen Prothesen kann durch proximales Aufsetzen von Verlängerungsstücken Länge gewonnen werden, falls Zwischengrößen fehlen oder ein Schwellkörper länger ist als der andere. Jeder Zylinder ist an seinem distalen Ende mit einem Faden versehen. Dieser wird mit einer Nadel durch die Glans penis gestochen. Der Prothesenzylinder wird aktiviert, so daß er rigide wird. Das proximale Ende sollte den Sitzbeinhöckern anliegen. Nach Deaktivierung der Prothese wird der distale Teil mit dem transglandulären Faden bis zum subglandulären Gebiet gezogen. Bei korrekter Lage beider Zylinder und gutem Sitz werden die Korporotomien mit 3×0-Vicrylnähten oder vergleichbarem Nahtmaterial verschlossen und der transglanduläre Faden an seiner Austrittsstelle abgeschnitten. Es folgt ein Wundverschluß.

Abschließend sollte die Prothese 2- bis 3mal aktiviert und deaktiviert werden, um den parallelen Verlauf, das Widerlager an den Sitzbeinhöckern und den subkoronaren Sitz während axialer Versteifung zu überprüfen.

Bei der Implantation *hydraulischer Prothesen* eignet sich neben dem penoskrotalen Zugang auch ein infrapubischer [15]; denn dieser erlaubt zum einen

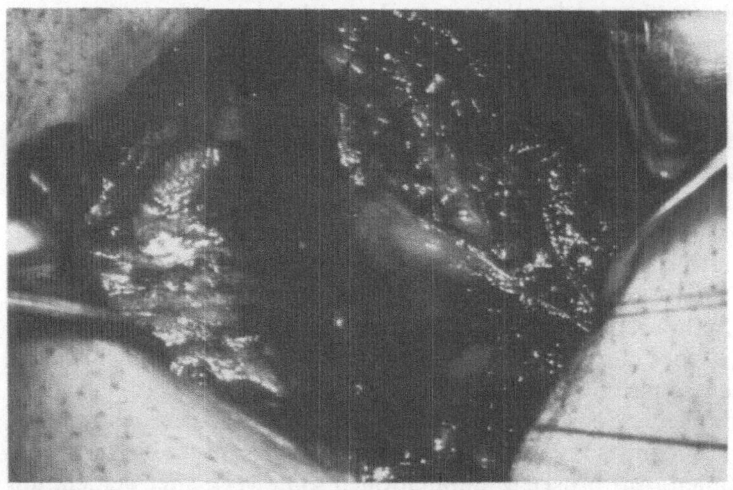

Abb. 10.12. Nach infrapubischer Inzision Anlage von 2 Haltenähten bei 2 und 10 Uhr am rechten und linken Schwellkörper lateral der dorsalen Penisvenen

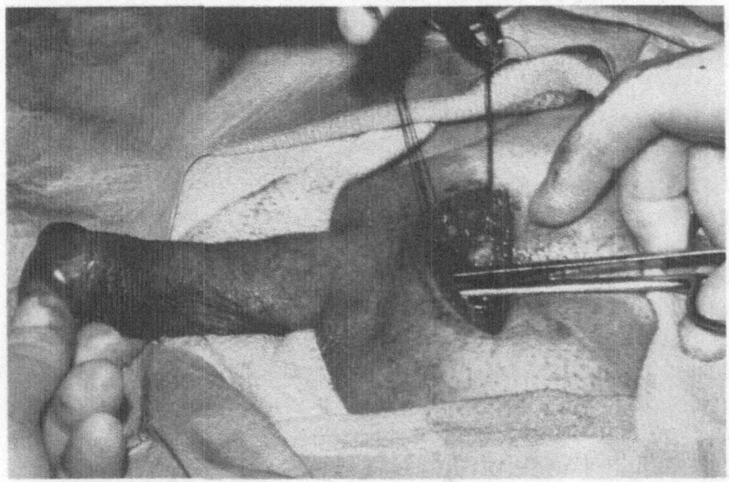

Abb. 10.13. Nach Inzision der Corpora cavernosa distale Schwellkörperdilatation ggf. mit der Schere, ansonsten bzw. anschließend mit Hegar-Stiften steigender Größe

eine leichte Plazierung des Reservoirs und zum anderen die Verwendung längerer Schläuche zur Verbindung von Pumpe und Zylindern. Der Einsatz langer
Schlauchsegmente, die im Subkutangewebe des unteren Abdomens plaziert
werden, ermöglicht die einfache und sichere Verwendung von Verbindungs-
stücken und erleichtert Reinterventionen. Bei einer penoskrotalen Inzision
müssen die Schläuche, die Pumpe und Zylinder verbinden, sehr kurz abgeschnitten werden, um die Anhäufung überflüssigen Materials zu vermeiden.

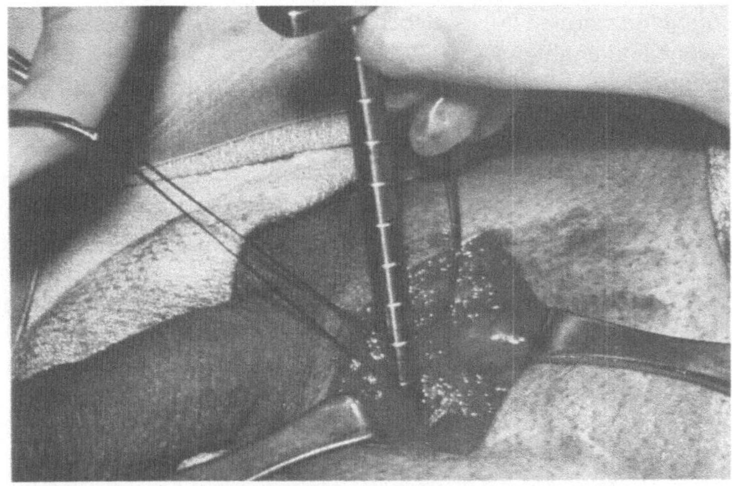

Abb. 10.14. Proximale Schwellkörperdilatation mit Hegar-Stiften steigender Größe

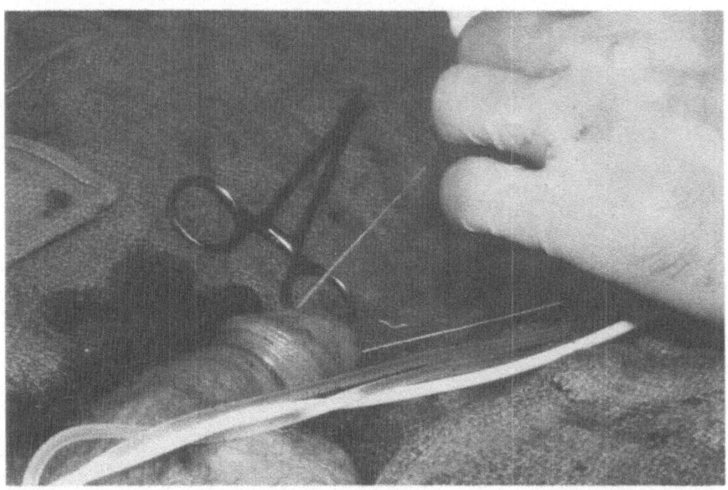

Abb. 10.15. Nach Messung der Schwellkörperlänge Einführen der Prothesenzylinder in die
dilatierten Schwellkörper unter Zug am transglandulär ausgeleiteten, am distalen Prothesen-
zylinderende fixierten Faden

Von einem penoskrotalen Zugangsweg aus ist das Anbringen der Konnektoren an den kurzen Schlauchsegmenten schwierig. Dieser technische Nachteil erklärt die höhere Inzidenz von Konnektorseparationen, Knickung der Schläuche und Schlauchbrüchen an der Konnektorstelle [15].

Bei infrapubischer Vorgehensweise wird ein 5 – 7 cm langer Querschnitt ein Finger breit über dem Penis durchgeführt. Bei adipösen Patienten, nach vorausgegangenen beckenchirurgischen Eingriffen oder bei Reinterventionen kann eine mediane infrapubische Inzision vorteilhafter sein. Nach Darstellung der dorsalen Oberfläche der Tunica albuginea erfolgen 2 – 3 cm lange longitudinale Inzisionen lateral neben den dorsalen Penisvenen auf beiden Seiten zwischen Haltenähten (Abb. 10.12). Es folgt die oben beschriebene Schwellkörperdilatation (Abb. 10.13 u. 10.14). Bei unüberwindbarer intrakorpoaler Fibrose kann der Einsatz eines Otis-Urethrotoms hilfreich sein. Nach Schwellkörperdilatation wird die Schwellkörperlänge in oben beschriebener Weise gemessen. Dabei können modifizierte, flexible Small-Carrion-Prothesen als hilfreicher Maßstab dienen. Es folgt die Implantation der Prothesenzylinder (Abb. 10.15), deren Verbindungsschläuche durch separate Stichkanäle durch die Tunica albuginea ausgeleitet werden.

Der obere Wundrand der infrapubischen Inzision wird kranialwärts retrahiert und eine 3 cm lange mediane Inzision der vorderen Rektusfaszie durchgeführt. Die Rektusbäuche werden separiert, und es erfolgt die Bildung einer Tasche im Spatium retropubicum. Das Prothesenreservoir wird implantiert und die Rektusmuskulatur sowie die Faszie werden verschlossen. Nach Voroperationen und Eröffnung der Peritonealhöhle kann das Reservoir auch intraperitioneal plaziert werden.

Eine Skrotaltasche zum Einbringen der Prothesenpumpe läßt sich einfach bilden, indem der Zeigefinger vom infrapubischen Schnitt aus in das Skrotum

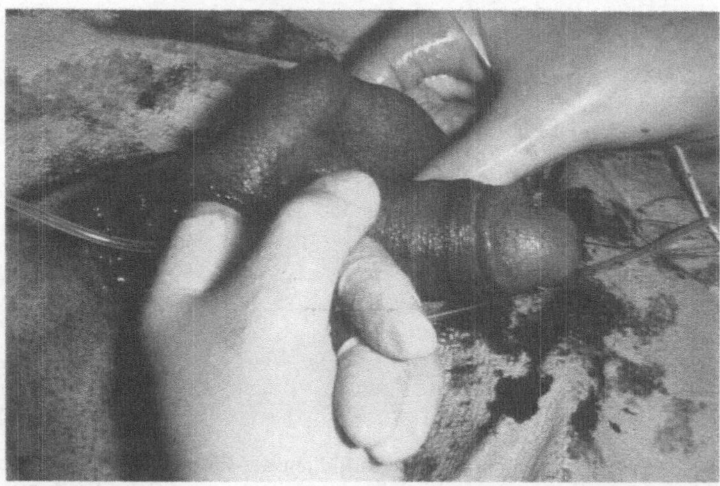

Abb. 10.16. Einführen des Zeigefingers in das skrotale Kompartment anterolateral des Hodens

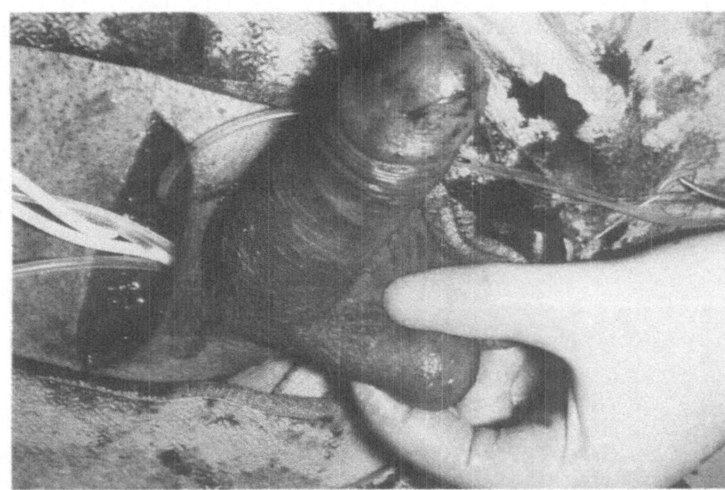

Abb. 10.17. Implantation der Pumpe in das Skrotalfach

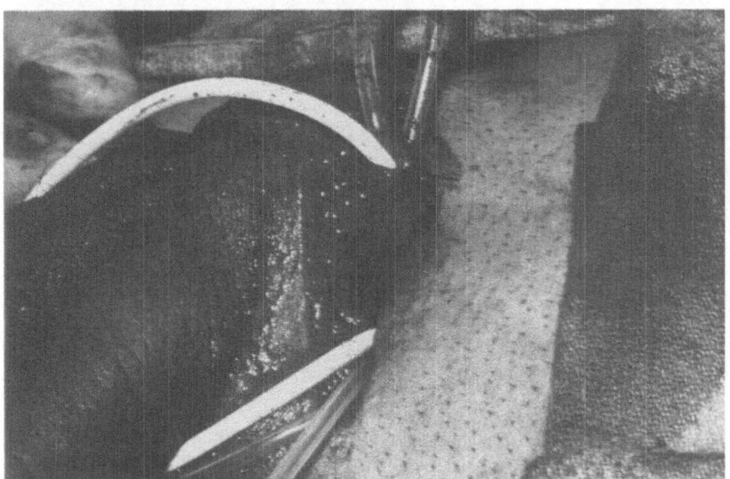

Abb. 10.18. Verschluß der Korporotomien

anterolateral des Hodens eingeführt wird (Abb. 10.16). Die Skrotalhaut wird in die Hautinzision invertiert, so daß der Skrotalinhalt von der Fascia dartos separiert bleibt. Zur Verminderung postoperativer Skrotalödeme sollte die Tasche nicht größer als notwendig sein, um die Pumpe aufzunehmen (Abb. 10.17).

Ein gerader Konnektor dient zur Verbindung von Pumpe und Reservoir. Das Reservoir wird gefüllt durch Injektion von Flüssigkeit in den Pumpenzylinderschlauch, während der Deaktivierungspunkt der Pumpe komprimiert

wird. In jeden Peniszylinder wird ein kleines Flüssigkeitsvolumen von 5 – 10 ml
vor der Verbindung beider Zylinder mit der Pumpe durch U-Konnektoren injiziert. Die Korporotomien werden verschlossen (Abb. 10.18). Die Verbindungsschläuche von Peniszylinder und Pumpe werden so abgeschnitten, daß die U-
Konnektoren 2 cm oberhalb der subkutanen Schicht positioniert werden können (Abb. 10.19). Nach Gabe antibiotischer Lösung in das Wundgebiet wird
die Inzision schichtweise verschlossen. Drainagen, die eine direkte Kommuni-

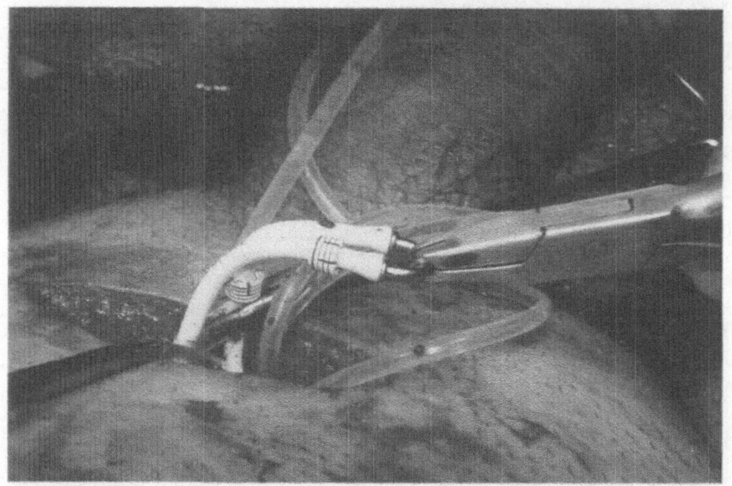

Abb. 10.19. Anbringen der Konnektoren zwischen den Verbindungsschläuchen der Prothe-
senteile

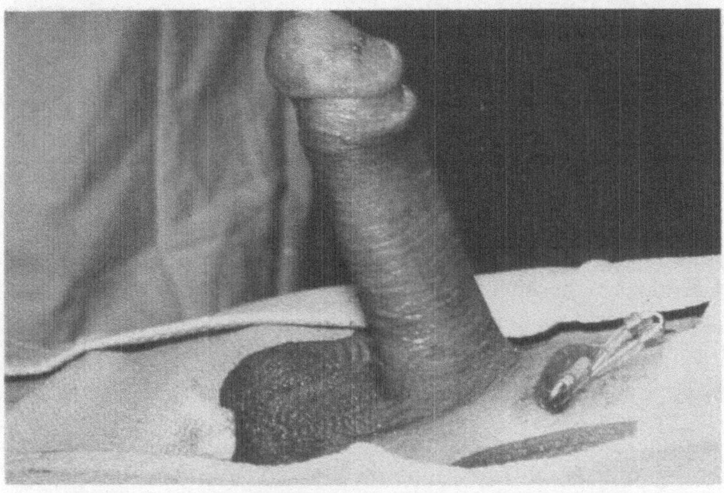

Abb. 10.20. Implantierte, aktivierte, hydraulische Penisprothese

kation zwischen Haut und Prothesenbestandteilen herstellen, sind nicht nötig und sollten vermieden werden, wenn nicht besondere Umstände hierzu zwingen. Am Ende der Operation erfolgt eine 2- bis 3malige Aktivierung (Abb. 10.20) und Deaktivierung der Prothese zur abschließenden Kontrolle.

Zur Verminderung postoperativer Ödeme können ein Peniswickelverband und ein skrotaler Kompressionsverband bzw. ein Suspensorium angelegt werden. Es empfiehlt sich die Einlage eines transurethralen Harnblasenkatheters (16 Charr) für 24 h.

10.2.6 Nachsorge

Eine parenterale Antibiose sollte 1 h präoperativ begonnen und 48 h postoperativ fortgeführt werden. Anschließend empfiehlt sich eine orale Antibiotikatherapie für weitere 2 Wochen. Der Patient muß darauf hingewiesen werden, daß er bis zum vollständigen Abklingen der Wundschmerzen und vollständiger Rückbildung der lokalen Schwellungen keine Manipulationen an seiner Prothese vornehmen sollte. Während der ersten 4–6 Wochen sollte der Patient weder kohabitieren noch anstrengende körperliche Arbeit verrichten.

Der Körper reagiert auf die Implantation der Silikonprothesen mit der Bildung einer fibrösen Pseudokapsel. Da während der Wundheilungsphase der mit einer hydraulischen Prothese versehene, herabhängende Penis eine ventrale Chorda entwickeln kann, sollte das Glied während der ersten 4 postoperativen Wochen auf dem unteren Abdomen getragen werden.

Bei aufpumpbaren Prothesen ist das Reservoir bei deaktivierten Zylindern gefüllt. Dieser Zustand ist für die richtige Ausbildung der periprothetischen Kapsel wichtig. Wenn die Zylinder nämlich teilweise oder vollständig gefüllt sind und das Reservoir leer ist, führt die Pseudokapselbildung um das Reservoir zu einem verminderten Flüssigkeitsrückfluß und verhindert so eine vollständige Zylinderentleerung. Nach wiederholter vollständiger Aktivierung und Deaktivierung der Prothese im Operationssaal wird das Implantat vollständig deaktiviert und in diesem Zustand in den ersten 4 postoperativen Wochen belassen.

Erst wenn der Patient schmerzfrei ist und die Prothese problemlos von ihm betätigt werden kann, wird ihm der Koitus erlaubt. Hilfreich ist der Hinweis, daß die ersten Kohabitationen von Mißempfindungen begleitet sein können und der Geschlechtsverkehr dann mechanischen Charakter erhalten kann. Aufgrund gelegentlicher Angstzustände vor den ersten Koitusversuchen kann im Einzelfall die Verordnung eines wasserlöslichen Gleitmittels hilfreich sein.

10.2.7 Komplikationen

Jeder Prothesenempfänger sollte auf mögliche Komplikationen hingewiesen werden. Die Gesamtkomplikationsrate (Ödem, Infektion, Arrosion, Perforation, Schmerzen, Hämatom, Phimose, falsche Prothesengröße) beträgt

7% − 25% [2, 6, 7, 13]. Ein prinzipielles Problem jeder Operation ist die *Infektion,* die nach Penisprothesenimplantation in 1% − 8,8% der Fälle auftritt [2, 6, 7]. Bei einer Wundinfektion im Prothesenbereich ist meist eine Explantation erforderlich. Prothesenarrosionen der Haut oder Urethra können bei brüsker Dilatation der Schwellkörper in 1,8% − 6,7% auftreten [2, 6, 7, 13], sind jedoch bei schonender Erweiterung der Corpora cavernosa vermeidbar. Bei proximaler *Perforation* empfiehlt sich die Plazierung einer synthetischen Kappe auf das proximale Zylinderende vor erneuter Protheseneinlage und Sicherung dieser Kappe an der Tunica albuginea des Corpus cavernosum mit fortlaufender Naht über eine getrennte penoskrotale Inzision [17]. Bei fehlender Sicherung des Zylinders in dieser Weise besteht die große Gefahr einer proximalen Migration über den Defekt hinaus. Bei distaler Perforation kommt es meist zu einer Verletzung der Harnröhre. Dies ist meist an einer Makrohämaturie zu erkennen, da die Perforationsstelle nur selten sichtbar ist. Es empfiehlt sich die Entfernung der Prothese und der Verschluß der Wunde. Der Urin sollte für 4 − 7 Tage über einen transurethralen Harnblasenkatheter abgeleitet werden. Nach Abschluß der Wundheilung kann 3 Monate später eine erneute Implantation vorgenommen werden. Bei bereits erfolgter Dilatation des nichtverletzten, kontralateralen Schwellkörpers und fehlender Perforation durch das Schwellkörperseptum ist eine unilaterale Prothesenzylindereinlage auf dieser Seite vor dem Wundverschluß möglich.

Bei einer Perforation der Glans penis sollte wie bei einer Verletzung der Harnröhre verfahren werden. Die Prothese ist zu entfernen und die Perforationsstelle zu verschließen. Ein erneuter Implantationsversuch kann 3 Monate später erfolgen. Eine seltene Komplikation ist eine *Penisnekrose* oder sogar die Entstehung einer Fournier-Gangrän, die bevorzugt bei lokalen Durchblutungsstörungen, wie dem Diabetes mellitus und chronischer Niereninsuffizienz, auftreten kann [5, 20]. Hydraulische Penisprothesen sind aufgrund ihrer mehrteiligen, miteinander verbundenen Funktionseinheiten im Gegensatz zu den nichthydraulischen Implantaten komplikationsanfälliger. Abknickungen und Brüche der Schläuche, unkorrekte Füllungstechniken der Peniszylinder und schließlich des Pumpenzylinders machen Reinterventionen in 10% der Fälle erforderlich. Die Zahl mechanischer Fehler steigt proportional zur Komplexität der Prothese.

Zusammenfassung

Die Penisprothesenimplantation ist bei genauer Patienten- und Prothesenselektion ein sicheres und komplikationsarmes Verfahren. Eine sorgfältige präoperative Information über Prothesenfunktion und -handhabung führen bei Patient und Partner zu zufriedenstellenden Ergebnissen.

Literatur

1. Beheri GE (1960) Beheri's operation for treatment of impotence − observations on 125 cases. Kasr el Aini J Surg 1:390
2. Benson RC Jr, Barrett DM, Patterson DE (1983) The Jonas prosthesis: technical considerations and results. J Urol 130:920−922
3. Bergman RT, Howard AH, Barnes RW (1948) Plastic reconstruction of the penis. J Urol 59:1174
4. Bogoras NA (1936) Über die volle plastische Wiederherstellung eines zum Koitus fähigen Penis (Peniplastica totalis). Zentralbl Chir 63:1271
5. Bour J, Steinhardt G (1984) Penile necrosis in patients with diabetes mellitus and end stage renal disease. J Urol 132:560
6. Chaikin L, Carrion H, Politano V (1981) Complications of the Small-Carrion prosthesis: long-term follow-up. J Urol 126:44
7. Dorflinger T, Bruskewitz R (1986) AMS malleable penile prosthesis. Urology 28:480
8. Engel RM, Smolev JK, Hackler R (1986) Experience with the Mentor inflatable penile prosthesis. J Urol 135:1181
9. Finney RP (1984) Finney Flexirod prosthesis. Urology 23:79
10. Goodwin WE, Scott WV (1952) Phalloplasty. J Urol 68:903
11. Jonas U, Jacobi GH (1980) Silver-silicon penile prosthesis. J Urol 123:865
12. Kaufman JJ (1982) Penile prosthetic surgery under local anesthesia. J Urol 128:1190
13. Krane RJ, Freedberg PS, Siroky MB (1981) Jonas silicone-silver penile prosthesis: initial experience in America. J Urol 126:475−476
14. Lash H (1968) Silicone implant for impotence. J Urol 100:709
15. Merrill DC (1989) Mentor inflatable penile prosthesis. Urol Clin North Am 16:51
16. Montague DK (1989) Penile prosthesis. Urol Clin North Am 16:7
17. Mulcahy JJ (1989) The Hydroflex penile prosthesis. Urol Clin North Am 16:33
18. Scott FB, Bradley WE, Timm GW (1973) Management of erectile impotence: use of implantable inflatable prosthesis. Urology 2:80
19. Small MP, Carrion HM, Gordon JA (1975) Small-Carrion penile prosthesis: new implant for management of impotence. Urology 5:479
20. Walther PJ, Andriani RT, Maggio MI, Carson CC (1987) Fournier's gangrene: a complication of penile prosthetic implantation in a renal transplant patient. J Urol 137:299

11 Zusammenfassung der Therapieoptionen bei erektiler Dysfunktion

Die folgende Übersichtstabelle (Tabelle 11.1) stellt noch einmal die therapeutischen Möglichkeiten bei organischer erektiler Dysfunktion unter Berücksichtigung der bei der diagnostischen Abklärung erhobenen Befunde zusammen. Steht nur eine Basisdiagnostik zur Verfügung, wird bei einem nicht unerheblichen Teil der Patienten kein greifbar organisch-pathologisches Substrat nachweisbar sein. Kann auch die psychiatrische Abklärung keine wahrscheinliche Verursachung von seiten ihres Fachgebiets objektivieren, erscheint bei dieser

Tabelle 11.1. Therapieoptionen bei erektiler Dysfunktion

Ätiologie	Therapieoptionen
Arteriell	Orale nichthormonelle Therapie(?) Revaskularisation SKAT EHS Penisprothese
Arteriell-venös	Rekonstruktive Chirurgie(?) EHS Erektionsring + SKAT Penisprothese
Venös	Venenresektion EHS Erektionsring Penisprothese
Neurogen	SKAT EHS Penisprothese
Hormonell	Testosteronsubstitution Prolaktinsenkung
Psychogen	Individuell durch Psychiater (siehe Kap. 12)
Unklar	Orale nichthormonelle Therapie (z. B. Yohimbin) SKAT EHS

als ätiologisch unklar eingestuften Patientengruppe eine Therapie ex juvantibus vertretbar und notwendig.

Die wichtigsten Therapieoptionen bei erektiler Dysfunktion werden noch einmal als Säulentempel dargestellt (Abb. 11.1).

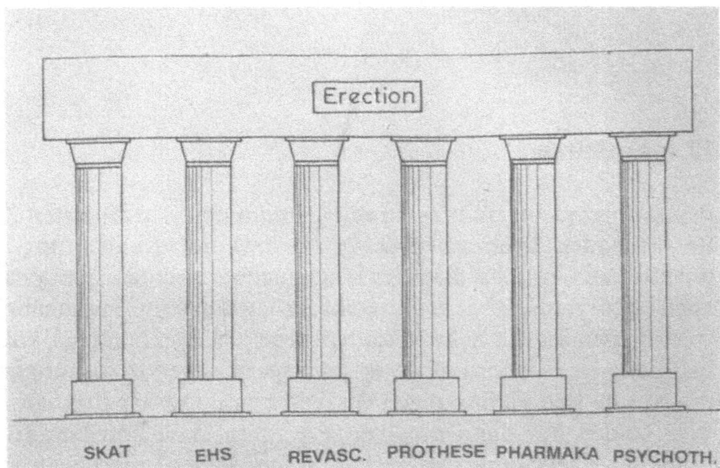

Abb. 11.1

12 Therapie psychisch bedingter Erektionsstörungen

D. Caspari

12.1 Einleitung

Psychotherapie beginnt − streng genommen − beim ersten Kontakt mit dem Ratsuchenden, beim ersten Gespräch über die Sexualstörung. Eine psychotherapeutische Grundhaltung des Untersuchers und des Therapeuten ist natürlich auch bei organisch bedingter erektiler Dysfunktion unumgänglich. Bestes Beispiel hierfür ist die Schwellkörperautoinjektionstherapie. Während dieser Behandlung ist es erforderlich, auf die spezifischen Erwartungen, aber auch auf die Ängste und Hemmungen des Patienten und der Partnerin einzugehen. Es wird beiden nur dann möglich sein, über diese Bereiche offen zu sprechen, wenn der Arzt durch sein Verhalten und seine Äußerungen zu erkennen gibt, daß er diese Aspekte für bedeutsam hält.

Voraussetzung für eine effektive Behandlung der psychisch bedingten Erektionsstörungen ist in jedem Fall eine differenzierte diagnostische Abklärung.

Stehen Ängste oder Informationsmängel im Vordergrund des Ursachenbündels und hat sich die Störung noch nicht verfestigt, so können schon einige Beratungsgespräche wirksame Hilfe bieten. Dabei ist zu beachten, daß die spontane Remissionsrate der erektilen Dysfunktion bei etwa 30% liegt [8]. Insgesamt hat sich ein gestuftes therapeutisches Vorgehen bewährt. Am bekanntesten ist das vierstufige „PLISSIT"-Modell (zit. nach [2]).

„P" steht für „permission": Der Arzt gibt dem Patienten zu erkennen, daß es möglich ist, über sexuelle Fragen zu sprechen. Dies allein kann bereits eine Erleichterung für den Patienten darstellen und einen Rückgang von Ängsten bewirken.

„LI" bedeutet „limited information": Der Therapeut äußert eine Reihe relevanter Informationen, z. B. über Nebenwirkungen bei verordneten Pharmaka, über die Möglichkeit sexueller Aktivität nach körperlichen Erkrankungen wie einem Myokardinfarkt. „SS" ist Abkürzung von „specific suggestions": Diese beinhalten direkte Ratschläge an die Patienten und erfordern bereits eine gewisse Kenntnis und Erfahrung im Bereich der Therapie sexueller Störungen.

„IT" schließlich steht für „intensive therapy": Hiermit sind nun im engeren Sinn therapeutische Interventionen gemeint, sei es in der Form der „Sexualtherapie" oder als intensive Psychotherapie.

12.2 Voraussetzungen einer Therapie

Bei der Behandlung sexueller Funktionsstörungen sind wesentliche Voraussetzungen zu beachten. Kockott [4] hat auf die wichtigsten Punkte hingewiesen, die eigentlich Selbstverständlichkeiten eines jeden ärztlichen Gesprächs darstellen. So müssen Arzt und Patient im Gespräch allein sein, sie sollten weitgehend ungestört bleiben, beispielsweise auch von ständigen Telefonanrufen. Der Arzt muß sich für das Gespräch ausreichend Zeit nehmen. Er sollte selbst eine unbefangene und natürliche Einstellung zur Sexualität haben und sich in seinen Fragen und Anmerkungen sachlich und frei äußern können. Damit kann er für den Patienten ein adäquates Modell zur Aussprache über sexuelle Probleme sein. Der Patient muß in jedem Fall das Gefühl vermittelt bekommen, daß er in seinem Problembereich ernst genommen wird.

Von entscheidender Bedeutung ist es auch, sich über die Therapieziele klar zu werden. Eine Wiederherstellung der „sexuellen Funktion" kann nicht alleiniges Behandlungsziel sein, viel wesentlicher ist häufig eine Verbesserung der Partnerschaft, vor allem der Kommunikationsfähigkeit des Paares. Die Erwartungen an eine Behandlung können zwischen Patient, Partnerin und Arzt stark differieren. Ein wichtiger Zwischenschritt in der Therapie besteht darin, sich über die Behandlungsziele zu einigen. Dabei kann es notwendig sein, sich zunächst auf Zwischenschritte zu verständigen, wie z. B. auf ein direktes Angehen der Versagensangst oder den Beginn eines Sensualitätstrainings (siehe unten).

12.3 Wesentliche Therapiemaßnahmen

Die therapeutischen Interventionsmöglichkeiten werden häufig noch hinsichtlich ihrer theoretischen Fundierung eingeteilt. Üblich ist eine Gegenüberstellung von psychodynamisch orientierter Behandlung und Verhaltenstherapie. In der Praxis hat diese Unterscheidung jedoch eine untergeordnete Bedeutung und erscheint wenig sinnvoll. Für die Behandlung sexueller Funktionsstörungen sind sowohl Kenntnisse psychodynamischer Zusammenhänge wie auch lerntheoretische Grundlagen und verhaltenstherapeutische Interventionsstrategien erforderlich. In Anlehnung an das Stufenmodell sollen die wesentlichen therapeutischen Maßnahmen kurz besprochen werden (siehe auch Tabelle 12.1).

12.3.1 Beratung

Nur wenn die Erektionsstörung noch nicht verfestigt ist und wenn keine hochgradige Persönlichkeitsstörung oder ausgeprägte Partnerprobleme vorliegen, können bereits wenige beratende Gespräche ausreichend Hilfe leisten. Dabei sollten dann Erwartungs- und Versagensängste offengelegt, Irrtümer besprochen und übertriebene Erwartungen hinsichtlich Sexualität abgebaut werden.

Tabelle 12.1. Überblick über die Behandlungsmöglichkeiten bei psychogenen Erektionsstörungen

---

Sexualberatung

Sexualtherapie

Psychotherapie
Einzeltherapie
Gruppentherapie
Paartherapie

Unterstützend
Entspannungsverfahren
(z. B. autogenes Training)
Medikamentöse Therapie
(z. B. antidepressiv)

Die Beratungsgespräche sind oft Katalysator für eine offene und intensive Aussprache zwischen den Partnern.

Im eigenen Kollektiv bestand die erektile Dysfunktion bei vielen Patienten jedoch schon lange Zeit, im Durchschnitt bei Psychogenese 36 Monate [1]. Dies limitiert die Bedeutung einer alleinigen Beratung. Die Erfahrungen decken sich mit denen anderer Autoren, die ebenfalls darauf hingewiesen haben, daß die Zahl der schwerer gestörten Patienten zugenommen hat. Beratungsgespräche sind hier oft nur der Einstieg in weitere Behandlungsmaßnahmen.

12.3.2 Sexualtherapie

Die sogenannte Sexualtherapie [3] ist keine eigene definierte Therapierichtung. Sie fußt vielmehr auf den Erfahrungen und Methoden anderer Behandlungsformen, vor allem der Paar- und Familientherapie, der Verhaltenstherapie und unterschiedlichen Formen von Körpertherapie [2]. Die Grundlagen dieser Therapieform haben Masters und Johnson [6] geschaffen, inzwischen gibt es einige Modifikationen.

Das Behandlungsprinzip besteht in einer Kombination aus Gesprächen mit dem Paar und einem gestuften Übungsprogramm zum Wiedererlangen adäquaten sexuellen Verhaltens. Dabei gibt der Therapeut dem Paar direkte Ratschläge und Anweisungen. Bei Erektionsstörungen hat sich insbesondere das Sensualitätstraining bewährt.

Dabei wird das Paar angewiesen, für eine gewisse Zeit auf Geschlechtsverkehr und Orgasmus zu verzichten. Dieses „Koitusverbot" alleine führt schon zu einem Rückgang von Ängsten und Spannungen. Durch Körperübungen mit abwechselndem, gegenseitigem Streicheln und Liebkosen, zunächst noch unter Aussparen der Genitalien, wird eine entspannte und angstfreie Atmosphäre geschaffen. Dabei wird besonderer Wert auf die sinnlichen Erfahrungen der Partner gelegt, um die ausschließliche Fixierung auf genitale Sexualität abzubauen.

Über einige Zwischenstufen wird schließlich wieder das gewünschte Sexualverhalten mit Koitus erreicht. Wesentlich ist eine ausführliche und detailierte Besprechung der Empfindungen und Erfahrungen des Paares. Die Reaktionen auf dieses Sensualitätstraining sind meistens ausgesprochen positiv. Viele Paare haben berichtet, daß es eine wesentliche Bereicherung ihrer Beziehung darstellt. Andererseits treten während der Behandlung häufiger Widerstände auf, die sich teils offen, teils versteckt (z. B. im „Vergessen" der Übungen) äußern. Im Laufe der Behandlung muß der Bearbeitung solcher Widerstände ausreichend Zeit eingeräumt werden. Die Kenntnis psychodynamischer Zusammenhänge ist dabei unumgänglich.

Für spezielle, eventuell erst im Laufe der Behandlung auftretende Probleme (z. B. im Sinne einer Ejaculatio praecox) wurden eigens Techniken beschrieben. Die Sexualtherapie darf jedoch nie mechanisch wirken. Entscheidend ist nicht das Erlernen bestimmter Techniken oder Tricks, sondern das Gespräch [7].

Besteht keine Partnerschaft oder ist eine Mitarbeit der Partnerin nicht zu erreichen, so kann eine Gruppentherapie erwogen werden. Häufig sind die Patienten infolge der Sexualstörung sehr verunsichert und trauen sich nicht, partnerschaftliche Kontakte aufzunehmen. Dann kann eine Art Selbstbehauptungstraining den Einstieg in die Gruppenbehandlung bedeuten. Weitere wesentliche Bestandteile einer Gruppentherapie können Gespräche über Ängste sein, die Bearbeitung typisch männlicher Klischeevorstellungen sowie die Besprechung körperlicher Selbsterfahrung.

12.3.3 Weitere Therapiemaßnahmen

Die Sexualtherapie ist selbst dann oft wirksam, wenn bei den Patienten eine Neurose oder Persönlichkeitsstörung vorliegt. Selbstverständlich stellt sich in diesen Fällen die Frage einer Einzelpsychotherapie, worüber mit den Patienten offen gesprochen werden sollte.

Sind die Probleme in der Partnerschaft schwerwiegender Natur, so sollte die Behandlung im Sinne einer Paartherapie fortgeführt werden. Auf Einzelheiten der Psychotherapie bzw. der verschiedenen Formen der Paartherapie kann in diesem Zusammenhang nicht eingegangen werden.

Das autogene Training hat sich in vielen Fällen als unterstützende Behandlungsmaßnahme bewährt.

Die Indikation für eine medikamentöse Therapie sollte streng gestellt werden. Sie spielt bei der psychogen bedingten erektilen Dysfunktion eine untergeordnete Rolle und beschränkt sich im wesentlichen auf die weiter oben genannten seelischen Krankheiten. In Form einer vorübergehend unterstützenden Medikation kann sie auch bei reaktiven Verstimmungszuständen oder ausgeprägten Angstsymptomen einmal indiziert sein. Berichte über eine erfolgreiche medikamentöse Behandlung psychogener Erektionsstörungen sind auf dem Hintergrund der hohen spontanen Remissionsrate und des Plazeboeffekts kritisch zu werten. Verlaufskontrollen liegen meist nicht vor.

12.4 Behandlungsergebnisse

Die Ergebnisse der psychotherapeutischen Behandlung von Erektionsstörungen sind gut bis sehr gut. Dabei ist der Zeitaufwand durchaus vertretbar. Schwieriger scheint es oft zu sein, die Patienten zu einer entsprechenden Therapie zu motivieren. Bei einer eigenen Nachuntersuchung zeigte sich, daß nur 50% aller Patienten mit einer psychogen bedingten erektilen Dysfunktion sich auch in eine entsprechende Behandlung begaben. Allerdings waren diese mit dem Ergebnis der Therapie durchweg sehr zufrieden. Langer [5] hat von einem „Psychounbehagen" der Patienten gesprochen und die Frage aufgeworfen, ob dieses vielleicht von den „somatisch eingeschworenen Ärzten" geteilt wird. Insofern ist sicherlich eine enge Kooperation im Rahmen einer interdisziplinären Arbeitsgruppe von großem Vorteil.

Literatur

1. Caspari D, Derouet H, Jäger H, Moll V, Wanke K (1990) Psychiatrische Aspekte der erektilen Dysfunktion. TW Urol Nephrol 1:270–274
2. Hertoft P (1986) Funktionelle Sexualstörungen und sexuelle Deviationen. In: Kisker KP, Lauter H, Meyer J-E, Müller C, Strömgren E (Hrsg) Psychiatrie der Gegenwart 1. Neurosen, psychosomatische Erkrankungen, Psychotherapie. Springer, Berlin Heidelberg New York Tokyo, S 189–226
3. Kaplan HS (1979) Sexualtherapie. Enke, Stuttgart
4. Kockott G (1989) Diagnostik und Therapiemöglichkeiten für seelischen Störungen als Ursache der Impotenz. Urologe A 28:248–252
5. Langer D (1988) Erektionssprechstunde bei Soma und Psyche. Sexualmedizin 17:672–676
6. Masters W, Johnson V (1970) Human sexual Inadequacy. Little Brown, Boston
7. Meyer-Delpho W (1988) Diagnostik und Therapie funktioneller Sexualstörungen des Mannes. Therapiewoche 38:1615–1622
8. Segraves RT, Camic P, Ivanoff J (1985) Spontaneous remission in erectile dysfunction: a partial replication. Behav Res Ther 23:203–204

Begutachtung

13 Urologische Begutachtung

13.1 Untersuchungsablauf

Im Rahmen der Begutachtung erektiler Funktionsstörungen kommt dem Urologen die Aufgabe zu, lokale Schäden im Bereich des männlichen Genitale als Ursache der angegebenen Beschwerden zu finden und zu objektivieren. Eine Funktionsbeeinträchtigung durch extragenitale Erkrankungen sowie andere, zur Krankheitsentwicklung beitragende Faktoren (z. B. Nikotinabusus) müssen dabei differentialdiagnostisch abgegrenzt werden und in die Zustandsbegutachtung mit einfließen. Dies ist insbesondere bei der Frage der Zusammenhangsbegutachtung von Bedeutung, bei der eine Aussage zum Wahrscheinlichkeitsgrad des Zusammenhangs zwischen einem pathologischen organischen Befund und einem schädigenden Agens gemacht werden soll. Kann auch die Zustandsbegutachtung einen pathologischen morphologischen Befund objektivieren, so wird dessen funktionelle Wertigkeit im Zusammenhang mit den anamnestischen Angaben des Patienten unter Berücksichtigung von Funktionstests gewertet, wobei hier im allgemeinen wegen der Objektivierungsgrenzen der Untersuchungsverfahren mit Wahrscheinlichkeitsangaben argumentiert werden muß. Die Wahrscheinlichkeit des Ursachenzusammenhangs ist dann gegeben, wenn nach der geltenden medizinisch-wissenschaftlichen Lehrmeinung mehr für als gegen einen Ursachenzusammenhang spricht. Die Möglichkeit allein genügt nicht. Ein Ursachenzusammenhang kommt auch in Betracht, wenn ein nachgewiesener Körperschaden durch die versicherte Tätigkeit lediglich verschlimmert worden ist. Dann ist der Verschlimmerungsanteil zu ermitteln. Die Grenzen der Beurteilung und Objektivierung von Erektionsstörungen aufgrund des komplexen Funktionsmechanismus wurden im Kapitel Diagnostik dargestellt. Trotzdem kann auf einen Leitfaden diagnostischen Vorgehens nicht verzichtet werden, soll doch das Urteil des Gutachters dazu beitragen, die Entscheidung des Gerichts bezüglich der medizinischen Fragestellung zu beeinflussen. Ist die Möglichkeit zur Durchführung der Basisdiagnostik nicht gegeben, sollte ein Gutachtenauftrag wegen fehlender Fachkompetenz und nicht zur Verfügung stehender Untersuchungsmethodik zurückgegeben werden. Wünschenswert ist die Ausschöpfung der Maximaldiagnostik, um möglichst viele Parameter zur Zustandsbegutachtung hinsichtlich Morphologie und Funktion zu gewinnen. Eine schematische Darstellung über die Untersuchungsverfahren gibt Tabelle 13.1 wieder.

Tabelle 13.1. Diagnostik bei der Begutachtung von Erektionsstörungen

---

Obligate Untersuchungen:
Klinische andrologische Untersuchung (inkl. RR)
Labordiagnostik:
– Serum: BSG, Kreatinin, Elektrolyte, Harnsäure, Cholesterin, Triglyzeride, Lipidelek-
          trophorese, Blutzucker, BZ-Tagesprofil, Transaminasen, γ-GT, AP
          Sexualhormone: Testosteron, FSH, LH, Prolaktin, Östradiol
– Urin: U-Status, Urikult
SKAT-Test (Papaverin oder Prostaglandin E_1 positiv)
cw-Dopplersonographie
Schwellkörpersonographie
Bei negativem SKAT-Test: Kavernosometrie und Kavernosographie

Zusatzuntersuchungen:
Duplexsonographie
Pharmakoangiographie
Tumeszenzmessungen
Videourodynamik
SPACE (?) (s. Kap. 3.5)

Oft ist die Begutachtung der erektilen Dysfunktion nur ein Teilaspekt eines
Gutachtens, das nach Schädigungen auf urologischem Gebiet fragt und eine
Gesamtfestsetzung der Erwerbsminderung auf urologischem Gebiet wünscht.
Zur Anfertigung eines solchen Gutachtens muß aufdie Konsultation der entsprechenden Fachliteratur verwiesen werden [1]. Eine neurologische Begutachtung muß Bestandteil eines jeden Gutachtens bei erektiler Dysfunktion sein,
für Einzelheiten wird auf Kap. 5 verwiesen.

13.2 Kriterien zur MdE-Festsetzung

Die im Rahmen der Begutachtung festzusetzende Minderung der Erwerbsfä-
higkeit (MdE) bezieht sich auf die Auswirkungen einer Behinderung oder
Schädigungsfolge in allen Lebensbereichen und nicht nur auf Einschränkun-
gen im allgemeinen Erwerbsleben. Die MdE stellt gemäß den Anhaltspunkten
für die ärztliche Gutachtertätigkeit im sozialen Entschädigungsrecht und nach
dem Schwerbehindertengesetz ein Maß für die Auswirkungen eines Mangels an
funktioneller Intaktheit, also für einen Mangel an körperlichem, geistigem
oder seelischem Vermögen dar. Die MdE ist unabhängig vom ausgeübten oder
angestrebten Beruf zu beurteilen, es sei denn, daß bei Begutachtungen im sozialen Entschädigungsrecht ein besonderes berufliches Betroffensein berücksichtigt werden muß. In Anlehnung an Wand [2] werden für die erektile Dysfunktion bei wahrscheinlichem Zusammenhang mit dem angeschuldigten
Trauma die in Tabelle 13.2 dargestellten MdE-Sätze vorgeschlagen.

Bei Verlust der äußerlich erkennbaren Unversehrtheit des äußeren Genitale,
die zudem den Einsatz von Therapiehilfen unmöglich macht (z. B. Penisteilver-
lust oder kompletter Penisverlust), sollten der MdE 10% – 20% hinzugefügt

Tabelle 13.2. MdE bei erektiler Dysfunktion bei wahrscheinlichem Kausalzusammenhang mit dem Trauma

Alter (Jahre)	MdE-Satz [%]
20 – 30	40
30 – 40	30
40 – 50	20
50 – 60	10

werden. Bei gelungener Revaskularisationsoperation der Penisgefäße mit Wiederherstellung der Kohabitationsfähigkeit verliert der Patient seine MDE-Vorteile, während bei prothetischem Implantat die normale Physiologie nicht wiederhergestellt wird und die MdE unberührt bleiben sollte.

Der beidseitige Hodenverlust, der zwar durch hormonelle Substitution die erektile Funktion wiederherstellen kann, aber eine nichttherapierbare Infertilität nach sich zieht, sollte ähnlich den oben angeführten MdE-Sätzen bewertet werden, wobei zwischen dem 20. und 30. Lebensjahr eine MdE von 60% [2] vorgeschlagen wird.

13.3 Mustergutachten

Exemplarisch werden einige Gutachtenfälle dargestellt, um den Sinn des Untersuchungsablaufs darzustellen.

Fall 1

Ein 55jähriger Mann klagt seit einem Autounfall (Dienstunfall), bei dem eine Beckenfraktur mit Symphysensprengung aufgetreten ist, über eine Erektionsstörung. Die Symphysensprengung wurde unfallchirurgisch durch Drahtcerclagen versorgt. Die erektile Dysfunktion wurde bei der MdE-Festsetzung nicht berücksichtigt, es wurden lediglich 10% MdE wegen der Unfallfolgen auf chirurgischem Gebiet anerkannt.

Die Untersuchungen zeigten einen unauffälligen urologischen Untersuchungsbefund. Sämtliche laborchemischen Parameter einschließlich der Sexualhormone lagen im Normbereich. Die Dopplersonographie und B-Bild-Untersuchung des Schwellkörpers nach Gabe vasoaktiver Substanzen ergab keinen Anhalt für eine arterielle Durchblutungsstörung der Penisgefäße. Auch bei Höchstdosen vasoaktiver Substanzen gelang es nicht, eine rigide Erektion zu erzeugen. In der daraufhin durchgeführten Pharmakokavernosometrie und Pharmakovernosographie war es bei Flußmengen um 70 ml/min möglich, eine rigide Erektion zu erzeugen. Kavernosographisch stellte sich tief im Bereich des linken Schwellkörpers, wahrscheinlich im Bereich des Ansatzes am Beckenknochen, ein breitbasiger Abstrom des Kontrastmittels dar (Abb. 13.1).

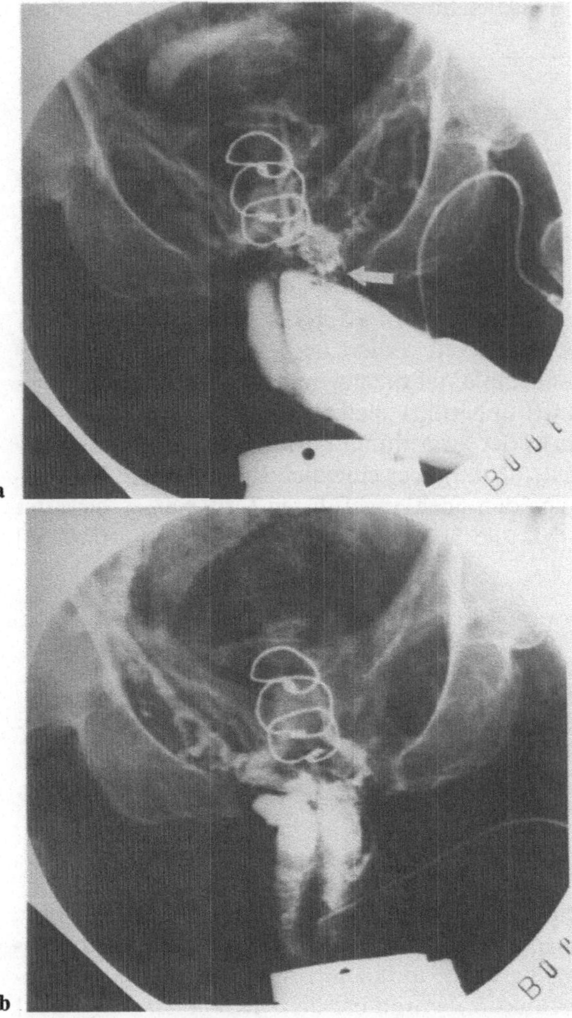

Abb. 13.1. a Pharmakokavernosographie zeigt traumati-
sches Schwellkörperleck
(*Pfeil*). **b** Normales Kavernosogramm desselben Patienten
mit diffusem Abstrom des
Kontrastmittels

Obwohl den von dem Patienten geklagten Beschwerden eine venöse Okklusionsstörung zugrunde lag, deren Ursache unklar ist und bei der keine Beziehung zu Verletzungen besteht, wurde aufgrund des relativ lokalisierten Befunds
und dem unmittelbaren Auftreten der Beschwerden nach dem Trauma ein Kausalzusammenhang mit dem Trauma als wahrscheinlich angesehen (alte Ruptur
der Tunica albuginea). Unterstützt wurde diese These durch die anamnestischen
Angaben des Patienten, daß ihm postoperativ während Phasen der Bewußtseins-
erholung ein total blaues und geschwollenes Glied aufgefallen sei.

Bezüglich der erektilen Dysfunktion wurde die unfallbedingte MdE auf
10% geschätzt. Behandlungsvorschläge wurden vom Patienten nicht wahrgenommen.

Fall 2

Ein 39jähriger Bergbauarbeiter wird unter Tage von einem ca. 50 kg schweren
Gesteinsbrocken in der Genitalregion getroffen. Vom Aufnahmeuntersucher
wird eine Platzwunde im Bereich des linken Skrotums versorgt. Bei einer Begutachtung 9 Jahre später berichtet der Patient, damals sei auch eine erhebliche Schwellung des Penis aufgetreten. Nach Abklingen der Schwellung sei eine
Verhärtung im Bereich der Penisbasis zurückgeblieben. Die Durchführung von
Geschlechtsverkehr sei seit dieser Zeit nicht möglich. Anhand der Aktenlage
wurden 6 Jahre nach dem Unfall bei einem niedergelassenen Urologen wegen
Schmerzen bei der Erektion und Abknickung des Penis unter der Diagnose Induratio penis plastica lokale Peroxinorminjektionen durchgeführt. Bei der jet-
zigen Begutachtung wurde palpatorisch eine Induration im Bereich der Penisbasis links festgestellt. Sämtliche laborchemischen Parameter einschließlich die
der Sexualhormone lagen im Normbereich. Beim SKAT-Test ist eine Erektion
von voller Gliedsteife ohne Gliedabkrümmung provozierbar. Dopplersonographisch gab es kein Anhalt für eine arterielle Durchblutungsstörung. Schwellkörpersonographie nach Gabe vasoaktiver Substanzen: intrakavernosal gelegene umschriebene Gewebsverdichtung mit deutlicher Schlagschattenbildung im
Sinne einer intrakavernosalen Kalzifikation ohne Beziehung zur Tunica albuginea (Abb. 13.2). Eine Kavernosographie wurde von dem Patienten ebenso wie
neurologische Zusatzuntersuchungen abgelehnt.

   Zusammenfassend war bei dem Patienten eine dystrophische intrakavernosale Kalzifikation im Bereich der Penisbasis links nachweisbar. Dystrophische
Kalzifikationen innerhalb des Schwellkörpers sind als posttraumatische Folgen, aber auch ohne nachweisbare Ursache in der Literatur beschrieben wor-

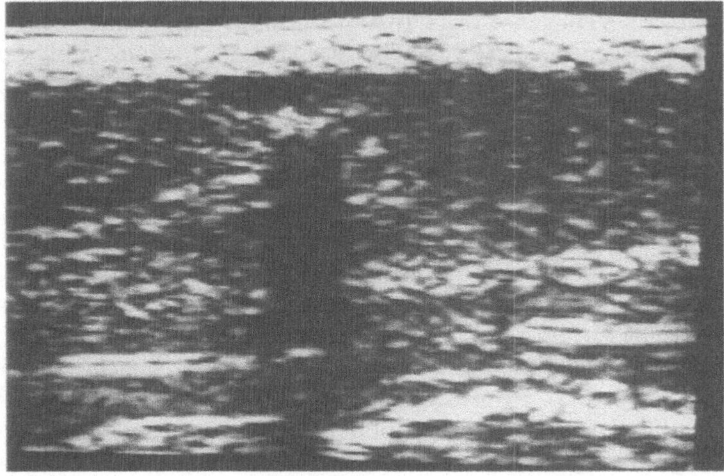

Abb. 13.2. Schwellkörpersonographie: Intrakavernosal gelegene Verdichtungsstruktur im
Sinne einer Narbe

den. Anhand der von dem Patienten angegebenen Anamnese (von oben auf-
treffender Stein, Gewicht ca. 50 kg, posttraumatische Gliedschwellung, Skro-
tumrißwunde links) und der Seitenlokalisation im linken Schwellkörper wurde
ein Zusammenhang mit dem Trauma als wahrscheinlich angesehen. Andererseits konnte nicht ausgeschlossen werden, daß es sich um eine Induratio penis
plastica mit partieller Rückbildung unter der damals eingeschlagenen Therapie
handelt. Auch histologisch sind Schwellkörperbefall durch eine Induratio penis
plastica und eine Narbe nach einem Trauma nicht zu unterscheiden. Beide Erkrankungen können mit einer lokalen Bindegewebsvermehrung und Mikrokalzifikationen einhergehen. Da das Glied bei der Pharmakatestung voll rigide
und nicht abgeknickt war, wurden die umschriebenen Veränderungen nicht als
Hindernis zur Durchführung des Geschlechtsverkehrs angesehen. Es wurde
wegen narbiger, wahrscheinlich posttraumatischer umschriebener Veränderungen am Schwellkörper lediglich eine MdE von 10% als gerechtfertigt angesehen.

Fall 3

Ein 47jähriger Mann wird auf der Arbeitsstelle unter einem umfallenden Span-
plattenstapel begraben. Er zieht sich eine komplette Beckenringfraktur zu, welche konservativ behandelt wird. Urologischerseits wird wegen Makrohämaturie
eine Dauerkatheterbehandlung durchgeführt. Nach Konsolidierung des Allge-
meinzustands wird der Blasenkatheter entfernt. Der Patient klagt weiterhin über
Harnnachträufeln. Es entwickelt sich eine akute Epididymitis, die unter Anti-
biotikagabe abheilt. Eine Kontrolluntersuchung urologischerseits einschließlich
der Urethrozystoskopie ergibt keinen krankhaften Befund. In der Folge entwickelt der Patient rezidivierende Harnwegsinfekte. Er gibt seit dem Unfall eine
erektile Dysfunktion an. Im Rahmen einer Begutachtung wird auf urologischem
Gebiet die Diagnose vegetatives Urogenitalsyndrom gestellt. Der Patient erhebt
Klage gegen diesen Befund. Bei der erneuten Begutachtung zeigt die klinisch-
neurologische Untersuchung eine Hypästhesie im Bereich des rechten Skrotums,
der Dammgegend und perianal. Das Beckenboden-EMG ist unauffällig. Das
beidseitige Fehlen des Bulbokavernosusreflexes kann als Hinweis für eine neurogene Läsion gewertet werden. Die sonstige klinisch-urologische Untersuchung ist
unauffällig. Die Laborparameter einschließlich der Sexualhormone liegen im
Normbereich. Im Urogramm und Miktionszystogramm fällt eine Restharnbildung von 50 ml auf. Die Urethrozystoskopie sowie sonographische Untersuchungen der Nieren und Hoden sind unauffällig. Bei der urodynamischen Vermessung mittels simultaner Videographie liegen Zeichen einer Teildenervation
der Harnblase, insbesondere im Bereich des Blasendaches, mit Restharnbildung
vor (Abb. 13.3). Beim SKAT-Test erfolgt kein Ansprechen auf vasoaktive Substanzen. Die dopplersonographische und sonographische Untersuchung der Penisgefäße ergibt keinen Anhalt für eine Arteriopathie. Eine Angiographie wurde
auf Wunsch des Patienten nicht durchgeführt. Die Kavernosometrie ergibt keinen Anhalt für eine venöse Okklusionsstörung.

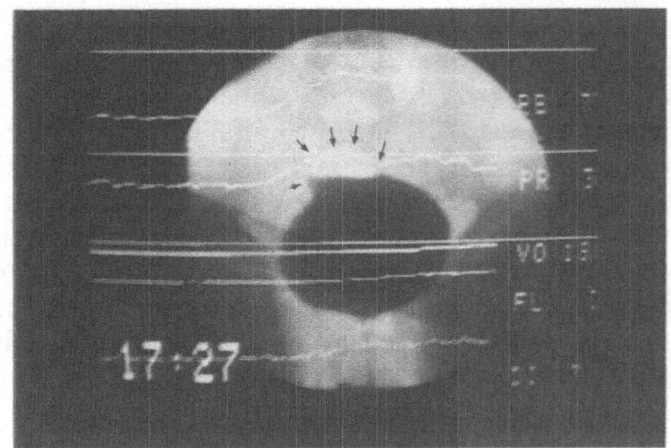

Abb. 13.3 Videourodynamik: Denerviertes Blasendach nach Blasenkontusion bei Beckenfraktur

Es wurden folgende Diagnosen gestellt:

1. Dringender Verdacht auf neurogene Blasenentleerungsstörung mit Restharnbildung bei Teildenervation der Blase, wahrscheinlich durch eine Blasenkontusion im Rahmen des Arbeitsunfalls.
2. Erektile Dysfunktion nicht sicher klassifizierbarer Ätiologie, aber mit neurogener Begleitkomponente, die wahrscheinlich auf das Trauma zurückzuführen ist (Läsion des Plexus pelvicus).

Die bleibende MdE auf urologischem Gebiet wurde daher auf 30% eingeschätzt. Zusammensetzung der MdE:

10% MdE: leichte Harninkontinenz mit geringgradiger Blasenentleerungsstörung
20% MdE: erektile Dysfunktion (Alter > 40 Jahre < 50 Jahre).

Fall 4

Bei einem 39jährigen Patienten tritt im Rahmen eines Arbeitsunfalls eine Pfählungsverletzung des Anorektums auf. Der Patient war beim Montieren eines Reifens rückwärts auf eine Eisenstange gefallen, die im Boden verankert war. Das Eisenstück war ca. 20 cm tief rektal-perineal eingedrungen. Die Freilegung des Operationsgebiets erfolgte notfallmäßig von perineal-abdominal durch den Allgemeinchirurgen. Es stellte sich eine komplette Zerreißung des gesamten Sphinkterapparats des Enddarms rechts dorsolateral dar, wobei sich der Riß noch 6 cm weit hoch ins Rektum erstreckte. Der Pfählungskanal ließ sich perirektal zwischen Levator ani zur rechtsseitigen Wand des kleinen Beckens hin etwa 20 cm tief verfolgen. Nach Exploration des Verletzungsgebiets wurde eine Rekonstruktion des komplett zerrissenen Anorektums vorgenommen. Urologische Verletzungen seitens der Harnblase oder Harnröhre waren ausgeschlossen worden. In der Folge entwickelte sich eine unauffällige Wundheilung, eine temporär angelegte Kolostomie konnte zurückverlegt werden.

Der Patient klagte in der Folge über eine erektile Dysfunktion, die seit dem Unfall bestünde. Ein vorzeitiger Erektionsverlust kennzeichne seine Beschwerden. Seit dieser Zeit bestünden auch rezidivierende Schmerzen im Bereich des rechten Hodens. Die rechte Skrotalhälfte und die rechte Hälfte des Penis sei wie gelähmt. Der Harnstrahl sei gegenüber früher abgeschwächt, er verliere zeitweise 2–3 Tropfen Urin, was ihn jedoch nicht störe. Sehr belastend seien für ihn Probleme mit der Darmkontinenz. Die urologischen Untersuchungen (klinisch, Labor, Urogramm, Refluxprüfung, Zystoskopie, Sonographie der Nieren) sind unauffällig, lediglich in der urodynamischen Untersuchung finden sich Zeichen einer funktionellen subvesikalen Obstruktion mit verlängerter Harnflußzeit ohne Restharnbildung. Der SKAT-Test ist konstant negativ. Die Dopplersonographie der Penisgefäße ist unauffällig (keine Arteriopathie). Die neurologische Untersuchung beschreibt eine Hypästhesie der rechten Skrotal- und Penishälfte. Elektrophysiologisch kein sicherer Anhalt einer neurogenen Läsion. Kavernosometrisch sind Zeichen einer Okklusionsstörung des Schwellkörpers nachweisbar (Erhaltungsfluß 120 ml/min, Widerstandindex 1,4, Halbwertszeit des intrakavernosalen Druckabfalls 3 sec). Kavernosographisch stellt sich eine ausgeprägte Erweiterung des rechten Schwellkörpers bis zum Ansatzpunkt am Schambein (Abb. 13.4) sowie ein Abstrom des Kontrastmittels über die tiefe Dorsalvene und ektope Venen dar.

Aufgrund der Hypästhesie der rechten Penis- und Skrotalhälfte, der Dilatation der rechten Schwellkörperhälfte und der Störung der Venenokklusion

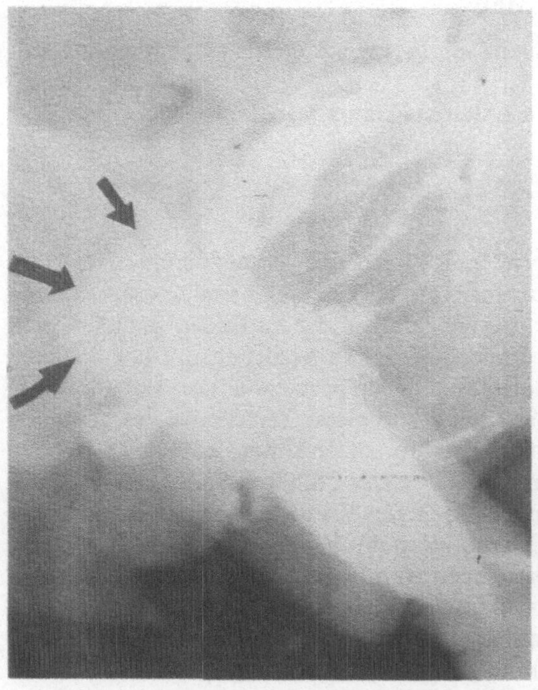

Abb. 13.4. Ausbuchtung des rechten Corpus cavernosum (*Pfeile*) nach perinealer Pfählungsverletzung

wurde ein neurogener Schaden als wahrscheinlich angesehen. Aufgrund des Verletzungsmechanismus mit rechts lokalisierter, tiefer perinealer Pfählungsverletzung dürfte eine Schädigung peripherer vegetativer Äste des Plexus pelvicus vorliegen, wobei die aus den gleichen Segmenten versorgte Harnblase im wesentlichen unbeteiligt blieb. Die MdE auf urologischem Gebiet wurde auf 30% geschätzt.

Literatur

1. Bichler KH (1986) Begutachtung und Arztrecht in der Urologie. Springer, Berlin Heidelberg New York Tokyo
2. Wand H (1986) Begutachtung von Erkrankungen und Verletzungen des äußeren Genitale einschließlich der Infertilität. In: Bichler KH (Hrsg) Begutachtung und Arztrecht in der Urologie. Springer, Berlin Heidelberg New York Tokyo, S 70−79

Sachverzeichnis